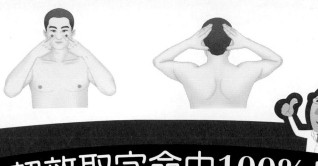

超效取穴命中100%！

圖解

經絡穴位 按摩
速查大全

一穴一圖解，手把手教你靈丹妙藥身上找

疏通經絡，祛病起效最關鍵；**3秒鐘**尋穴得來速，久按成良醫；
神準配穴法，隨按見效，一解身體煩心事兒！
雙手，就是我們隨身的醫藥寶庫，眾多讀者反饋**手到病自除**！

中華民國中醫傳統醫學會理事長 **賴鎮源**／著

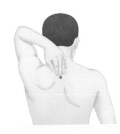

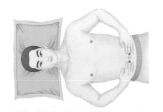

病來穴醫，兩大中醫名師無私推薦——

| 樂氏同仁堂樂家老舖
第｜四代嫡傳 | **樂覺心** | 中國醫藥大學
中醫學院教授 | **張永賢**｜ |

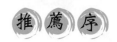

 # 指壓穴位頤養天年

　　隨著時代進步快速，諸如失眠、肩頸酸痛、心悸等文明病逐漸浮現，加之現代人飲食不節、疏於控管而造成體質趨向陰陽不調，致使大病小症一一出現。因此近年來，興起一股天然養生熱，流傳至今的中醫理論、先人的頤養之道，諸如太極拳養生、配合四季節氣飲食、經絡穴位按摩等，皆成為眾人研究與奉行的養生原則。

　　本人教學研究數十載，長期推崇經絡穴位按摩的天然養生法。人體正經正穴達三百六十一處，但主治症狀及對人體的保健功能雖看似通用，實際上卻各為互異。儘管穴位按摩對人體病症確有天然效果，但取穴位置是否到位、針灸深度是否精準、配穴治療是否正確、力道推壓是否合宜，皆關乎人體性命安危，因此具備正確的穴位按摩常識，不僅自救亦可救人。

　　本書所囊括之人體穴位，皆是人體臨床常見特效穴，其詳盡的穴位解說、主治項目、人體取穴部位與疾病配穴、按摩手法及力度皆以精美圖說、淺顯文字，使讀者一目瞭然，是家庭必備的自療養生書。針對人體各經絡的穴位名，引用其先人醫典，如《黃帝內經》、《醫宗金鑑》、《針灸甲乙經》、《針灸大成》等中醫文獻，輔以現今醫學臨床解析，逐一解釋各穴之人體療效。因此，敲通經絡得以延年益壽，指壓穴位得以改善病症。故各界中醫師提倡「治病應藥食同源，從根本治療」，本人認為「治病可輔以穴位按摩來保健養生」，其不僅是人體健康立為不敗之地的致勝籌碼，甚至可成為各科疾病治療的自然養生宗旨！

中國醫藥大學　中醫學院教授

張永賢

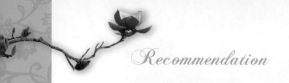

 # 以內養外的養生精華

現代人終日汲汲營營、忙於追求更美好的生活,殊不知忽略了自我身體的保健。在中醫養生觀念裡,宜順應四季節氣進食──「春溫、夏熱、秋燥、冬寒」,藉此配合人體變化,進行體質調養。然而,古人也配合天地、陰陽等,搭配十二時辰的經絡運行,藉此孕育出以時養生的原則;並建議人們應依照各個時辰的經絡走向,順應其養生原則,例如丑時 (01:00~03:00) 是肝經造血的時間,不宜熬夜加班或酗酒,否則將容易發病,以此窺見中國養生的博大奧祕。

身為樂氏同仁堂第十四代傳人,自小就看著父親濟世救人。根據近幾年的觀察發現,關於人體健康養生、飲食宜忌、經絡穴位、中草藥百科的書籍大肆崛起,加諸自己之前也身受病痛折磨,才驚覺健康與養生的重要,因而深入研究家族傳承漢方醫藥精華與清宮御用的養生妙方。除了以藥入餐的方法外,更發現清宮的妃嬪佳麗們藉由穴位按摩以養顏美容、解憂安眠,甚至具有休養生息、改善不適症的功效。現今透過網路、媒體大肆傳播中國古人的養生祕訣後,逐漸受到各方民眾的注意,國內外皆掀起一股養生熱潮。

尤其台灣逐漸走入老年化社會,國人平均壽命延長至 78 歲;若沒在年輕時為身體打下厚實強健的基礎,隨之而來的就是各種惱人纏身的小病痛,此時除了投藥根治、調整飲食外,依循經絡運行、搭配穴位按摩更能緩和身體不適。

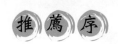

　　書中提到當壓力龐大、想減輕疲勞時，按摩風池穴、神門穴與靈道穴可達到安眠效果、放鬆緊繃情緒；經確切實施後，果真舒緩不少，不僅我自己，甚至許多朋友按壓後還出現神清氣爽之感，思維也更加清晰、靈活，足見穴位按摩對人體的特效療癒。

樂氏同仁堂樂家老舖第十四代嫡傳

樂覚心

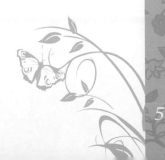

經絡穴位的自我養生療癒

　　民俗療法在中國已行之有年，尤其是穴道指壓、經絡按摩在近幾年開始受到民眾注意。因其自我療癒的人體養生法，不僅沒有副作用的產生，其自助性的簡易方法可立即透過按摩減緩不適症，甚至可有效緩解如高血壓、糖尿病等症狀，藉此天然療法取代藥物來控制病情。

　　追溯至遠古時期，相傳黃帝與歧伯等多位大臣經常研究醫學、人體順時養生等言論，後人便將其整理成書，因而出現《黃帝內經》的中醫理論著作。其內容對人體結構及全身經絡的運行狀況有詳盡描述，並綜合其人體穴位點來對症取穴，以舒緩其不適症狀，達到強身健體的保健功效。

　　有鑑於近年來文明病的迅速竄起，甚至是新型流感不斷突變，並橫行全世界所造成的恐慌，使大眾逐漸回歸最原始的養生法──經絡穴道與中藥調理。正所謂「物極必反」，當科技文明發展到極致時，往往會因此產生危害自然與人體機能的負面影響，為了達到即時療效常會求諸西醫，雖然服用藥物能快速緩和不適，但對人體的副作用與其傷害腎臟的嚴重程度已獲得國內外的醫學證明，因此逐漸興起天然的養生風潮，例如從精緻化飲食到輕蔬料理、從先進速效的西醫治療到長時間人體根本休養的中醫調治，在在體現老祖宗的養生智慧。

　　《靈樞‧經別》云：「十二經脈者，人之所以生，病之所以成，人之所以治，病之所以起，學之所以始，工之所止也。粗之所易，上之所難。」《扁鵲心書》云：「學醫不知經絡，開口動手便錯。」藉由以上文獻記載，表示其經絡遍佈人體，不僅與臟腑有所連結，甚至人體警訊還能表現在經絡穴位上，透過正確的穴道按摩，並輔以中藥調治，將能從根本

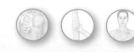

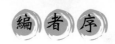

驅除病灶，達到健康養生的功效。

　　本人經由二十多年的行醫經驗與研究辯證，將人體三百六十一處穴位
去蕪存菁後，囊括精選出一百五十四個對日常生活保健及病症極為重要的
穴道，除詳細解說各穴原由外，並將其對人體的保健功效與主治病症一一
羅列，甚至為免除尋穴不著的困擾，更以「國家標準穴位」為基準，以彩
圖解說人體穴位的「臨床解剖」及「精確取穴」的自我尋穴圖，使讀者透
過簡單易懂的方法、順應人體經絡的運行，達到對症取穴的調治養生效
果。

中華民國中醫傳統醫學會　理事長

賴鎮源

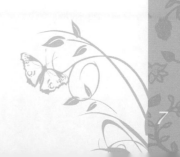

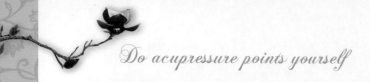

3秒鐘，輕鬆找穴位

手指度量法：

中醫臨床取穴有一術語為「同身尺寸」，意即利用自己的手指作為量取穴位的長度單位。主要以骨度和尺寸法最為常見，但中醫臨床多是後者。此外，每個人的體態不同，骨節自有其長短差異；儘管兩人同時各測得 1 寸長度，但實際距離卻是有所差異的。

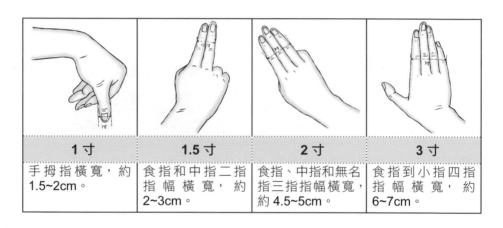

1寸	1.5寸	2寸	3寸
手拇指橫寬，約1.5~2cm。	食指和中指二指指幅橫寬，約2~3cm。	食指、中指和無名指三指指幅橫寬，約4.5~5cm。	食指到小指四指指幅橫寬，約6~7cm。

指標參照法：

固定指標：

如眉毛、腳踝、手指或指甲、乳頭、肚臍等，都是常見判別穴位的標的。如印堂穴位在雙眉的正中央、膻中穴位在左右乳頭中間的凹陷處等。

動作指標：

必須採取相應的動作姿勢才能出現的標誌，如張口取耳屏前凹陷處即為聽宮穴。

人體度量法：

　利用人體部位及線條做為簡單的參考度量，也是輕鬆找穴的簡易方法。

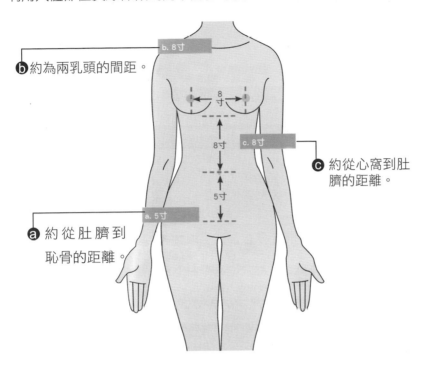

b 約為兩乳頭的間距。

c 約從心窩到肚
臍的距離。

a 約從肚臍到
恥骨的距離。

徒手找穴法：

＊觸摸法：以大拇指指腹或其他四指手掌觸摸皮膚，若感到皮膚有粗糙
感，或出現尖刺般的疼痛，或有硬結等情況，可能就是穴位
所在，藉此觀察皮膚表面的反應。

＊抓捏法：以食指和大拇指輕捏感覺異常的皮膚部位，前後揉一揉，當
揉到經穴部位時，會出現特別疼痛的感覺，且身體會反射性
地抽動與迴避，藉此確認皮下組織的反應。

＊按壓法：用指腹輕壓皮膚，畫小圈按揉。在抓捏皮膚時若其部位感到
疼痛，再以按壓法確認，當指頭碰到有點狀、條狀的硬結，
就能確定其為經穴的所在位置。

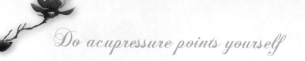

穴位按摩常見四大手法

按法：

最常用的按摩手法，動作簡單易學。

按摩法	使用部位	說明	適用部位
指按法	手指	以大拇指指腹在穴位或局部作定點穴位按壓。	全身及手部等局部部位。
掌按法	手掌	利用手掌根部、手指合併或雙手交叉重疊的方式，針對定點穴位進行由上而下的按摩。	面積較大且平坦的部位，如腰背及腹部疼痛。
肘壓法	手肘	將手肘彎曲，利用肘端針對定點穴位施力按壓。	由於手法較激烈，適用於體型較胖、感覺神經較遲鈍者及肌肉豐厚的部位，如臀部和腿部。

摩法：

此為按摩手法中最輕柔的，力道僅限於皮膚及皮下。

按摩法	使用部位	說明	適用部位
指摩法	手指	利用食指、中指和無名指等指腹進行輕揉按摩。	胸部和腹部。
掌摩法	手掌	利用手掌掌面或根部進行輕揉按摩。	臉部、胸部和腿部。

推法：

用手指、手掌或肘部，以適當力道推進。

按摩法	使用部位	說明	適用部位
指推法	手指	用大拇指指腹及側面，在其穴位或局部作直線推進，其餘四指輔助，每次按摩可進行 4~5 次。	範圍較小的酸痛部位，如肩膀、腰及四肢。
掌推法	手掌	利用手掌根部或手指按摩面積較大，甚至是要加強效果時，可用雙手交叉、重疊的方式推壓。	面積較大的部位，如腰背和胸腹部。
肘推法	手肘	將手肘彎曲，並利用肘端施力推進。	由於手法較激烈，適用體型較胖及肌肉豐厚之處，如臀部和腿部。

捏拿法：

以大拇指和其餘手指指端，以像是要抓起東西的方式，稍用力提起肌肉，此為拿法；而捏法是用拇指和食指把皮膚和肌肉捏起來。

按摩法	使用部位	說明	適用部位
捏拿法	手指	用大拇指、食指和中指的力量，在特定部位及穴位上，以捏掐及提拿的方式施力。但力道要柔和，出輕而重，再由重而輕。	常用在頸部、肩部及四肢部位的按摩。

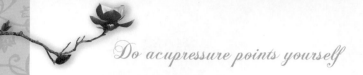

 # 按摩器具及注意事項

項目	適用部位	使用方法	功效	注意事項
筆	適合面積較小的穴位，如掌部和腳底放射區。	直接在穴位上按摩。	方便隨時取用，定點按壓療效好。	因筆蓋的形狀較多，最好是用圓滑的一面，太尖會容易刺傷皮膚，要輕輕按摩，力道不要太重。
數把牙籤	對於腳皮較厚或是角質化定點操作效果最佳。	將20~30根牙籤用橡皮筋綁住來輕敲穴位或反射區。	方便隨時取用，對硬皮組織可發揮較深入的刺激。	要避免尖端造成皮膚傷害。
梳子	肌肉比較厚的部位，如腰部、大腿、臀部和腳底穴位。	最好選擇前端有圓顆粒的梳子，可用來拍打身體，讓局部肌肉放鬆，改善血液循環。	方便隨時取用，並促進血液循環。	前端若沒有圓顆粒，容易傷害皮膚。
吹風機	肩頸部或腳底。	將吹風機風口對準穴位或反射區，直到產生灼熱感再移開，反覆進行。	避免吹強風或靠身體太近，因吹風機所產生的電磁波會影響人體；且小孩較不適宜。	可不費力地促進局部血液循環。
飲料瓶	腳底。	坐著讓腳底踩在圓柱型飲料瓶上來回滑動，滑動時可調整角度以刺激不同的反射區。	方便按摩腳底各反射區，並能有效鍛練腳底肌肉。	滾動速度要慢，並視個人的承受力道來控制強弱；不可使用玻璃瓶，以避免破裂，產生危險。
毛巾	肩頸部和背部。	將毛巾浸入熱水後擰乾，敷在穴位上；或是以粗毛巾乾擦背部。	促進血液循環；且浸熱水後，能發揮熱敷功效。	應注意毛巾不可過熱，以免燙傷皮膚。

禁止按摩的時間

1. **飯後半小時內**：飯後，人體的血液集中在腸胃，此時若按摩腹部會使血液流至他處，易造成消化不良。

2. **發燒 37.5 度以上**：因按摩穴位會對身體產生強烈刺激，發燒時按摩易使病情加重。

3. **酒後**：喝酒後最好不要按摩，易發生嘔吐不適的症狀。

4. **穴位周圍有異常時**：關節腫痛、骨折、脫臼等肌肉關節傷害；刀傷、燒燙傷、擦傷等皮膚外傷或濕腫瘡等皮膚病都不適合。

5. **手術後**：主要是針對手術部位來判斷是否適合按摩，若是臉部美容的小手術，身體按摩不會受到影響；但若是腹腔方面的手術，就不可按摩腹部周圍穴位，因傷口尚未癒合，恐有產生傷口裂開之虞。手術後得視復原情況而定，並非不能按摩，而是只要不在傷口附近即可。

6. **飢餓或疲累中**：人體若處於飢餓或疲勞時，體內血糖偏低，按摩反而會耗損能量。

7. **生理期**：生理期時要排出子宮內的經血，有些穴位會刺激神經反射而造成子宮平滑肌收縮，形成經血量過多等情況，但在經期前並不會產生影響。

8. **子午時**：23 時～凌晨 1 時的氣血最低；中午 11 時～ 13 時，氣血最旺。除非是急救，否則子午時不適合按摩。

按摩的最佳時間

1. **早上起床**：早上剛醒來，氣血最平穩，若沒有上班壓力是按摩的好時機。

2. **洗完澡**：洗完澡後身體血液循環加快，此時按摩效果更佳。

3. **睡前**：晚上睡前準備休息，心情一般較能放輕鬆也適合按摩。

不可不知的按摩須知

A 按摩前

  1. **清潔手部**：按摩前雙手宜先洗淨，剪短指甲，戒指要拿下，避免傷及肌膚。

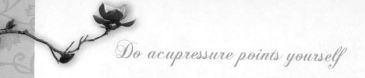

2. **搓熱手掌：**按摩前最好雙手搓熱，可提高療效。

B 按摩中

1. **適當姿勢：**儘量採取最舒適的姿勢，可減少因姿勢不良所引起的酸麻反應。

2. **力道平穩：**力道不應忽快忽慢，宜平穩、緩慢進行。

C 按摩後

1. **喝溫開水：**按摩完後可喝 500c.c. 的溫開水，以促進新陳代謝，有排毒療效。

2. **避免浸泡冷水：**不可立刻用冷水洗手和洗腳，必須用溫水將手腳洗淨，且雙腳宜注意保暖。

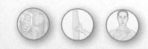

目 錄

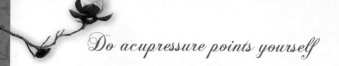
Do acupressure points yourself

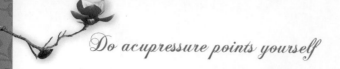
Do acupressure points yourself

第八章　足少陰腎經經穴

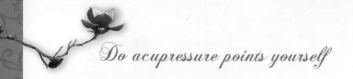

Do acupressure points yourself

第十一章　足少陽膽經經穴

第十二章　足厥陰肝經經穴

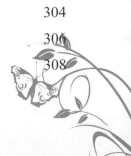

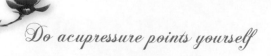

Do acupressure points yourself

第十五章　附錄

第一章

手太陰肺經經穴

手太陰肺經是一條與呼吸系統相關的經絡，不僅反應出肺的疾病，甚至還關係到胃和大腸的健康。肺經在表裡關係上與大腸經相表裡，與其是互通相連的。此經脈始於胃部，循行經大腸、喉部及上肢內側，止於大拇指末端，脈氣由此與手陽明大腸經相接。

《靈樞‧經脈》中記載：「肺手太陰之脈，主肺所生病者：咳，上氣，喘喝，煩心，胸滿，臑臂內前廉痛厥，掌中熱。」意即本經所屬腧穴主治有關「肺」方面所出現的病症，如咳、喘、咳血、咽喉痛等肺系疾患。

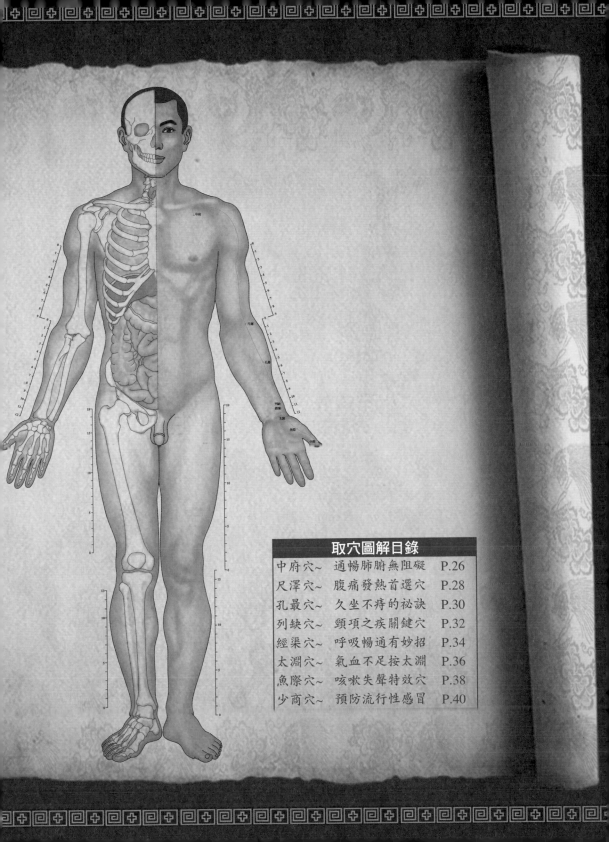

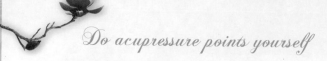

中府穴～通暢肺腑無阻礙

主治　支氣管炎　氣喘　胸痛　肩背痠痛

按壓中府穴對於長期鬱悶不樂、心情煩躁，時時感到胸悶氣短的人，有立竿見影之效。依據明朝楊繼洲《針灸大成》記載：「主腹脹，四肢腫，食不下，喘氣胸滿，肩背痛，嘔噦，咳逆上氣，肺系急，肺寒熱，胸悚悚，膽熱嘔逆，咳唾濁涕，風汗出，皮痛面腫，少氣不得臥，傷寒胸中熱，飛屍遁注，癭瘤。」其中，又以治療「少氣不得臥」最為有效。依據中醫病理，「少氣」即氣不足之人，大多喜歡靜臥休養；「不得臥」是因氣淤積在身體上半部，按摩本穴可使淤積之氣疏利升降而通暢，故對排解內臟的抑鬱淤積之氣，即現今所說的「鬱卒」最為有效。

> **名詞小博士**
> 癭瘤：指一種生於肩背等處的瘤狀贅肉。

命名：

中，指中焦；府，聚集之意。手太陰肺經之脈起於中焦，此穴為中氣所聚，又為肺之募穴的藏氣結聚之處。肺、脾、胃合氣於此，故名為「中府」。又因位於膺部，為氣所通過之俞穴，所以又稱「膺俞」。

部位：

位於人體胸外側，雲門穴下1寸，平第一肋間隙處，距前正中線旁開6寸。

主治：

(1) 中府穴在針灸經絡上是肺與脾臟經絡交會的穴道，可排除胸中及體內的煩熱，是支氣管炎及氣喘的保養穴。

(2) 對於扁桃腺炎、心臟病、胸肌疼痛、頭面及四肢浮腫等症也有療效。

(3) 長期按壓此穴，對肺炎、咳嗽、胸肺脹滿、胸痛、肩背痛等病症，具有良好的調理保養功效。

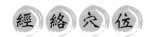

★ 中府穴取穴與按摩 ★

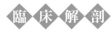

臨 床 解 剖

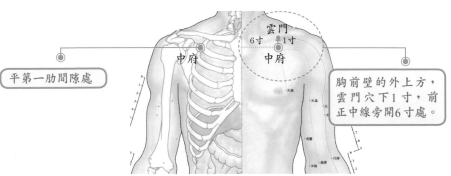

雲門

6寸 1寸

中府

中府

平第一肋間隙處

胸前壁的外上方，雲門穴下1寸，前正中線旁開6寸處。

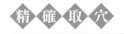

精 確 取 穴

正坐或仰臥，將右手三指（食、中、無名指）併攏，放在胸窩上，中指指腹所在鎖骨外端下即是。

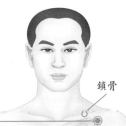

鎖骨

功用　肅降肺氣，和胃利水

輔助治療的穴位

★咳嗽　中府配尺澤
★肩痛　中府配肩髃

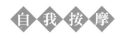

自 我 按 摩

併攏右手食、中、無名三指，向外順時針揉按左胸中府穴，再用左手以同樣方式，逆時針揉按右胸中府穴，各1~3分鐘。

程度	摩揉法	時間
適度		1~3 分鐘

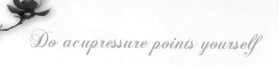

Do acupressure points yourself

尺澤穴～腹痛發熱首選穴

主治—咳嗽—氣喘—補腎—過敏

　　本穴出自《靈樞‧本輸》，又名「鬼受」、「鬼堂」，為肺經的合穴。合，即有匯合之意，因其經氣充盛，由此深入，進而匯合於臟腑，恰似百川匯合入海，故稱為「合」。近年來，中國天津中醫學院第一附屬醫院採用以內關、尺澤等陰經穴治療中風，利用與陽經穴的相互配合已達到良好療效。

命名：

　　尺，指長度的單位；澤，指水之聚處。在「骨度法」中，有從腕至肘定為一尺者。因穴當肘窩深處，為肺經合穴，故屬水；意即手太陰脈氣至此，如同水的歸聚處，故名。

> **名詞小博士**
> 骨度法：古代以骨節標示度數，以此測量人體各部位之間的距離，常以此方法量取穴位。

部位：

　　位於肘橫紋中，肱二頭肌腱橈側凹陷處。

主治：

(1) 按摩此穴，對無名腹痛有療效。

(2) 能舒緩咳嗽、氣喘、肺炎、支氣管炎、咽喉腫痛等症狀。

(3) 尺澤穴是最好的補腎穴，可透過降肺氣來補腎，最適合上實下虛的人，高血壓患者多為此種體質。此外，肝火旺，肺亦不虛，脾氣大但能克制自己不發脾氣（因金能剋木）的人常會感到胸中堵悶、喘不過氣。此時點揉肺經的尺澤穴，將能消除心中煩悶，達到舒緩情緒之效。

　　※ 注：尺，在此不指尺寸，而是暗指腎臟（中醫診脈講「寸、關、尺」（分別指心、肝、腎），而「尺」正是腎脈反應處）；澤，為雨露，引申為灌溉，由此可知，此穴有補腎之意。

(4) 長期按壓此穴，能有效減緩肘臂腫痛、皮膚癢、過敏等不適。

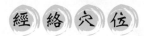

★ 尺澤穴取穴與按摩 ★

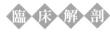
臨 床 解 剖

肘橫紋中，肱二頭
肌腱橈側凹陷處。

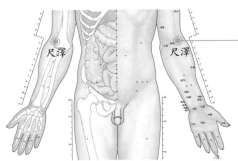

尺澤　　　　尺澤

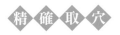
精 確 取 穴

伸臂向前，仰掌，掌心朝
上。微微彎曲約35度。
以另一隻手掌由下而上輕
托肘部，彎曲大拇指，其
指腹所在肘窩中的一大凹
陷處即是。

功用　肅降肺氣、清瀉肺熱、滋陰潤
肺、通經強筋

輔助治療的穴位
★咳嗽、氣喘　尺澤配列缺、中府
★急性吐瀉　尺澤配委中

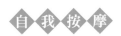
自 我 按 摩

彎曲大拇指，以指腹按
壓尺澤穴，每次左右手各1~3
分鐘。

程度	拇指壓法	時間
適度		1~3 分鐘

孔最穴～久坐不痔的祕訣

主治—大腸炎—痔瘡—頭痛—支氣管炎—肺結核

　　在針灸經穴的應用上，孔最穴有調降肺氣，清熱止血的效能，確實為治療痔瘡的特效穴，尤其是久年老痔，成效極佳。相傳孔子的學生整天飽讀經書，久坐不願動彈，長期下來便罹患痔瘡，經按摩孔最穴後，不僅緩解了不適症狀，甚至還治好了痔瘡隱疾。對於上班族而言，由於長時間坐著從事腦力活動，運動機會少，因此這類人極易罹患痔瘡，長期按壓孔最穴不僅能緩解痔瘡疼痛，也可調理肺氣，清熱止血。

命名：

　　孔，孔隙也。最，多也。本穴為肺經之穴，肺之時序應秋，其性燥，肺經通過之處其土（肌肉）亦燥（肺經之地為西方之地），尺澤穴流來的地部經水大部分滲入脾土之中，脾土在承運地部的經水時如過篩般，故名。此穴為肺臟氣血聚集的地方，最能開竅通瘀，為調理孔竅疾病最有效的穴位。

部位：

　　在尺澤穴下 5 寸處。手臂前伸，手掌向上，於腕橫紋上 7 寸處，意即脈搏跳動處（太淵穴下行 7 寸）的位置。

主治：

(1) 可治療大腸炎及痔瘡。

(2) 對於身體熱病、頭痛、吐血、肺結核、手指關節炎、咳嗽、嘶啞失聲、咽喉痛等症具有調治效果。

(3) 能治療支氣管炎、支氣管哮喘、肺炎、扁桃腺炎、肋間神經痛等。

(4) 稍出力強壓（或針灸）此穴二十分鐘，即可出汗。

(5) 孔最搭配魚腥草穴注射，主治由支氣管擴張等所引起的咯血；配肺俞、風門主治咳嗽、氣喘，亦可用電針刺激治療哮喘；而配少商則主治咽喉腫痛等。

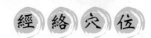

★ 孔最穴取穴與按摩 ★

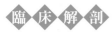

前臂掌面彎曲側，尺澤穴與太淵穴連線上，腕橫紋上7寸處即是。

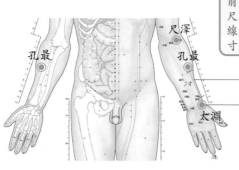

尺澤

孔最

孔最

太淵

腕橫紋

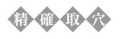

手臂向前，仰掌向上，以另一隻手握住手臂中段處。用拇指指甲垂直下壓即是該穴。左右各有一穴。

功用 開瘀通竅、調理肺氣、清熱止血

輔助治療的穴位

★咳嗽、氣喘　孔最配肺俞、尺澤

★咳血　孔最配魚際

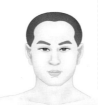

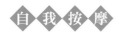

用拇指指甲垂直下壓揉按，先按左臂穴位，再按右臂，每次各1~3分鐘。

程度	拇指壓法	時間
適度		1~3 分鐘

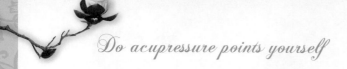

列缺穴～頸項疾患關鍵穴

主治─三叉神經痛─神經性頭痛─鼻炎─感冒

　　列缺穴出自《靈樞‧經脈》，又名「童玄」。手太陰肺經從此穴分支走向手陽明大腸經，是手太陰肺經的絡穴，也是八脈交會穴之一；因通於任脈，又是四總穴、馬丹陽天星十二穴之一；《四總穴歌》中更有「頭項尋列缺」的口訣，可見其療效。列缺穴在臨床診斷上，具有辨症虛實的特點，脈氣實的時候，此穴會顯現腫塊或隆起狀態；脈氣虛時，便有陷下的情況。各種頭痛、頭暈、目眩或是兼有咳嗽、咽喉腫痛等頸項部位病症的人，按壓列缺可立即產生舒緩效果。

命名：

　　列，是指分解；缺，器破之意。「列缺」意指「天閃」，古代稱閃電，也就是天上的裂縫（天門）為列缺。肺臟位於胸中，居五臟六腑之上，象徵「天」。手太陰肺經從此穴分支，而別通於手陽明大腸經脈，脈氣由此別裂而去，像是天庭的裂縫，故名。

部位：

　　位在橈骨莖突的上方，腕橫紋上1.5寸處，即左右兩手虎口相互交叉時，當一手食指壓在另一手腕的橈骨莖突上之小凹窩處，約距腕關節1寸5分處。

主治：

(1) 主治頭部、頸項各種疾病，對任何熱病均具退熱功效。

(2) 經常掐按此穴，對於三叉神經痛、顏面神經麻痹、橈骨部肌炎、咳嗽、哮喘、鼻炎、齒痛、腦貧血、健忘、驚悸、半身不遂等病症，達到顯著的調治效果。

(3) 現今常用於治療感冒、支氣管炎、神經性頭痛、落枕、腕關節及周圍軟組織（包含肌肉、韌帶、肌腱、軟骨、關節囊、滑液囊）等疾患。

(4) 本穴亦可調理食道痙攣等不適症狀。

(5) 列缺配合谷、外關主治頸脖僵硬。

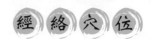

★ 列缺穴取穴與按摩 ★

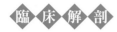 臨 床 解 剖

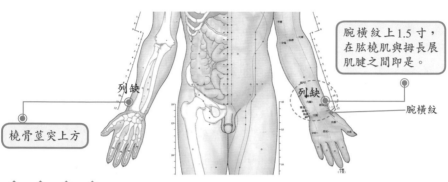

> 腕橫紋上1.5寸，在肱橈肌與拇長展肌腱之間即是。

列缺

列缺

橈骨莖突上方

腕橫紋

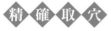 精 確 取 穴

> 兩手大拇指張開，其虎口接合成交叉形。再用右手食指壓在左手之橈骨莖突之上部，食指指尖所及處即是。

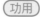 功用) 宣肺理氣、利咽寬胸、通經活絡

輔助治療的穴位)

★ 感冒、咳嗽、頭痛　列缺配風池、風門
★ 咽喉疼痛　列缺配照海

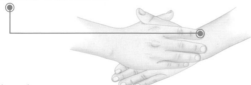

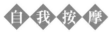 自 我 按 摩

　　用食指指腹揉按，或用食指指甲尖掐按，先左手後右手，每次各揉（掐）按1~3分鐘。

程度	食指揉法	時間
適度		1~3 分鐘

經渠穴～呼吸暢通有妙招

主治—氣管炎—支氣管炎—膈肌痙攣—食道痙攣

此為五俞穴中的經穴，是肺經經水流過的管道。經，為動而不居的意思；因其肺經經水從此經過而不停留，故為經穴。從五行(金、木、水、土、火)上來說，此穴屬金。據《針灸甲乙經》記載：「此穴位不可灸，灸即傷人神明。」意即針灸此穴將會損傷精神；《針灸資生經》中云：「治足心痛。」也就是說經渠穴能醫治腳心疼痛。經常按摩經渠穴，有宣肺利咽、降逆平喘的作用，目前臨床中醫常利用此穴來治療各種呼吸系統的疾病。

> **名詞小博士**
> 神明：指人們外顯的精神狀態。因「腎主藏精，心主神明」，故與心腎相交的能力有關。

命名：

經，經過、路徑的意思；渠，指水流的道路。「經渠」顧名思義就是肺經經水流過的管道。因其位於列缺穴的下方，而列缺穴外溢的水在此處回流肺經，故名。

部位：

位於前臂掌側，腕橫紋上1寸；橈動脈外側處，正當橈側腕屈肌腱外側。

主治：

(1) 按摩此穴，對咳嗽、喉痺、咽喉腫痛、胸痛、手腕痛，具有良好的治療效果。

(2) 長期按摩，對中樞神經系統疾病也具有一定療效，如膈肌痙攣、食道痙攣、橈神經痛或麻痺等。

(3) 目前中醫常用經渠穴來治療呼吸系統疾病，如氣管炎、支氣管炎、哮喘、肺炎、扁桃腺炎、肺部發熱等。

(4) 經渠配丘墟，有肅降肺氣、寬胸利氣的作用，能治療咳嗽胸滿、胸背急；配丘墟、魚際、崑崙、京骨，有通經活絡、止痛的作用，可治療背痛等不適。

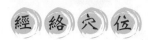

★ 經渠穴取穴與按摩 ★

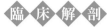

臨 床 解 剖

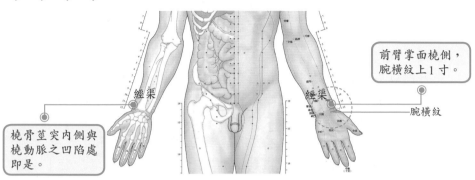

前臂掌面橈側，
腕橫紋上 1 寸。

經渠

經渠

腕橫紋

橈骨莖突內側與
橈動脈之凹陷處
即是。

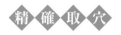

精 確 取 穴

伸出左手，掌心向上，
以右手幫左手把脈，中
指所在位置即是。

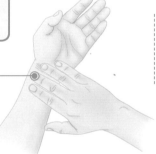

功用 宣肺利咽，降逆平喘

輔助治療的穴位

★咳嗽 經渠配肺俞、尺澤

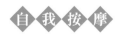

自 我 按 摩

用中指指腹揉按該穴，
每次4~5分鐘。

程度	中指折疊法	時間
適度		4~5 分鐘

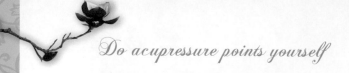

 太淵穴～氣血不足按太淵

主治—流行性感冒—支氣管炎—失眠—肋間神經痛

太淵穴屬於手太陰肺經之俞穴。因肺朝百脈，脈會太淵；肺主氣、司呼吸，故氣為血之統帥；且此處穴位開於寅，得氣最先，所以在人體穴道中占有重要地位。太淵的穴位形態有如山澗深淵，而此處之氣血則猶如山澗流淌的溪水；溪水的寒熱溫涼及其多寡，直接影響並導致穴位局部環境的改變，此為透過深淵中所散發的水氣而引起的。本穴可調養身體虛弱、氣不足、講話有氣無力、面色蒼白、脈搏微弱等症狀，甚至對於「無脈症」，也具有極佳的改善效果。

命名：

太，大到極致；淵，深澗、深洞的意思，此處是指穴位的形態。「太淵」意即從類象的角度描述穴位微觀下的形態特徵，指肺經水液在此散化為涼性水濕。因本穴位在手內橫紋的凹陷處，其經水的流向是從地之天部流向地之地部，如同經水從山的頂峰流入地面深淵的底部般，故名。

此外，太淵位在肺經俞穴，屬土。由於土生金，所以是肺經的原穴，意即肺經母穴，故有「虛則補其母」的說法。舉凡一切肺經所經之症狀，在此下針後將產生療效。

部位：

手掌心朝上，腕橫紋之橈側凹陷處即是該穴。

主治：

(1) 針對氣不足、無脈症、流行性感冒、咳嗽、支氣管炎、氣喘、胸痛、咽喉腫痛等，具有療效。

(2) 長期按壓，對失眠、腕關節及周圍軟組織疾病、肋間神經痛等病症有良好的調治效果。

(3) 太淵配中渚、臂臑，可治療因講話過多而導致的失聲。

★ 太淵穴取穴與按摩 ★

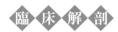
臨 床 解 剖

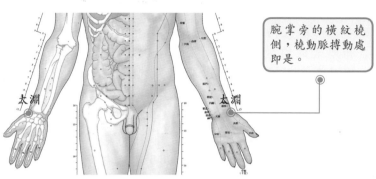

腕掌旁的橫紋橈側，橈動脈搏動處即是。

太淵

太淵

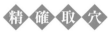
精 確 取 穴

以一手手掌輕握另一隻手背，彎曲大拇指，以其指腹及指甲尖垂直按下處即是。

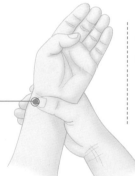

功用 止咳化痰，通調血脈

輔助治療的穴位

★ 咳嗽、咳血、胸痛　太淵配尺澤、魚際、肺俞

★ 無脈症　太淵配人迎

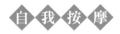
自 我 按 摩

　彎曲大拇指，以大拇指指腹及指甲尖垂直輕輕掐按，每次左右各1~3分鐘。

程度	拇指壓法	時間
適度		1~3分鐘

魚際穴～咳嗽失聲特效穴

主治—失音—頭痛—眩暈—胃出血—腦充血

　　魚際穴為手太陰肺經的滎穴，具有清熱瀉火、止咳平喘、宣肺解表的療效。對於因聲帶發炎而導致失聲者，具有良好的調理功用。根據《內經·靈樞》記載：「肺心痛也，取之魚際、太淵。」《針灸甲乙經》曰：「凡唾血，瀉魚際，補尺澤。」《醫宗金鑒》云：「惟牙痛可灸。」由此可見，魚際穴對心痛、咳血、牙痛等具有療效。甚至中醫臨床研究發現，魚際搭配天突、大椎、肺俞等穴，對哮喘發作期患者有療效。

命名：

　　魚，比喻水中之物，陰中之陽；際，際會、會聚的意思。由於魚際穴位在大拇指後內側，隆起如魚形的肌肉邊際凹陷處，故名。本穴氣血物質是從太淵穴傳來的地部經水，因其肺經經水流過列缺穴時分流至太淵穴後又失散，所以傳到本穴時，地部經水已變得稀少。

　　關於本穴之屬性，因其處於西方之地，地性乾燥，故經水吸收脾土之熱後，大量蒸發並上達於天，因此本穴的五行屬性為火。

部位：

　　掌心朝上，在第一掌骨中點之橈側，赤白肉際處。

主治：

(1) 在治療聲帶疾患，如長繭、失音上有良好功效。

(2) 對於頭痛、眩暈、神經性心悸亢進症、胃出血等，按摩此穴可產生療效。

(3) 針對咽喉炎、咳嗽、汗不出、腹痛、風寒、腦充血、腦貧血等病症，長期按壓可緩解不適。

(4) 現代中醫臨床常利用此穴治療支氣管炎、肺炎、扁桃腺炎、小兒單純性消化不良等症。

(5) 經常按摩魚際穴還可緩解口乾舌燥的症狀。

(6) 魚際配合孔最、尺澤，治療咳嗽、咳血；配合少商，治療咽喉腫痛。

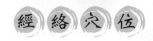

★ 魚際穴取穴與按摩 ★

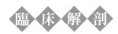
臨 床 解 剖

拇指本節（第一掌
指關節）後凹陷
處，約當第一掌骨
中點橈側，赤白肉
際處即是。

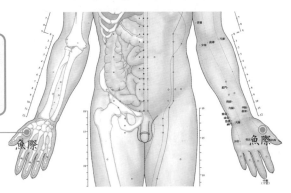

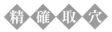
精 確 取 穴

右手掌輕握左手背，
並彎曲右手大拇指，
以指甲尖垂直下按第
一掌骨側中點的赤白
肉際處即是。右手穴
道亦同此法。

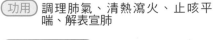

功用 調理肺氣、清熱瀉火、止咳平
喘、解表宣肺

輔助治療的穴位

★ 咳嗽、咽喉腫痛、失音　魚際配合谷

★ 哮喘　魚際配孔最，天突

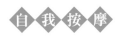
自 我 按 摩

彎曲大拇指，以其指甲
尖垂直輕輕掐按，每次左右
手各掐揉1~3分鐘。

程度	拇指壓法	時間
輕		1~3 分鐘

少商穴～預防流行性感冒

主治 — 流行性感冒 — 扁桃腺炎 — 小兒慢性腸炎 — 昏厥

　　每年春秋兩季都是流行性感冒的好發時期，尤其近年來的感冒病毒快速進化，致使威脅性加劇，造成民眾恐慌，例如 H1N1 使得全世界人心惶惶、神經緊繃，稍有疑似或確診病例就讓民眾開始心驚膽顫。而一些免疫力較低、經常感冒的人，若平時不進行調理保健，將可能造成人體嚴重損害。事實上，要預防感冒、提升免疫力，只需經常掐按少商穴即可。《備急千金要方》曰：「主耳前痛。」《銅人》曰：「忽腮頷腫大如升，喉中閉塞。」《類經圖翼》云：「泄諸臟之熱，項腫，雀目不明，中風。」除了以上文獻對少商穴療效的記載外，對感冒常有的症狀，如咽喉腫痛、咳嗽，甚至是如黃疸、食道狹窄等消化系統疾病；齒齦出血、舌下腫瘤、口頰炎等牙科疾病，皆有療效。

命名：

　　少，與大相對，指小，陰也，即本穴氣血物質虛少又屬陰；商，指滴水漏下的計時漏刻。「少商」意指穴內氣血的運行方式為漏滴而下，其物質為魚際穴傳來的地部經水，因經過上部諸穴的分流散失，使得少商穴的經水更為稀少，其流注方式有如漏刻滴下，故名。

部位：

　　位在大拇指橈側，距離指甲角旁約 0.1 寸處。

主治：

(1) 針對流行性感冒、腮腺炎、扁桃腺炎或是小兒驚風、喉部急性腫脹、呃逆等，都可用少商穴來調治。並可開竅通鬱，對治療小兒食滯吐瀉、小兒慢性腸炎、唇乾，皆能達到散邪清熱的功效。

(2) 當昏厥、癲狂、拇指痙攣時，按壓少商可舒緩症狀，並能收縮腦部血管，活絡氣血淤積。

(3) 現今臨床醫學也利用此穴治療部分呼吸系統疾病，如支氣管炎、肺炎、咳血等。對於中樞神經系統疾病，如休克、精神分裂症、歇斯底里、失眠都具有療效。

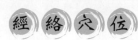

★ 少商穴取穴與按摩 ★

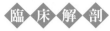

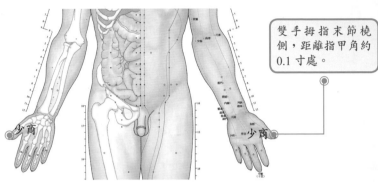

> 雙手拇指末節橈側，距離指甲角約0.1寸處。

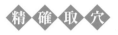

伸出左手大拇指，以右手食指、中指輕托住；並彎曲其大拇指，以指甲尖垂直掐按左手大拇指指甲角邊緣處即是。右手穴道亦同此法。

（功用）清肺止痛，解表退熱

（輔助治療的穴位）

★咽喉腫痛　少商配商陽

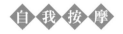

一手大拇指彎曲，以指甲尖垂直輕輕掐按，每次按左右手各1~3分鐘。

程度	拇指壓法	時間
輕		1~3分鐘

第二章

手陽明大腸經經穴

手陽明大腸經和肺經的關係密切，可保護肺和大腸。《黃帝內經》云：「陽明經常多氣多血。」因此疏通本經氣血，可預防和治療呼吸及消化系統疾病。陽明經起於食指末端，循行於上肢外側前緣，經過肩，進入鎖骨上窩，聯繫肺臟，通過膈肌，入屬大腸；又經頸部入下齒，過人中溝，止於鼻側。

《靈樞‧經脈》中記載：「大腸手陽明之脈主津所生病者：目黃，口乾，鼽衄（指鼻塞或鼻腔出血），喉痹，肩前臑痛，大指次指痛不用。」手陽明大腸經除了治療頭面五官疾患以外，對於熱病、皮膚病、腸胃病、精神病等及其經脈循行人體部位之病症也具有療效。

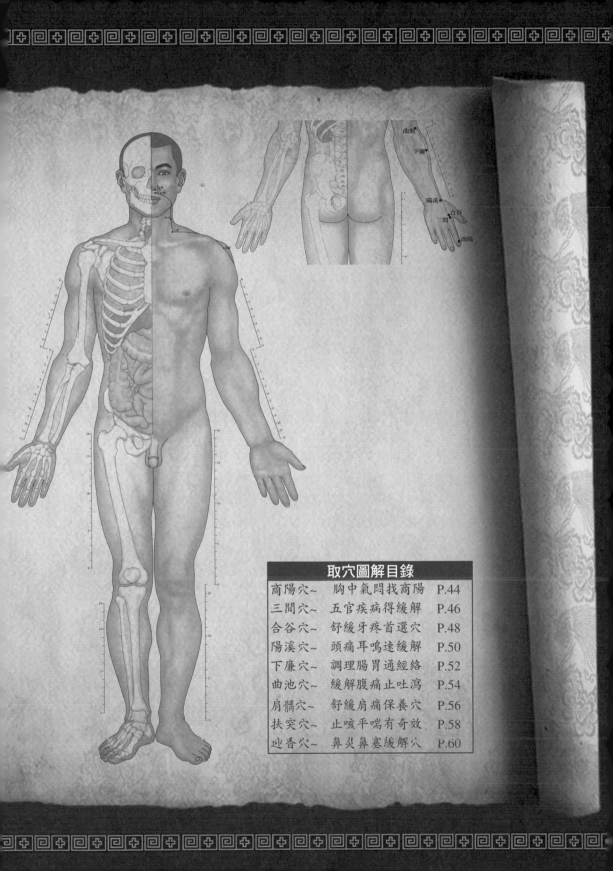

曲池

下廉

陽溪

三間

合谷

商陽

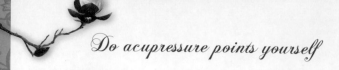

商陽穴～胸中氣悶找商陽

主治─胸中氣滿─四肢腫脹─中風昏迷─喘咳─耳鳴

　　商陽為手陽明的始穴。《備急千金要方》云：「商陽、巨髎、上關、承光、瞳子髎、絡卻，主青盲無所見。」《銅人》曰：「喘咳支腫。」《循經》曰：「指麻木。」《醫宗金鑒》曰：「中風暴仆昏沉，痰塞壅。」據上述文獻記載，掐按此穴可治療青盲等眼部疾病、喘咳、指麻、中風昏迷等症。此外，當受到風寒、胸中氣滿、咳嗽、全身發熱、皮膚燙但不出汗時，稍微出力掐按本穴，可產生舒緩效果。

命名：

　　商，漏刻也，古代計時之器，指本穴的微觀形態如漏刻滴孔；陽，指陽氣。「商陽」意指大腸經經氣由本穴外出體表。由於人體重力場關係，使得其內部溫壓場高於外部溫壓場，而大腸經體內經脈所產生的高溫高壓氣態便會由本穴的漏刻滴孔向外噴射，故名。

　　根據《易經》和陰陽五行的原理發現，肺和大腸都屬「金」。而商陽穴位於手大腸經脈的起始之處，承受手肺經的經脈之氣，並且由陰側轉入陽側。在五行之中，金的音屬商，故此穴被稱為商陽。

部位：

　　位在食指橈側，距離指甲角旁約 0.1 寸處。

主治：

(1) 對胸中氣滿、喘咳、四肢腫脹、熱病無汗產生特殊療效。

(2) 長期按壓此穴，對咽喉腫痛、牙痛、中風昏迷、手指麻木、耳鳴、耳聾等病症有調理保健的效果。

(3) 現代臨床醫學經常利用此穴治療咽炎、急性扁桃腺炎、腮腺炎、口腔炎、急性胃腸炎、中風昏迷等。

(4) 按壓此穴，可治療齒痛、頷腫、青盲等症。

★ 商陽穴取穴與按摩 ★

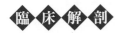
臨 床 解 剖

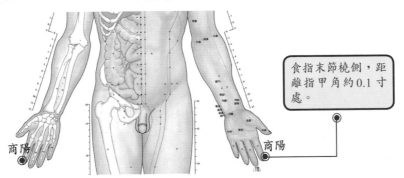

食指末節橈側，距離指甲角約0.1寸處。

商陽

商陽

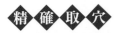
精 確 取 穴

左手背朝上，以右手輕握左手食指。彎曲右手大拇指，以指甲尖垂直掐按靠食指側旁之穴道即是。右手穴道亦同此法。

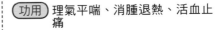

功用 理氣平喘、消腫退熱、活血止痛

輔助治療的穴位
★中風、中暑　商陽配少商、中衝
★咽喉腫痛　商陽配合谷、少商

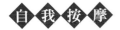
自 我 按 摩

彎曲大拇指，以指甲尖垂直輕輕掐按靠食指側旁之穴道，每天左右各約1~3分鐘。

程度	拇指壓法	時間
輕		1~3分鐘

45

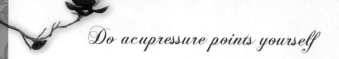

三間穴 ~ 五官疾病得緩解

主治 — 風火牙痛 — 眼瞼瘍痛 — 三叉神經痛 — 扁桃腺炎

　　社會競爭越趨激烈，使得大多數人用腦過度、神經緊張；此外，由於長期久坐所引起的便祕，容易導致直腸內的靜脈血管擴大曲張而形成痔瘡。這時，只要經常揑按三間穴，除了能預防痔瘡外，還有快速止痛的功效。據《針灸甲乙經》云：「多臥善唾，胸滿腸鳴，三間主之。」《備急千金要方》云：「三間、前谷，主目急痛。」《醫宗金鑒》云：「主治牙齒疼痛，食物艱難，及偏風眼目諸疾。」除了以上關於三間穴療效的文獻記載外，對於肺氣不暢、呼吸困難等也可產生療效。

命名：

　　三，是一個概數，與「二」相比稍大；間，間隔、間際的意思。因其此穴的氣血物質是從二間穴傳來的天部清氣，其性溫熱；上行到三間後所處的天部位置比二間穴高，故名。亦名「少谷」、「小谷」。

部位：

　　微微握拳，在食指橈側、第二掌骨小頭後的凹陷處，於合谷穴前。

主治：

(1) 針對風火牙痛、眼瞼瘍痛、嗜臥、咽喉腫痛，扁桃腺炎、腸鳴下痢、手指及手背紅腫等症，皆可發揮療效。

(2) 又因肺與大腸互為表裡，如果肺氣不暢、津液不能下達，將導致大便閉結；若大腸實熱、腑氣不通，亦可能引發呼吸困難，上述症狀均可按摩三間穴來獲得改善。

(3) 長期按壓此穴，對於肩背神經痛、肱神經痛、口乾氣喘、熱病等皆有良好的調治效果。

(4) 甚至可治療五官科疾病，如急性結膜炎、青光眼等症。

(5) 對於三叉神經痛、扁桃腺炎、手指腫痛、肩關節周圍發炎等也有一定療效。

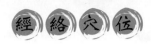

★ 三間穴取穴與按摩 ★

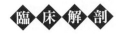

在食指橈側，第二掌指關節後，第二掌骨小頭上方處。

三間

三間

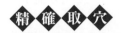

將左手平放，稍稍側立；用右手輕握並彎曲大拇指，以指甲垂直掐按左手食指指節後邊緣凹陷處即是。右手穴道亦同此法。

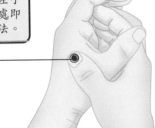

功用　泄熱止痛，利咽

輔助治療的穴位

★目視不清　三間配攢竹

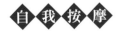

彎曲大拇指，用指甲垂直掐按穴位，每次左右手各1~3分鐘。

程度	拇指壓法	時間
輕		1~3 分鐘

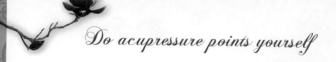

合谷穴～舒緩牙疼首選穴

主治 — 牙痛 — 降血壓 — 氣喘 — 頭痛 — 扁桃腺炎

俗話說：「牙疼不是病，痛起來要人命！」相傳先總統蔣中正先生，自幼鍛鍊身體，幾乎百病不侵，唯獨牙痛讓他不勝其擾。臨床研究指出，當牙疼發作時，按壓合谷穴有立即止痛的功效。據其古籍考證合谷穴的說法可知，《銅人》云：「婦人妊娠不可刺之，損胎氣。」《資生經》云：「風疹，合谷、曲池。」《針灸大成》云：「疔瘡生面上與口角，灸合谷；小兒疳眼，灸合谷（二穴），各一壯。」以此說明合谷穴對眼部、口角發炎等症具有療效。

> **名詞小博士**
> 小兒疳眼：又名疳毒眼。其症狀為眼部乾澀、眼珠生翳等，是為精血不足、脾胃虧損所引起的。

命名：

合，匯聚。谷，兩山之間的空隙。「合谷」意指大腸經氣血匯聚於此，形成強盛的水濕風氣場。其穴內物質為三間穴天部層次橫向傳來的水濕雲氣，至本穴後，由於其所處手背第一、二掌骨之間的肌肉間隙較大，使得三間穴傳來的氣血在本穴匯聚，形成強大的水濕雲氣場，故名。

部位：

拇指、食指伸張時，在第一、二掌骨的中點，稍偏食指處即是該穴。

主治：

(1) 合谷穴為全身反應最大的刺激點，可降低血壓、鎮靜神經、調整機能、開關節而利痺疏風，行氣血而通經清瘀。

(2) 總治頭面各症，除對於牙齒、眼、喉科有顯著功效外，還能止喘及療瘡。

(3) 長期按壓此穴，對反射性頭痛、耳鳴、耳聾、鼻炎、蓄膿症、扁桃腺炎、視力模糊、呼吸困難、肩胛神經痛、痰阻塞、窒息、虛脫、失眠、神經衰弱等症，將產生良好的調理保健功效。

(4) 治療婦科疾病，如痛經、閉經、滯產等有療效。

★ 合谷穴取穴與按摩 ★

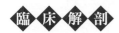

於手背第一、二掌骨間，第二掌骨橈側的中點處即是。

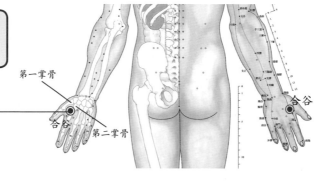

第一掌骨
合谷
第二掌骨
合谷

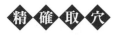

左手輕握空拳，彎曲拇指與食指，兩指指尖並輕觸、立拳；以右手掌輕握左拳外，大拇指指腹垂直下壓即是該穴。右手穴道亦同此法。

功用 鎮靜止痛，通經活經，清熱解表

輔助治療的穴位
★頭痛　合谷配太陽
★目赤腫痛　合谷配太衝
★鼻疾　合谷配迎香

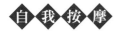

手掌輕握拳，以大拇指指腹垂直按壓穴位，每次左右手各1~3分鐘。

程度	拇指壓法	時間
重		1~3 分鐘

陽溪穴～頭痛耳鳴速緩解

主治 — 頭痛 — 耳鳴 — 扁桃腺炎 — 手腕痛 — 肩臂不舉

　　由於現代人工作壓力龐大，身體所發出的微妙警訊，人們應當謹慎看待。如因頭痛不已而導致的輾轉難眠，耳內轟隆作響而導致的聽力不佳，頻繁使用電腦而導致的手腕酸痛等，皆可透過按摩陽溪穴獲得改善。根據古籍記載，《針灸甲乙經》曰：「痂疥，陽溪主之。」《備急千金要方》曰：「主臂腕外側痛不舉。」《醫宗金鑒》云：「主治熱病煩心，癮疹痂疥，厥逆頭痛，牙疼，咽喉腫痛，及狂妄，驚恐見鬼等證。」由此可知陽溪穴對臂腕疼痛、咽喉腫痛、局部起疹等徵狀具有療效。

命名：

　　陽，有熱氣之意，指此處穴位的氣血物質為陽熱之氣；溪，是路徑的意思。大腸經的經氣在此處吸收熱氣後，蒸騰上升到天部。陽溪穴在手腕側的橫紋前，兩筋的凹陷中；因形似小溪，其穴又屬於陽經，故名。亦稱為「中魁」。

部位：

　　手掌側放，翹起大拇指，在手腕背側，腕橫紋兩筋間的凹陷中；意即拇短伸肌腱與拇長伸肌腱之間的凹陷中。

主治：

(1) 陽溪穴有疏通氣血，通經清瘀的功能。並對於頭痛、耳鳴、耳聾、扁桃腺炎、牙齒痛、結膜炎、寒熱瘧疾等症，具有治療效果。

(2) 長期按壓，對於手腕痛、肩臂不舉、小兒消化不良等症，達到調理保健之效。

(3) 現代中醫臨床學上，常利用此穴治療腱鞘炎、中風之半身不遂、腕關節及其周圍軟組織疾患等病症。

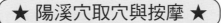

★ 陽溪穴取穴與按摩 ★

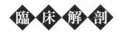

臨 床 解 剖

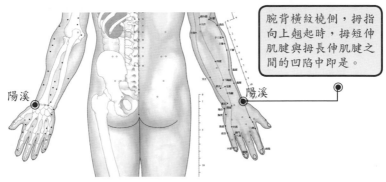

> 腕背橫紋橈側，拇指
> 向上翹起時，拇短伸
> 肌腱與拇長伸肌腱之
> 間的凹陷中即是。

陽溪

陽溪

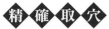

精 確 取 穴

> 將左手掌側放，拇指伸直
> 向上翹起；在腕背橈側，
> 手腕橫紋上側有一四陷
> 處，用右手輕握左手背，
> 彎曲右手大拇指，以指甲
> 垂直下按即是該穴。右手
> 穴道亦同此法。

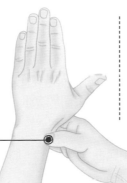

(功用) 清熱散風，通利關節

(輔助治療的穴位)

★腕部腱鞘病　陽溪配列缺

★目赤腫痛　陽溪配陽谷

★心悸怔忡　陽溪配解谿

自 我 按 摩

用一手輕握另一手手
背，彎曲大拇指，以其指甲
垂直掐按穴位，每次左右手
各1~3分鐘。

程度	拇指壓法	時間
重		1~3 分鐘

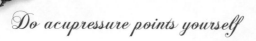

下廉穴～調理腸胃通經絡

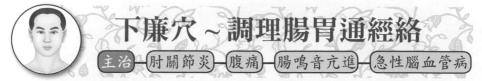

主治—肘關節炎—腹痛—腸鳴音亢進—急性腦血管病

　　下廉穴位於大腸經，其經氣在天之天部，天之下部的氣血則廉潔清淨。下廉的天部之氣，可比喻為氣象學的說法，意即在西北方剛形成的高空冷濕氣流，不斷從西北方的高空向東南方的低空橫向下行，所以下廉的「下」有橫向下行之意。下廉穴對其現代人來說，具有整腸顧胃的調理作用。依據中國醫典記載，《銅人》曰：「頭風，臂肘痛。」《資生經》曰：「胸脅小腹痛，偏風，熱風，冷痹不遂，風濕痹。」《循經》曰：「腦風眩暈，腹痛如刺，狂言狂走。」由此可知，下廉穴對頭痛、胸痛、腹疼等具有療效。

命名：

　　下，與上相對，指下部或下方之意；廉，廉潔清明。「下廉」意即穴位下部的氣血物質潔淨清明。因其溫溜穴傳來的水濕雲系在此處的位置猶如天之天部，天之下部的氣血物質相對廉潔清淨，故名。

部位：

　　在前臂背面橈側，當陽溪與曲池連線上，肘橫紋下4寸處。

主治：

(1) 本穴能吸附並聚集天之天部的濁重之物並使其沉降，以調理腸胃、通經活絡。

(2) 治療頭痛、眩暈、目痛等病症。對運動傷害具有一定療效，如網球肘、肘關節炎、肘臂痛等。

(3) 對於消化系統疾病，如腹痛、腹脹、腸鳴音亢進等，也能產生療效。

(4) 可治療急性腦血管病。

> **名詞小博士**
> 網球肘：肱骨外上髁炎為其醫學名詞，以肘關節外側酸痛或鈍痛為其常見症狀。

★ 下廉穴取穴與按摩 ★

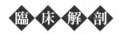

臨 床 解 剖

前臂背面橈側，在陽溪與曲池連線上，肘橫紋下4寸處。

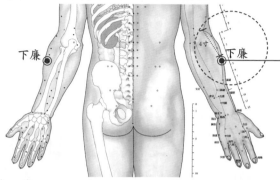

下廉

4寸 下廉

精 確 取 穴

側腕屈肘，以一手掌按另一隻手臂，大拇指位於肘彎處，則小指所在位置即是。

功用 調理腸胃，通經活絡

輔助治療的穴位

★腹脹、腹痛　下廉配足三里

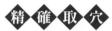

肘彎處

自 我 按 摩

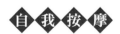

食指與中指併攏，以指腹垂直按壓穴位，每次左右臂各1~3分鐘。

程度	二指壓法	時間
適度		1~3分鐘

第二章　手陽明大腸經經穴

53

曲池穴～緩解腹痛止吐瀉

主治 — 腸炎 — 肚腹絞痛 — 皮膚過敏 — 結膜炎

人們有時因飲食不慎、風寒感冒而導致腹疼如絞、上吐下瀉等情況時，只要按摩曲池穴，就能緩解不適症狀。根據古籍記載，《針灸甲乙經》云：「傷寒餘熱不盡。胸中滿，耳前痛，齒痛，目赤痛，頸腫，寒熱，渴飲輒汗出，不飲則皮乾熱。目不明，腕急，身熱，驚狂，躄痿痹重，瘈瘲，癲疾吐舌，曲池主之。」《備急千金要方》云：「耳痛。舉體痛癢如蟲噬，癢而搔之，皮便脫落作瘡，灸曲池二穴，隨年壯，發即灸之神良。」《醫宗金鑒》云：「主治中風，手攣筋急，痹風瘰疾，先寒後熱等症。」以此說明曲池穴針對人體手腕不適、皮膚癢痛、中風等症具有療效。

> **名詞小博士**
> 瘈瘲：中醫上稱其為一種小兒驚風的症狀。發作時，手足時伸時縮，不停搐動。

命名：

曲，隱密、不太察覺的意思；池，指水的圍合之處、匯合之所。「曲池」意指穴內的氣血物質為地部之上的濕濁之氣，為手三里穴的降地之雨氣化而來，位於地之上部，性濕濁滯重，猶如霧露，為隱密之水，故名。亦稱為「鬼臣」、「洪池」、「陽澤」。

部位：

屈肘成直角，在肘彎橫紋的盡頭筋骨間之凹陷處。

主治：

(1) 因皮膚過敏而奇癢難忍，或被蚊蟲叮咬而紅腫時，需要清熱解毒、涼血潤燥，按壓曲池即為最好的特效穴。

(2) 長期按壓，對於結膜炎、眼瞼炎、蕁麻疹、濕疹、齒槽出血、甲狀腺腫等疾病，具有調養功效。

(3) 現代中醫臨床常以此穴治療肩肘關節疼痛、上肢癱瘓、流行性感冒、扁桃腺炎、急性胃腸炎等症。

★ 曲池穴取穴與按摩 ★

臨床解剖

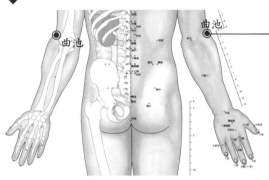

曲池

曲池

屈肘成直角，在肘横紋外側端與肱骨外上髁連線中點處即是。

精確取穴

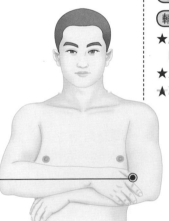

正坐，輕抬左臂，屈肘，將手肘內彎，用另一手拇指下壓其凹陷處即是。

功用 清熱和營，降逆活絡

輔助治療的穴位

★感冒發熱、咽喉炎、扁桃腺炎
　曲池配合谷、外關

★上肢痿痹　曲池配肩髃、外關

★蕁麻疹　曲池配合谷、血海

自我按摩

一手輕握另一手肘，彎曲大拇指以指腹垂直掐按穴位。先左手後右手，每天早晚各一次，每次約1~3分鐘。

程度	拇指壓法	時間
適度		1~3 分鐘

肩髃穴～舒緩肩痛保養穴

主治—肩胛關節炎—中風—偏癱—高血壓

　　甄權是隋末唐初的著名醫學家，擅長針灸治療。西元621年，唐太宗李世民平定河南，派李襲譽出任潞州地方官。當時朝廷徵召了一批醫生，甄權就是其中之一。有一天，魯州刺史受風患之苦，雙手無力，沒辦法拉開弓箭，四處遍尋名醫都無人可治。後經他人引薦，魯州刺史找到了甄權，要求甄權為他治病。甄權仔細檢查病情後，便在刺史的肩髃穴上扎針，不適症狀即刻得到緩解，活動自如。

　　肩髃穴是「五十肩」的特效穴。所謂五十肩，意即肩關節周圍的組織發炎所引起的病症。主要感覺為肩痛，手臂無法抬高，此病痛之罹患者多為五十歲以上的人，故名。此外，天氣變化也會間接影響人體健康。當氣候冷熱發生劇烈變化，或遇到季節交替之時，風濕性關節炎往往也會肆虐橫行。長期按揉肩髃穴，對於肩膀的酸、疼、僵、硬等各種病變，均有良好療效。

命名：

　　肩，指肩膀。髃，骨之禺也，禺乃角落之意，而髃是指骨之邊緣。「肩髃」意為在骨部遠端形成的小範圍水域。穴內物質為臂臑穴傳來的經氣所化，其上傳的物質為強盛陽氣，至本穴後因散熱而冷凝沉降，在地部形成小水域，故名。

部位：

　　屈肘，抬臂平肩，在肩端關節間有兩個凹陷；其中，前方的小凹陷就是穴位所在處。

主治：

(1) 針對肩關節炎（五十肩）有特殊療效。

(2) 對於中風、偏癱、高血壓、不能提物、手臂無力等症狀，有調養功效。

★ 肩髃穴取穴與按摩 ★

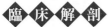臨 床 解 剖

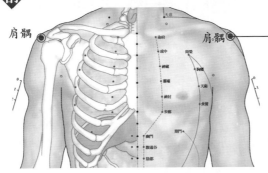

肩髃

肩髃

人體的肩臂外側,於
三角肌上;當臂外展
或向前平伸時,肩峰
前下方凹陷處即是。

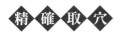精 確 取 穴

正坐,屈肘抬臂,約與
肩同高,以另一手中指
按壓肩尖下,肩前呈現
的凹陷處即是。

功用 舒筋通絡、祛風活血

輔助治療的穴位

★肩頸部肌肉酸痛 肩髃配風池、
肩井

肩尖

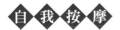自 我 按 摩

中指和食指併攏,以指
腹垂直按壓穴位,兩肩按摩
方法相同,每日早晚,左右
各約1~3分鐘。

程度	二指壓法	時間
適度		1~3 分鐘

57

扶突穴～止咳平喘有奇效

主治—咳嗽—氣喘—咽喉腫痛—暴喑

此穴位名出自《靈樞‧本輪》，也稱水穴、水泉穴。大腸經的經氣在本穴吸熱後上行至頭、面部，並為頭、面部的水濕之源，性滯重。《外台秘要》中記載：「扶突穴能治療『咳逆上氣、咽喉鳴、喝喘息、暴喑、氣哽』。」《備急千金要方》中也說：「扶突、大鐘、竅陰、主舌本出血。」按壓扶突穴，能治療咽喉腫痛、吞嚥困難、甲狀腺腫大、聲帶小結（指聲音嘶啞），尤其對止咳平喘更具特效。

> **名詞小博士**
> 暴喑：指聲音突然嘶啞或因急性喉炎所致的失音。

命名：

扶，扶持、幫助的意思；突，沖也。此穴是大腸經經氣在外部熱氣協助下以上行天部。因穴內物質是天鼎穴蒸發上行的水濕之氣，由於氣滯重，行至扶突穴時無力上行於天，所以在心的外散之熱的扶持下得以上行，故得此名。

部位：

位在人體的頸外側部，結喉旁邊，於胸鎖乳突肌前、後緣之間。周圍有耳大神經、頸皮神經、枕小神經及副神經，其裡層內側有動脈、靜脈。

主治：

(1) 此穴為天部層次提供水濕，能夠清潤肺氣、平喘寧嗽、理氣化痰；其治療原理為寒則補之，濕熱則瀉之。

(2) 經常按摩此穴，能夠治療咳嗽、氣喘、咽喉腫痛、吞嚥困難、暴喑、瘦氣、瘰癧（頸項間的淋巴結核症）等。

(3) 長期按壓扶突穴，對甲狀腺腫大具有治療、調理的作用。

★ 扶突穴取穴與按摩 ★

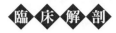臨 床 解 剖

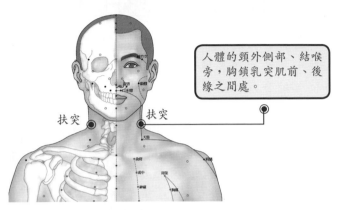

> 人體的頸外側部、結喉旁，胸鎖乳突肌前、後緣之間處。

扶突　　　　扶突

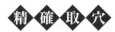精 確 取 穴

> 一手拇指彎曲，其餘四指併攏，掌心向內，小指位於喉結旁，食指所在位置即是。依此法找出另一穴位。

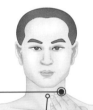

喉結

功用) 理氣潤肺、清熱祛火

輔助治療的穴位

★ 癭氣　扶突配合谷

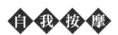自 我 按 摩

食指和中指併攏，以指腹按壓穴位，每次左右各1~3分鐘。

程度	二指壓法	時間
適度		1~3 分鐘

迎香穴～鼻炎鼻塞緩解穴

主治──鼻塞──鼻出血──顏面神經麻痺──顏面癢腫

　　隨著科技進步，使人們置身在汙染嚴重的環境裡，鼻竇炎在人群中早已司空見慣，欲解決鼻病煩惱，非朝夕即可見效；但經常按摩迎香穴，將保持鼻子暢通。尤其入秋後，氣候乾燥，人體內的燥熱之氣也逐漸旺盛。在燥氣侵襲之下，肺部很容易受到影響，使不少人出現咳嗽、喉嚨乾痛等情況；而原本就有呼吸系統慢性病的患者更容易舊病復發。此時，若能多加按摩鼻翼兩側的迎香穴，可提升肺衛之氣，有預防肺病的作用。《針灸甲乙經》云：「鼻鼽不利，窒洞氣塞，喎僻多涕，鼽衄有癰，迎香主之。」《聖惠方》曰：「鼻息不聞香臭，偏風、面癢及面浮腫。」可見迎香穴對鼻部疾患之療效。

> **名詞小博士**
> ・**鼻鼽**：指突然或反覆發生的鼻塞、打噴嚏、鼻子癢、流鼻涕等症狀。
> ・**鼽衄**：指鼻流清涕或鼻腔出血的病症。

命名：

　　迎，迎受的意思；香，脾胃五穀之氣。此穴接收來自胃經的氣血，而大腸經和胃經都屬於陽明經，其氣血物質所處的天部層次相近；且迎香與胃經相鄰，所處又為低位，因而胃經的濁氣就會下傳到此穴，故名，亦稱「衝陽」。

部位：

　　位在鼻翼外緣中點旁約0.5寸，於法令紋中。

主治：

(1) 本穴主治鼻症，如鼻腔閉塞、嗅能減退、鼻瘡、鼻內有息肉等症皆具療效。

(2) 按壓迎香穴，對口歪、面癢、膽道蛔蟲等也有調治效果。

(3) 在中醫臨床上，還利用此穴治療面部神經麻痺或痙攣、面部癢腫、面部組織炎、喘息、唇腫痛等症狀。

★ 迎香穴取穴與按摩 ★

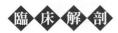臨 床 解 剖

人體面部，在鼻翼旁開約0.5寸，於法令紋中即是。

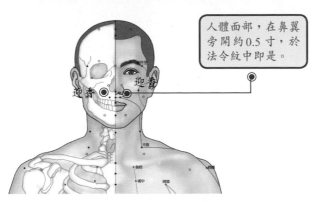

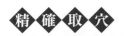精 確 取 穴

正坐，雙手輕握拳，食指、中指併攏後，中指指尖貼於鼻翼兩側，食指指尖所在處即是。

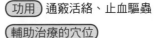

鼻翼

功用 通竅活絡、止血驅蟲

輔助治療的穴位

★急慢性鼻炎　迎香配印堂、合谷
★面神經麻痺、面肌痙攣　迎香配四白、地倉
★膽道蛔蟲病　迎香配陽陵泉

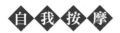自 我 按 摩

以食指指腹垂直按壓；也可用單手拇指與食指彎曲，直接垂直按壓穴位。每次按壓兩次，約1~3分鐘。

程度	食指壓法	時間
適度		1~3 分鐘

61

第三章

足陽明胃經經穴

　　足陽明胃經屬於胃，絡於脾，所以和胃的關係最為密切，是消化系統非常重要的經穴；但同時也和脾有關，維繫人的後天之本。足陽明胃經始於頭部鼻旁，循行經額顱中部、頸部，進入鎖骨上窩部，再向下經胸、腹、下肢以至足尖，是一條運行較長的經脈。

　　本經主治胃腸病、精神方面的症狀，以及頭、面、眼、鼻、口、齒之疾患與經脈循行部位的病症。《靈樞・經脈》記載：「胃足陽明之脈是主血所後病者：狂瘧，溫淫，汗出，鼽衄，口歪……其有餘於胃，則消穀善飢，溺色黃；氣不足，則身以前皆寒慄，胃中寒，則脹滿。」藉此說明足陽明胃經對人體的療治效果。

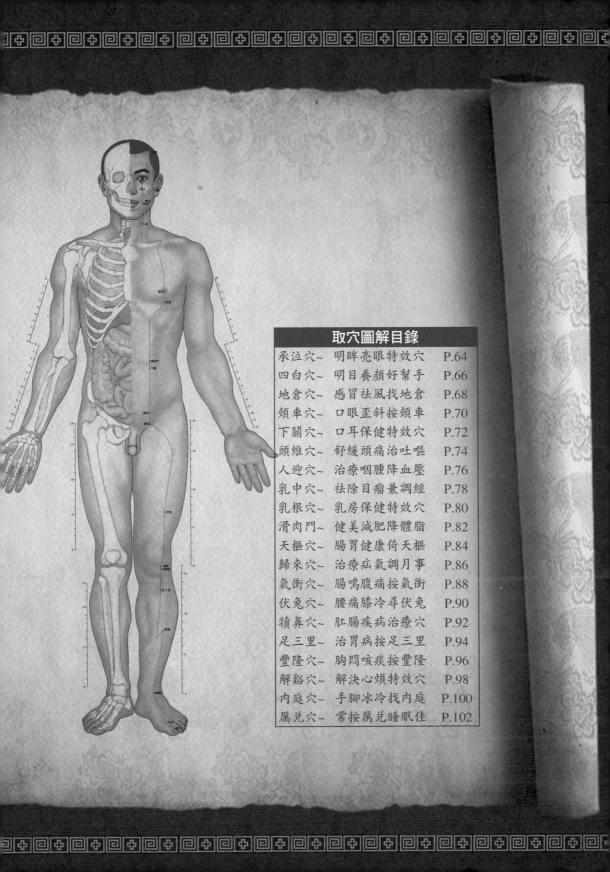

承泣穴～明眸亮眼特效穴

主治─目赤腫痛─流淚─口眼歪斜─夜盲

　　胃經屬陽明經，陽明經多氣、多血。多氣是指多氣態物；多血，是指血受熱後變成紅色液體，即多液又多熱。胃經體表經脈的氣血運行是由頭走足，為下行，並與胃經體內經脈構成無端循環。承泣穴能夠治療各種眼、口、鼻、舌、牙的毛病。《備急千金要方》記載：「此穴位能夠治療目不明，淚出，目眩瞢，瞳子癢，遠視漠漠，昏夜無見，目瞤動，與項口參相引，喎僻口不能言。」《外台秘要》云：「禁不宜灸，無問多少，三日以後眼下大如拳，息肉長桃許大，至三十日即定，百日都不見物，或如升大。」《銅人》曰：「禁不宜針，針之令人目烏色，可灸三壯，炷如大麥，忌如常法。」由此可知，承泣穴能治療各種眼、口、鼻、舌等症狀。

名詞小博士
喎：嘴歪，即由於顏面神經麻痹，導致口角歪斜的症狀。

命名：

　　承，受的意思；泣指淚、水液。「承泣」意指胃經內的經脈氣血物質都是從這裡出來的，其穴內物質是由胃經體內經脈氣血上行所化。體內經脈中，氣血物質是以氣的形式上行，並由體內經脈出體表經脈後，經氣冷卻液化成經水。經水位於胃經的最上部，處於不穩定狀態，就像淚液要滴下來般，故名。

部位：

　　位於面部，瞳孔直下，於眼球與眼眶下緣之間。

主治：

(1) 主要治療各種眼部疾病，如近視、遠視、夜盲、眼顫動、眼瞼痙攣、角膜炎、視神經萎縮、眼睛疲勞、迎風流淚、老花眼、白內障、急慢性結膜炎、青光眼、色盲、瞼緣炎、視神經炎、視網膜色素變性、眶下神經痛等。

(2) 對神經系統疾病也有一定療效，如面肌痙攣、面神經麻痹等。

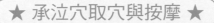

★ 承泣穴取穴與按摩 ★

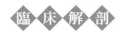

臨 床 解 剖

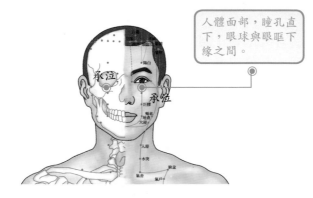

人體面部，瞳孔直下，眼球與眼眶下緣之間。

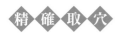

精 確 取 穴

下眼眶

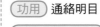

| 功用 | 通絡明目 |

輔助治療的穴位

★ 目赤腫痛　承泣配太陽
★ 口眼歪斜　承泣配陽白

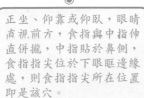

正坐、仰靠或仰臥，眼睛直視前方，食指與中指伸直併攏，中指貼於鼻側，食指指尖位於下眼眶邊緣處，則食指指尖所在位置即是該穴。

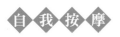

自 我 按 摩

雙手食指伸直，以食指指腹揉按左右穴位，每次1~3分鐘。

程度	食指壓法	時間
輕		1~3 分鐘

四白穴 ～ 明目養顏好幫手

主治—目赤痛癢—目翳—眼瞼瞤動—頭痛眩暈

　　針對眼部不適症，除了上則介紹的承泣外，四白穴也是其保健穴。根據古籍文獻記載，《針灸甲乙經》曰：「目痛口僻，戾目不明，四白主之。」《類經圖翼》云：「頭痛目眩，目赤後翳，瞤動流淚，眼弦癢，口眼喎僻不能言。」《銅人》曰：「凡用針穩審方得下針，若針深，即令人目烏色。」藉此說明四白穴對口眼歪斜、目翳等症具有療效。

> **名詞小博士**
> 口僻：在現代醫學來說，指面神經炎，口角歪斜為其主要症狀。

命名：

　　四，是數詞，四面八方之意，也指此穴所在的周圍空間；白，指可見的顏色，肺之色也。胃經經水在此穴迅速氣化成天部之氣，其穴內物質是從承泣穴傳來的地部之水，性溫熱，從地部流到四白時，因吸收脾土之熱而在此穴迅速汽化，故名。

部位：

　　位於人體面部，雙眼平視時，瞳孔正中央下方約 2 公分處。

主治：

(1) 按揉四白穴對眼睛保健，治療近視有功效。

(2) 經常按摩，還可有效治療目赤痛、目翳、眼瞼瞤動、口眼歪斜、頭痛眩暈等症。

(3) 可緩解神經系統疾病，如三叉神經痛、面神經麻痺、面肌痙攣等。

(4) 對角膜炎、青光眼、夜盲、結膜搔癢、角膜白斑、鼻竇炎、膽道蛔蟲等，也有一定療效。

(5) 四白配湧泉、大杼，能治療頭痛；配頰車、攢竹、太陽，有通經活絡的作用，可治療口眼歪斜、角膜炎。

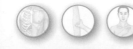

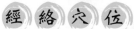
★ 四白穴取穴與按摩 ★

臨床解剖

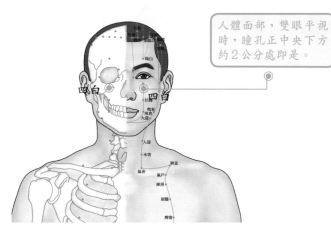

人體面部，雙眼平視時，瞳孔正中央下方約2公分處即是。

陽白
四白
四白

精確取穴

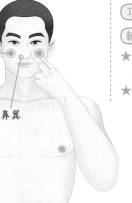

鼻翼

兩手中指和食指併攏伸直，不要分開；接著中指指肚貼兩側鼻翼，則食指尖所按之處即是。

功用　通絡明目、活血養顏

輔助治療的穴位

★口眼歪斜、角膜炎　四白配頰車、攢竹、太陽

★眼瞼瞤動　四白配攢竹

自我按摩

雙手食指伸直，以食指指腹揉按左右穴位，每次1~3分鐘。

程度	食指壓法	時間
適度	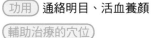	1~3分鐘

第三章 足陽明胃經經穴

67

地倉穴～感冒祛風找地倉

主治 — 顏面神經麻痺 — 痙攣 — 口歪 — 三叉神經痛

　　當受到風寒、感冒的侵襲，或是中風後出現眼睛、眼皮、臉頰抽動不止的症狀，甚至嚴重者出現口歪眼斜、不能遠視、不能閉眼、不能言語，講話口齒不清、流口水，吃東西無法咀嚼，眼肌痙攣等症；除了搭配中西醫的診治，每日早晚按壓地倉穴各一次，將產生良好的調理保健功效。《銅人》云：「失音，牙車疼痛，頷頰腫，項強不得回顧。」以此說明地倉穴對失聲、下牙床疼痛、頰腫、肩頸僵硬等具有療效。

> **名詞小博士**
> 牙車：指下顎骨，即下牙床。

命名：

　　地，脾胃之土的意思；倉，五穀存儲聚散之所。「地倉」意指胃經地部經水在此處聚散。穴內物質是胃經上部各穴位的地部經水聚集而成，再由此穴分流輸配，具有倉儲的聚散作用。因地倉是一身之糧倉，國家之糧庫，由君皇管轄，而頭為君皇之位，故此穴在頭部而不在腹部。地倉也被稱為「會維」、「胃維」，本穴氣血輸配情形，直接維繫著人體的各種生理功能是否正常，因而稱「會維」、「胃維」。

部位：

　　位在人體面部，口角外側旁開約 0.4 寸處。

主治：

(1) 此穴對顏面神經麻痺、顏面神經痙攣、疼痛有一定療效。

(2) 經常按壓，能緩解口歪、流涎、三叉神經痛、眼瞼跳動等症狀。

(3) 長期按壓，對口渴、失音、目昏等病症具有良好的調理保健功效。

(4) 地倉配頰車、合谷，有祛風、通絡活血的作用，可治療口歪、流涎、齒痛、唇緩不收等症狀；配頰車、承漿、合谷，有通氣滯、利機關的作用，能治療口噤不開。

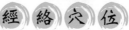
★ 地倉穴取穴與按摩 ★

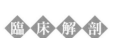 臨 床 解 剖

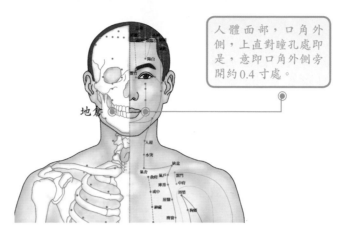

人體面部,口角外側,上直對瞳孔處即是,意即口角外側旁開約0.4寸處。

地倉

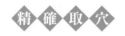 精 確 取 穴

正坐或仰臥,輕閉口,舉兩手,用食指指甲垂直下壓唇角外側兩旁處即是。

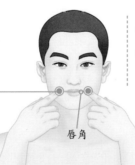

唇角

功用 祛風活血

輔助治療的穴位

★口歪、流涎　地倉配頰車、合谷

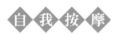 自 我 按 摩

用食指指甲垂直下壓口角兩旁穴位,稍用力掐揉,每次1~3分鐘。

程度	食指壓法	時間
重		1~3 分鐘

第三章　足陽明胃經經穴

69

頰車穴～口眼歪斜按頰車

主治—口眼歪斜—腮腺炎—顏面神經麻痺

人們因病而導致的口歪、眼斜，致使面部肌肉極不協調，甚至扭曲變形；類似如感冒的後遺症，或中風後的口眼歪斜等，按壓頰車穴具有特殊療效。甚至針對齒痛、牙關不利、頰腫，也能透過按壓頰車穴，達到舒緩效果。根據文獻記載，《針灸甲乙經》曰：「頰腫口急，頰車痛，不可以嚼。」《類經圖翼》云：「頰車、地倉、水溝、承漿、聽會、合谷，主口眼歪斜。」以此說明頰車對人體面部等功效。

命名：

頰，指該穴位所在的部位是面頰；車，指運載的工具。「頰車」意指此處穴位的作用是將胃經的五穀精微氣血循著運脈運上頭部。其穴內物質是從大迎穴傳來的五穀精微氣血，至本穴後，因受內部心火的外散之熱，氣血物質便循著胃經輸送到頭部，就像用車運載一般，故名。亦稱為「曲牙」、「機關」、「鬼床」、「牙車」。

部位：

位於下頜角前上方大約一橫指的位置，按其凹陷處（大約在耳下1寸左右）；意即用力咬牙時，咬合肌隆起處。

主治：

(1) 頰車穴對於口眼歪斜具有特殊療效。

(2) 按摩此穴，對於治療牙關不開、顏面神經麻痺、聲嘶沙啞、頜頰腫、頸部痙攣等症都有良好效果。

(3) 長期按壓，對腮腺炎、下牙痛等病症，也具有良好的保健和治療功效。

(4) 頰車配下關、陽白、合谷，可緩解三叉神經痛。

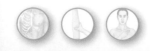

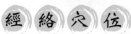

經 絡 穴 位

★ 頰車穴取穴與按摩 ★

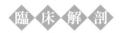

臨 床 解 剖

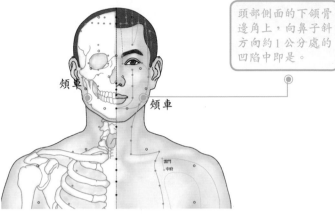

頭部側面的下頜骨邊角上，向鼻子斜方向約1公分處的凹陷中即是。

頰車

頰車

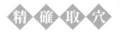

精 確 取 穴

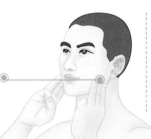

正坐或仰臥，輕咬牙。雙手大、小拇指稍曲，中間三指伸直，放於下巴頰部，中指指腹按壓咬合肌隆起處即是。

功用　祛風通絡、消腫止痛

輔助治療的穴位

★口眼歪斜、齒痛、頰腫　頰車配地倉、合谷

★顳頜關節炎　頰車配下關、合谷

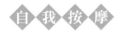

自 我 按 摩

食指彎曲壓在中指上，用中指指腹揉按咬合肌隆起處，可左右同時揉按（也可單側），每次按壓1~3分鐘。

程度	中指折疊法	時間
適度		1~3 分鐘

第三章　足陽明胃經經穴

下關穴～口耳保健特效穴

主治—耳聾—耳鳴—瞶耳—牙痛—口眼歪斜

　　針對口耳相關的疾病，如耳鳴、牙痛、三叉神經痛等症，按壓下關穴可產生舒緩效果。根據史料記載，《類經圖翼》中云：「下關穴治耳鳴耳聾，痛癢出膿。」《銅人》云：「下關穴主治偏風，口目歪，牙車脫臼。」《備急千金要方》中則說：「牙齒痛配下關、大迎、翳風、完骨；口失欠、下牙齒痛配下關、大迎、翳風。」《針灸甲乙經》云：「耳鳴、耳聾配下關、陽溪、關衝、腋門、陽關。」而現今臨床醫學已靈活運用下關搭配少數穴道來醫治，其療癒效果極佳。

命名：

　　下，指此處穴位調節的氣血物質屬陰、屬下的濁重水濕；關，關卡的意思。「下關」意指此穴對胃經上輸頭部的氣血物質中的陰濁部分，具有類似關卡的作用。因本穴物質是來自頰車的天部水濕之氣，上行至此穴後，水濕之氣中濁重的部分會冷降歸地，猶如對上輸頭部的氣血產生嚴格把關的作用，故名。

部位：

　　位於人體的頭部側面，耳前一橫指，顴弓下陷處，張口時隆起，於閉口時取穴。

主治：

(1) 此穴具有消腫止痛、聰耳通絡、疏風清熱、通關利竅的作用。

(2) 經常按摩下關穴，能有效治療耳聾、耳鳴、瞶耳等疾病。

(3) 長期按壓，對於齒痛、口歪、面痛、牙關緊閉、面神經麻痺都有良好療效。

(4) 下頜脫臼、顳下頜關節炎、顳下頜關節功能紊亂綜合症等，也可利用下關穴進行治療。

(5) 可緩解眩暈、頸腫等症狀。

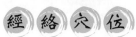

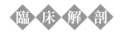

★ 下關穴取穴與按摩 ★

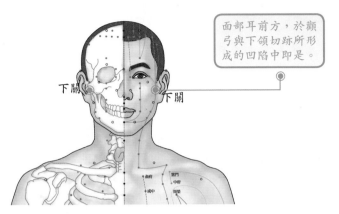

面部耳前方，於顴弓與下頜切跡所形成的凹陷中即是。

下關　　下關

精 確 取 穴

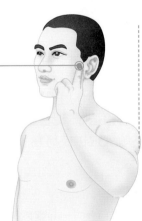

正坐或仰臥、仰靠，閉口，手掌輕握拳，食指和中指併攏，食指貼於耳垂旁，中指指腹所在位置即是。

功用　祛風活血、通竅止痛

輔助治療的穴位

★耳疾　下關配翳風

★肝膽火旺、耳聾　下關配聽宮、太衝、中渚

自 我 按 摩

用雙手食指指腹按壓穴位，每次1~3分鐘。

程度	食指壓法	時間
適度		1~3 分鐘

第三章　足陽明胃經經穴

73

頭維穴～舒緩頭痛治吐嘔

主治—頭痛—目眩—口痛—流淚—臉部痙攣

事實上，臉部皮膚和身體皮膚是不同的。面部之所以能呈現喜怒哀樂的表情，是因其面部神經所產生的作用；若臉上感到疼痛或出現痙攣，將可能影響自身性命，因此出現這些情況時應儘快治療。其療癒方法並不難，只要經常按摩頭維穴便能舒緩。根據文獻記載，《素問》王冰注：「足少陽、陽明之會。」《針灸甲乙經》曰：「寒熱頭痛如破，目痛如脫，喘逆煩滿，嘔吐，流汗難言。」《醫宗金鑒》云：「頭維、攢竹二穴，主治頭風疼痛如破，目痛如脫，淚出不明。」以此說明頭維穴的性質，以及對人體產生之功效。

命名：

頭，指穴位所在位置，也指穴內物質調節的人體部位是頭；維，維持、維繫的意思。「頭維」意指此穴的氣血物質具有維持頭部正常秩序的作用。頭部乃諸陽之會，須依靠各條經脈不斷輸送陽氣及營養物質才能維持正常運行；因此，頭維穴也被稱為「顙大穴」。

> **名詞小博士**
> 顙：指額頭。因頭維在額際處，故名。

部位：

位於頭側部的髮際中，在髮際點向上約一指寬處。意即額角髮際上0.5寸，頭正中線旁開4.5寸。

主治：

(1) 經常按摩頭維穴，可治療寒熱頭痛、目痛多淚、喘逆煩滿、嘔吐流汗、眼瞼瞤動不止、面部額紋消失、迎風淚出、目視不明等症。

(2) 對於偏頭痛、前額神經痛、血管性頭痛、精神分裂症、面神經麻痹、中風後遺症、高血壓、結膜炎，視力減退等，都有一定療效。

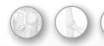

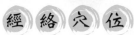

★ 頭維穴取穴與按摩 ★

臨床解剖

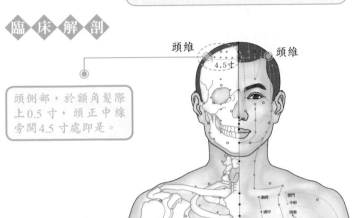

頭維

頭維

4.5寸

頭側部，於額角髮際
上0.5寸，頭正中線
旁開4.5寸處即是。

精確取穴

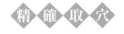

髮際

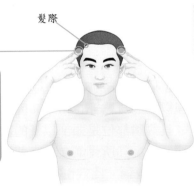

正坐或仰靠、仰
臥，食指與中指併
攏，中指指腹位於
頭側部髮際裡之髮
際點處，食指指腹
所在位置即是。

功用 通絡止痛

輔助治療的穴位

★頭痛　頭維配合谷

★目眩　頭維配太衝

★頭痛如破，目痛如脫　頭維配大
陵

★眼瞼瞤動　頭維配攢竹、絲竹

★迎風流淚　頭維配臨泣、風池

★血管性頭痛　頭維配角孫、百會

自我按摩

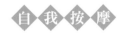

在瞬間吐盡空氣的同
時，用雙手拇指指腹強壓，
每秒按壓1次，如此重複
10～20次。

程度	拇指壓法	時間
重		20~30 秒

經絡穴位

第三章　足陽明胃經經穴

75

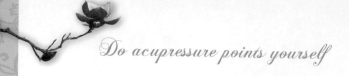

人迎穴～治療咽腫降血壓

主治 — 咽喉腫痛 — 氣喘 — 瘰癧 — 癭氣 — 高血壓

人迎穴除了能治療咽喉腫痛、氣喘、瘰癧、癭氣、高血壓等疾病以外，也具有美容效果。根據中醫臨床理論，長期按壓此穴可達到瘦臉、面部皮膚緊緻、尖下巴的效果，並能延緩皮膚鬆弛的狀況。根據文獻記載，《針灸甲乙經》云：「禁不可灸，刺入四分，過深不幸殺人。」《銅人》云：「治吐逆霍亂，胸中滿，喘呼不得息。」以此說明針灸人迎穴時，宜注意下針深度，並對嘔吐、霍亂、氣喘等症產生療效。

名詞小博士
霍亂：一種猝然發作的急性細菌性腸炎，症狀為無痛性大量米湯樣水性腹瀉，偶爾伴有嘔吐，及快速脫水、酸中毒和循環衰竭等徵狀。

命名：

人，民眾的意思，此處指人體的胸腹部；迎，迎受之意。「人迎」意指胃經氣血由此處穴位向胸腹以下的身體部位傳輸。因穴內物質是由地倉穴分流所傳來的地部經水，故其傳輸部位是頭部以下的胸腹手足，與大迎穴傳送上頭的氣血相比，頭部為君，其所受氣血為大、為尊；胸腹手足部為民，氣血物質的配送方式不同，故稱。此穴也被稱為「天五會」、「五會」，指穴內氣血包含著人體五臟六腑等各個部位所需的各種營養物質，故名。

部位：

位於頸部，在前喉結外側大約3公分處。

主治：

(1) 長期按摩人迎穴，對咽喉腫痛、氣喘、瘰癧、癭氣、高血壓具有良好療效。

(2) 經常指壓人迎穴，還有利於增進面部的血液循環，使臉部皮膚緊縮，去除雙下巴。

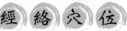

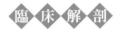 臨 床 解 剖

頸部，喉結旁，當胸鎖
乳突肌的前緣，頸總動
脈搏動處即是。

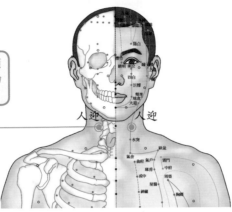

人迎　　人迎

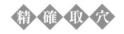 精 確 取 穴

正坐或仰靠，拇指與小指彎
曲，中間三指伸直併攏，將
無名指置於喉結旁，食指指
腹所在處即是。

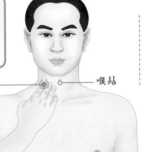

喉結

功用 消腫利咽、降壓平喘

輔助治療的穴位

★高血壓　人迎配大椎、太衝

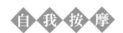 自 我 按 摩

以拇指指腹輕輕上下按
壓人迎穴，左右各1~3分鐘。

程度	拇指壓法	時間
輕		1~3分鐘

第三章　足陽明胃經經穴

乳中穴～祛除目瘤兼調經

主治—目瘤—癲癇—調經—健胸

　　根據古籍記載，《素問》云：「刺乳上，中乳房，為腫根蝕。」《針灸甲乙經》曰：「禁不可灸刺，灸刺之，不幸生蝕瘡，瘡中有膿血清汁者可治。瘡中有息肉，若蝕瘡者死。」以此說明乳房為胸中氣血交會之處，若刺乳上之穴而誤針乳房，將出現氣結不散，最後成為腫瘤，致使潰爛，並且乳根皆蝕而難痊癒。其穴位於乳頭，母親產後的乳汁就是從此分泌的。乳汁是液態物質，乳頭卻在人體坐標系中處於高位，是因其乳汁為人體精血所化，而精血性熱，在人體內的變化便是一個汽化的過程。汽化之氣從地部升到天部，進而在天部冷卻液化，液化後的乳汁在人體內部高壓作用下，便從乳頭分泌出來。

　　另外，人類的眼睛也會受到乳頭的影響。有些人的內眼角或者眼皮上出現了細小疙瘩或者肉瘤，嚴重時甚至會影響到視力，在這種情況下，只要每天早晚各按揉乳中穴一次，將能達到極佳的治療效果。

命名：

　　乳，指乳房；中，正的意思。「乳中」意指此處穴位在乳頭的正中之處，無他意。亦稱「乳首」、「當乳」。

部位：

　　位在乳頭的正中央。

主治：

(1) 經常按揉，能治療目瘤。元代醫學家朱丹谿云：「乳房，胃經經氣所經，乳頭，肝經經氣所經，肝開竅於目，所以能夠治療目瘤。」

(2) 可治療癲癇，對月經也有調理作用。

(3) 按摩乳中，具有隆乳健胸的作用。

(4) 可治療性冷感，是夫妻行房時，增進情趣的重要穴位。

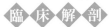 ★ 乳中穴取穴與按摩 ★

臨 床 解 剖

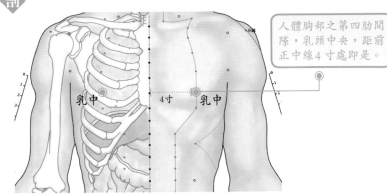

人體胸部之第四肋間
隙，乳頭中央，距前
正中線4寸處即是。

乳中　　4寸　　乳中

精 確 取 穴

將食指指腹置於胸
部乳頭中央，食指
指腹所在處即是。

功用　通竅明目

輔助治療的穴位

★產後乳少　乳中配乳根

自 我 按 摩

大拇指或食指輕捏乳頭
揉轉，或以食指指腹按壓，
每次輕揉1~3分鐘。

程度	食指壓法	時間
輕		1~3分鐘

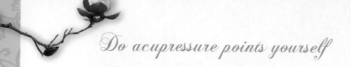

乳根穴～乳房保健特效穴

主治—乳痛—乳腺炎—乳汁不足—胸痛—心悶

由於生活水準提高，現代人大量食用高脂肪、高蛋白的飲食，致使成年女性罹患乳腺增生、乳房纖維囊腫、乳瘤、乳癌等症的比例不斷升高。乳房一旦發生病變，將會危及健康，嚴重時甚至要手術切除。據中醫臨床顯示，每天早晚各花三分鐘按摩乳根穴，能使胸部的各種血凝氣淤得到緩解，對乳房產生良好的自我保健作用，還具有增長乳房的效果。根據史實記載，《針灸甲乙經》云：「胸下滿痛，膺腫，乳根主之。」《醫宗金鑒》中也表示，針對小兒龜胸也能產生治療效果。

> **名詞小博士**
> 小兒龜胸：意指兒童胸廓像龜殼般凸起，故名。

命名：

乳，乳房，即此處穴位所在部位；根，本的意思。「乳根」意指此穴是乳房發育的根本。因其穴位在乳根部，故名。此穴物質是胃經上部經脈氣血下行而來，由於氣血物質中的經水不斷汽化，再加上從膺窗穴傳到體表的心部之火，所以穴中的氣血物質實際上已無地部經水，而是火生之土。由於穴中的脾土微粒乾硬結實，對乳房上部的肌肉具有承托作用，是乳房肌肉承固的根本，故名。亦稱「薛息」。

部位：

在人體胸部，乳頭直下，乳房根部凹陷處。

主治：

(1) 經常按揉此穴，對乳癰、乳痛、乳腺炎、乳汁不足等具有良好療效。

(2) 長期按壓此穴，還能治療胸痛、心悶、咳嗽、氣喘、呃逆、肋間神經痛、狹心症等病症。

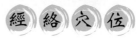

★ 乳根穴取穴與按摩 ★

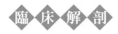

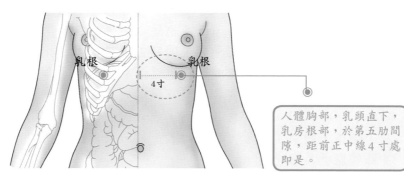

乳根　乳根

4寸

人體胸部,乳頭直下,乳房根部,於第五肋間隙,距前正中線4寸處即是。

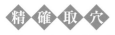

仰臥或正坐,輕舉兩手,覆掌於乳房,大拇指在乳房上,其餘四指在乳房下,食指貼於乳房邊緣,其食指指腹所在處即是。

功用　通絡止痛、活血平喘

輔助治療的穴位

★乳癰　乳根配少澤、膻中
★乳汁不足　乳根配少澤、足三里

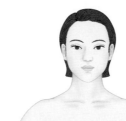

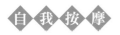

以中指、食指指腹施力按壓,每天早晚各揉按3~5分鐘。

程度	二指壓法	時間
適度		3~5分鐘

滑肉門穴～健美減肥降體脂

主治—吐舌—舌強—慢性胃腸病—胃出血—脫肛

隨著生活水準的提高，三高也隨之而來，意即高血糖、高血脂、高膽固醇等症。根據衛生署的調查，成人肥胖比例有明顯增加之趨勢，甚至兒童過重的比例也逐漸攀升。除了加強飲食控制之外，長期按摩滑肉門穴，也具有減肥效果。根據史料記載其療效，《外台秘要》曰：「主狂癲疾，吐舌。」《類經圖翼》曰：「癲狂，嘔逆，吐血，重舌，舌強。」此外，長期按壓滑肉門穴對健美降體脂也具有功效。

命名：

滑，滑行的意思；肉，脾之屬，土的意思；門，出入的門戶。「滑肉門」意指胃經中的脾土微粒在風氣的運化下，輸送至人體各部位。穴內物質是從太乙穴傳來的強勁風氣，而本穴所處的位置是脾所主的腹部，其土性燥熱，在風氣的作用下脾土微粒吹刮四方，脾土微粒的運行如同滑行之狀，故名。亦稱「滑肉」、「滑幽門」。

部位：

位於人體上腹部，在肚臍上方1寸處，距前正中線2寸。

主治：

(1) 經常按摩滑肉門，能夠治療吐舌、舌強、重舌等病症。

(2) 每天按摩此穴，對降低人體脂肪、健美減肥具有明顯效果。

(3) 長期按壓，對慢性胃腸病、嘔吐、胃出血、月經不調、不孕症、腸絞痛、脫肛等疾病，具有調理保健效果。

> **名詞小博士**
> · 舌強：舌體伸縮不利的症狀。
> · 重舌：舌下疼痛，突起一塊色紅或紫的腫包，形似舌下重生一舌般，故稱。

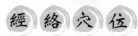

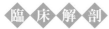

★ 滑肉門穴取穴與按摩 ★

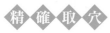 **臨 床 解 剖**

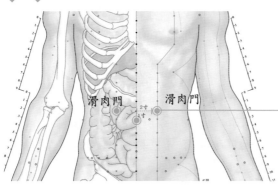

滑肉門　　　滑肉門

> 人體上腹部，於
> 肚臍中上1寸，距
> 前正中線2寸處即
> 是。

精 確 取 穴

> 仰臥或正坐，拇指與小
> 指彎曲，中間三指伸直
> 併攏，手指朝下，以食
> 指第一關節貼於肚臍之
> 上，則無名指第二關節
> 所在處即是該穴。

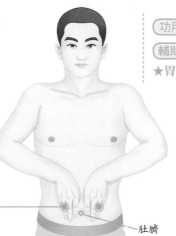

功用 健美減肥、潤滑脾胃

輔助治療的穴位

★胃痛　滑肉門配足三里

肚臍

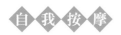 **自 我 按 摩**

以食指、中指、無名指
之指腹垂直下按，再向外
拉，出力揉按，早晚各一
次，每次1~3分鐘。

程度	三指壓法	時間
重		1~3 分鐘

第三章　足陽明胃經經穴

83

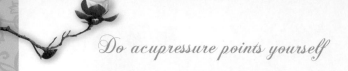

天樞穴～腸胃健康倚天樞

主治─便祕─腹瀉─腹痛─虛損勞弱─不孕

　　現代人經常有消化不良和排泄不暢的困擾，諸如便祕、吃了腐敗的食物所導致的腹瀉、腹痛難忍等，不但讓人極其難受，更造成身體健康的危害。當遇到此種情況時，只要按摩天樞穴，就能有效刺激並調整腸胃蠕動，達到良好的改善效果。據古籍記載，《備急千金要方》曰：「小便不利……灸天樞百壯。天樞，主瘧振寒，熱盛狂言。天樞，主冬月重感於寒則泄，當臍痛，腸胃間游氣切痛。」《針灸大成》云：「婦人女子癥瘕，血結成塊，漏下赤白，月事不時。」以此說明天樞穴對腹瀉、婦女月事不順等具有保健作用。

命名：

　　天樞是天星名，即天樞星。在此用天樞來比喻天地之氣相交的中點，意即正居人體之中點，與天樞星象相應。此外，脾胃是後天之本，在五行中屬土，本穴是輸出足陽明胃經脈氣之部位，因位於胃經的樞紐位置，故名。亦稱「長谿」、「谷門」、「長谷」、「循際」、「谷明」、「補元」、「循元」。

　　因元氣是先天之氣，即腎氣，它與生俱來，不可改變，並隨著人類的生長發育不斷消耗。若後天之氣盛，則元氣消耗慢；後天之氣衰，則元氣消耗快，補充後天之氣就是間接補給了人體元氣。因此，本穴位輸出的強盛之氣具有彌補、加強人體後天之氣的作用。

部位：

　　位在中腹部，肚臍左右兩側三指寬處。

主治：

　　按揉此穴，對腹痛、虛損勞弱、傷寒等疾病有良好的抑制作用。並對中暑嘔吐、男性生殖器疾病、月經不調、不孕等病症有調理保健功效。

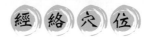

★ 天樞穴取穴與按摩 ★

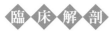
臨 床 解 剖

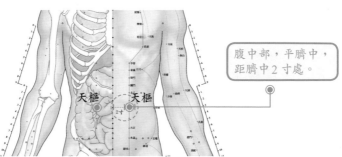

天樞　天樞

> 腹中部，平臍中，距臍中 2 寸處。

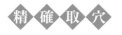
精 確 取 穴

> 仰臥或正坐，雙手手背向外，拇指與小指彎曲，中間三指併攏，以食指指腹貼於肚臍，無名指所在處即是。

功用　調理腸胃、調經止痛

輔助治療的穴位

★消化不良、腹瀉　天樞配足三里

★細菌性痢疾　天樞配上巨虛、曲池

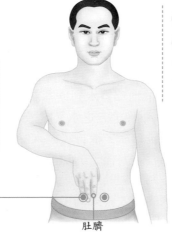

肚臍

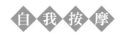
自 我 按 摩

　　雙手掌心向下，以食指、中指、無名指三指頭垂直下按並向外揉壓，施力點在中指指腹。每天早晚各一次，每次約1~3 分鐘。

程度	三指壓法	時間
適度		1~3 分鐘

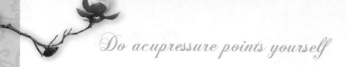

歸來穴～治療疝氣調月事

主治—疝氣—月經不調—不孕—腹痛—畏寒

對男人來説，疝氣為其難言之隱；對女人來説，痛經則會影響她們的生活作息。若能長期按摩歸來穴，不僅能治療疝氣和痛經，而且對因腎臟寒濕所致的男子睪丸內收和女子子宮脱垂等疾病，都具有良好療效。據《針灸大成》中表示，此穴「主小得奔豚，卵上入腹，引莖中痛，七疝，婦人血臟積冷」；《針灸甲乙經》中説：「奔豚，卵上入，痛引莖，女子陰中寒，歸來主之。」可見其對人體生殖器官之功效。

> **名詞小博士**
>
> 奔豚：意即下腹氣上衝胸，直達咽喉，並出現腹部絞痛、胸口悶、氣急，嚴重者還出現吐膿症狀。因發作時，胸腹如有小豬奔騰，故得此名。

命名：

「歸來」意指從水道穴傳來的地部經水到達本穴後，受衝脈外散之熱的影響，經水汽化，逆胃經上行，就像流去之水又賦歸而來，故名。

關於此穴命名，其見解眾説紛紜，根據《銅人腧穴針灸圖經》表示，歸來穴可以治婦人血髒積冷，有調經種子的功能，故可待夫君歸來而有子也；第二種説法則為此處穴位為養生吐納時，腹氣下降歸根之處，故名；第三種説法是此穴對婦科疾病的功效就如同中藥裡的當歸，故稱；第四種説法是還者為歸，返者為來，因為此處穴位主治睪丸上縮，小腹引痛，子宮脱垂等疾病，按壓此穴可使氣血旺盛，並讓下垂或上縮之疾賦歸原處，故名為歸來。亦稱為「谿穴」、「豁谷」、「谿谷」。

部位：

位於人體下腹部，在臍中下方4寸，距前正中線2寸。

主治：

(1) 按摩此處穴位，能夠治療疝氣、月經不調、不孕、帶下、子宮內膜炎、陽萎、睪丸炎、陰莖病、男女生殖器等病症。

(2) 對腹痛、虛弱、畏寒等病症，具有良好的調理保健功效。

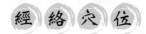

經 絡 穴 位

★ 歸來穴取穴與按摩 ★

臨 床 解 剖

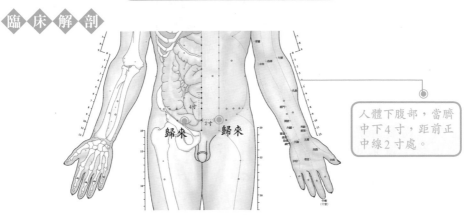

歸來　　歸來

人體下腹部，當臍中下4寸，距前正中線2寸處。

精 確 取 穴

功用 調經止痛、治疝氣

輔助治療的穴位

★五淋　歸來配三陰交

★泄痢便祕、繞臍腹痛　歸來配公孫、水分、天樞、足三里

★疝氣　歸來配大敦

★月經不調　歸來配三陰交、中極

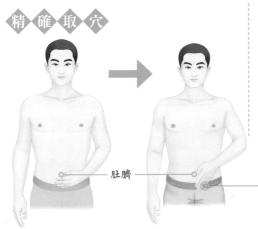

肚臍

仰臥，左手五指併攏，拇指貼於肚臍之處，其餘四指位於肚臍之下。找到肚臍正下方小指的所在位置，並以此爲基點，翹起拇指，併攏其餘四指，將手指朝下，把食指貼於此基點，則小指所在處即是左穴。以同樣方法找到右穴。

自 我 按 摩

舉雙手，以食指、中指、無名指三指指腹垂直下按腹部兩側穴位。以中指力道最強，由內而外揉按，每日早晚各1~3分鐘。

程度	三指壓法	時間
適度		1~3 分鐘

氣衝穴～腸鳴腹痛按氣衝

主治－腸鳴腹痛－疝氣－月經不調－不孕

《素問・痿論》表示：「衝脈者，經脈之海也，主滲灌谿谷，與陽明合於宗筋，陰陽總宗筋之會，會於氣街而陽明為之長……」其意指衝脈是人體各經脈之源，並且交會於足陽明氣街穴，而氣街就是指氣衝穴。此外，《內經・素問》還說：「刺氣街中脈，血不出，為腫鼠僕。」《備急千金要方》云：「主腹中滿熱，淋閉不得尿。」《銅人》云：「灸如大麥，禁不可針。」說明氣衝穴能有效治療腹痛，針對女性月經不調、痛經等具有調理和改善作用。

命名：

氣，指穴內的氣血物質是氣；衝，突的意思。「氣衝」意指此處穴位的氣血物質是氣，其運行狀況是衝突而行的。本穴物質有兩個來源，一是歸來穴下行的細小經水，二是體內衝脈外傳體表之氣。由於衝脈外傳體表之氣強勁有力，運行如衝突之狀，故名。亦稱「氣街」、「羊屎」。「氣街」指此穴物質具有體內衝脈外傳之氣，因其氣強勁有力，循胃經通道運行較遠，猶如長街一般，故名。「羊屎」意指此穴的外傳之氣堅實飽滿，道理同氣衝之意。

部位：

在人體的腹股溝上方處，即大腿根內側。於肚臍下約5寸處，距前正中線2寸處。

主治：

(1) 長期按壓此穴，能夠治療腹痛、疝氣、月經不調、不孕、陽萎、婦人陰腫等病症。

(2) 氣衝配曲泉、太衝，有溫經理氣的作用，可治療疝氣。

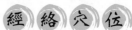
★ 氣衝穴取穴與按摩 ★

臨 床 解 剖

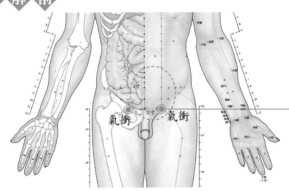

人體的腹股溝稍上方，於肚臍下5寸，距前正中線2寸處。

氣衝　氣衝

精 確 取 穴

仰臥，右手五指併攏，指尖朝左，將拇指放於肚臍處，找出肚臍正下方其小指的邊緣位置。再以此為基點，右手食、中、無名三指併攏，指尖朝下，將食指置於此基點，則無名指所在位置即是。

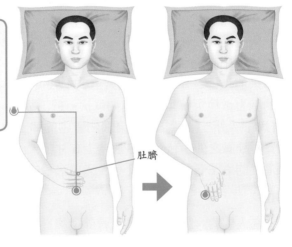

肚臍

功用　行氣活血，溫通筋脈

輔助治療的穴位

★腸鳴腹痛　氣衝配氣海

自 我 按 摩

以食指指腹揉按，每日早晚各1~3分鐘。

程度	食指壓法	時間
適度		1~3 分鐘

伏兔穴～腰痛膝冷尋伏兔

主治 — 腰痛 — 膝冷 — 下肢神經痛 — 麻痺癱瘓

　　中老年人由於缺乏運動、施力點錯誤等原因，致使膝蓋和腳產生不適，例如雙腳酸軟無力，膝蓋冰冷等。遇到這種情況，每天只要按摩伏兔穴，可促進下肢膝蓋及雙腳的氣血循環，使膝蓋和雙腳的不適症獲得改善。據《針灸甲乙經》云：「寒疝，下至腹膝，膝腰痛如清水，大腹諸疝，按之至膝上。」《備急千金要方》云：「狂邪鬼語，灸伏兔。」藉此載明伏兔穴對腰腹不適、疝氣等療癒效果。

命名：

　　伏，停伏、降伏的意思；兔，五行中屬卯木，喻風。「伏兔」意指胃經氣血物質中的脾土微粒在此沉降堆積。此處穴位的物質是從氣衝穴、髀關穴傳來的地部經水及水濕風氣，到本穴後風停氣息，隨風飄揚和隨經水沖刷的脾土微粒沉降堆積，猶如停伏一般，故名。亦稱為「外溝」、「外丘」。「外溝」、「外丘」意指胃經氣血物質中的脾土微粒在此沉降堆積，且是沉降在胃經經脈之外。伏兔穴在膝蓋上6寸處，此處的大腿肉肥如兔，跪著時就像潛伏的兔子一般，此為「伏兔穴」名稱的另一來歷。

部位：

　　在人體的大腿正面，膝蓋骨外上緣直上6寸處。

主治：

(1) 按摩伏兔穴，能有效治療腰痛、膝冷、下肢神經痛、下肢麻痺癱瘓、膝關節炎等疾患。

(2) 此穴對於蕁麻疹、疝氣、腳氣也具有一定療效。

(3) 長期按壓此穴，能夠舒筋活血，對於全身血液循環不良等病症，產生良好的保健調理功效。

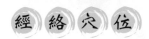

★ 伏兔穴取穴與按摩 ★

臨床解剖

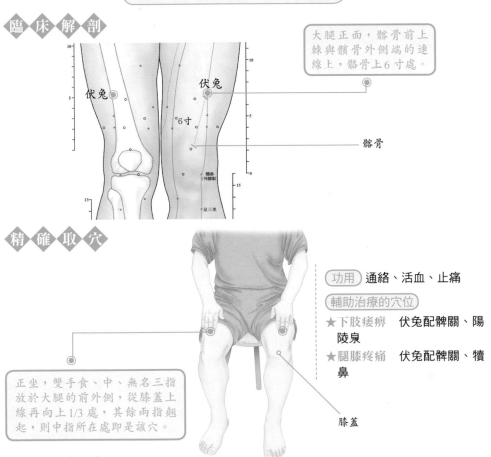

大腿正面，髂骨前上棘與髕骨外側端的連線上，髕骨上6寸處。

伏兔

伏兔

6寸

髂骨

犢鼻
(外膝眼)

足三里

精確取穴

功用 通絡、活血、止痛

輔助治療的穴位

★下肢痿痺 伏兔配髀關、陽陵泉

★腿膝疼痛 伏兔配髀關、犢鼻

膝蓋

正坐，雙手食、中、無名三指放於大腿的前外側，從膝蓋上線再向上1/3處，其餘兩指翹起，則中指所在處即是該穴。

自我按摩

用雙手食、中、無名三指垂直揉按；或者可輕握拳，用手背指節突起處揉按。每天早晚各按一次，每次約1~3分鐘。

程度	三指壓法	時間
適度		1~3 分鐘

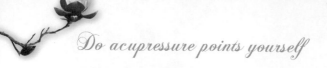

犢鼻穴 ～肛腸疾病治療穴

主治 — 膝關節痛 — 下肢麻痹 — 腳氣水腫 — 排便失禁

　　當邁入老年後，會因體內器官退化而出現排便失禁的情形；除此之外，部分疾病患者也會因控制不了排便而經常下痢，嚴重者甚至會出現無自主性的直接排洩。造成此種情況的原因，主要是由於肛門括約肌的功能消失或減退。此外，有些人經常感到膝中疼痛、酸軟，無法站立或不能久站；其實，遇到這種情形，只要長期按摩犢鼻穴，就能有調節治療的作用。《內經 · 素問》云：「刺膝髓出液為跛。」《資生經》云：「膝及膝下病，膝臏癰腫。」以上皆是說明犢鼻穴對人體膝部的療效。

命名：

　　犢，指小牛、脾土；鼻，指牽牛而行的上捫之處。「犢鼻」意指此處穴位的地部脾土微粒被流過的胃經經水帶走，因其穴內物質是從梁丘穴傳來的地部經水，並從梁丘穴的高位直接流落到本穴的低位，經水的運行方式就如同瀑布垂直般宣洩而下，且本穴的地部脾土微粒又被經水承運而行，就如同牛被牽引著順從行走一般。犢鼻穴也稱「外膝眼」，意指此處穴位為膝外凹陷處，看上去如同小牛的鼻孔，故名。

部位：

　　屈膝，在膝部、髕骨和髕韌帶外側的凹陷中。

主治：

(1) 該處穴位具有通經活絡、疏風散寒、理氣消腫、止痛的作用。

(2) 長期按摩此穴，能治療膝關節痛、下肢麻痹、腳氣水腫、膝腳無力、不能久站等病症。

(3) 對肛門括約肌功能消失或減退，經常下痢或排便失禁等，也具有良好的治療、調理與保健功效。

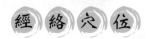

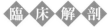

★ 犢鼻穴取穴與按摩 ★

臨床解剖

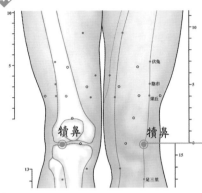

膝部，髕骨下緣，髕韌帶（髕骨與脛骨之間的大筋）兩側有凹陷，其外側凹陷中即是。

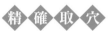
精確取穴

雙手掌心向下，輕置於膝蓋上，中指放在膝蓋髕骨下外側的凹陷處，則中指所在處即是。

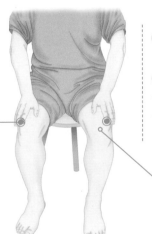

膝蓋髕骨

功用 通經活絡、疏風散寒、理氣消腫、止痛

輔助治療的穴位
★膝痛 犢鼻配陽陵泉、足三里
★膝麻木 犢鼻配髀關、陽陵泉

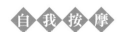
自我按摩

雙手掌心向下，輕置膝蓋上。以中指指腹施力深入穴位，垂直揉按。每天早晚各一次，每次約1~3分鐘。

程度	中指折疊法	時間
適度		1~3 分鐘

第三章 足陽明胃經經穴

足三里穴～治胃病按足三里

主治—急慢性胃炎—胃潰瘍—神經痛—胸中瘀血

　　若突然感到胃部抽搐，或遇到胃腹悶脹、吐酸、嘔吐、腹瀉、便祕等症，只要經常按摩足三里穴，就能達到治療效果。《內經·靈樞》云：「邪在脾胃，則病肌肉痛，陽氣有餘，陰氣不足，則熱中善飢；陽氣不足，陰氣有餘，則寒中腸鳴腹痛。陰陽俱有餘，若俱不足，則有寒有熱，皆調於足三里。」以此說明足三里穴對人體腹部的保健功效。

命名：

　　足三里是胃經的合穴，也就是胃臟精氣功能的聚集點，主治腹部上、中、下三部之症，因此名為「三里」。此穴位於人體下肢，為了和手三里相區別，故稱為「足三里」。

部位：

　　位於小腿前外側，於犢鼻穴下3寸，距脛骨前後一橫指（中指）處。

主治：

(1) 此穴有養生保健的功能，能夠增強體力、消除疲勞、強壯神經、預防衰老，對結核病、傷風感冒、高血壓、低血壓、動脈硬化、冠心病、心絞痛、風溼性心臟病、肺原性心臟病、腦溢血後遺症具有預防治療的作用，經常按摩能祛病延年，亦稱「長壽穴」。

(2) 可理脾胃、調氣血、補虛弱，防治腸胃疾病，並對胃腸功能低下、食慾不振、羸瘦、腹膜炎、腸雷鳴、腹瀉、便祕、消化不良、肝臟疾患、胃痙攣、急慢性胃炎或腸炎、口腔及消化道潰瘍、胰腺炎、腹水膨脹、腸梗阻、痢疾、胃下垂等，都具有療效。

(3) 長期按摩，對於胸中瘀血、乳癰、心腹脹滿、腳氣、眼疾等病症，也具有較好的調治效果。還能增強下肢體力，防治四肢腫滿、倦怠、股膝酸痛、軟弱無力等症，對脛腓骨神經痛、坐骨神經痛、小兒麻痺、風濕痺痛、末梢神經炎等都有療效。

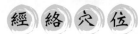

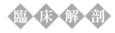

★ 足三里穴取穴與按摩 ★

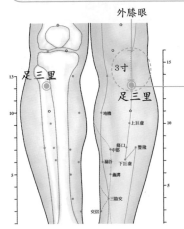

外膝眼

3寸

足三里

足三里

外膝眼下3寸，距脛骨前脊一橫指，於脛骨前肌上。

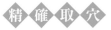

正坐，屈膝90度，手心對髕骨（左手對左腿，右手對右腿），手指向下，無名指指端處即是該穴。

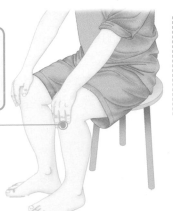

功用　補氣行氣、調理脾胃、疏通經絡、清理水濕

輔助治療的穴位

★胃痛　足三里配中脘、梁丘
★嘔吐　足三里配內關

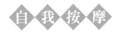

以中指指腹垂直施力按壓，每日早晚各一次，每次1~3分鐘。

程度	中指折疊法	時間
重		1~3分鐘

第三章　足陽明胃經經穴

95

豐隆穴～胸悶咳痰按豐隆

主治 — 痰多 — 咳嗽 — 頭痛 — 眩暈 — 下肢神經痙攣

當胸悶有痰，整天都在咳嗽，而且經常感到喉嚨有異物淤塞時，只要按摩豐隆穴，便能改善情況。豐隆穴是為化痰穴，對人體具有良好的調理保健功效。《針灸甲乙經》曰：「厥頭痛，面浮腫，煩心，狂見鬼，嘻笑不休。」《備急千金要方》曰：「主胸痛如刺，腹若刀切痛。」以此說明豐隆穴對頭痛、腹痛等療效。

命名：

豐隆穴是足胃經與足脾經的絡穴，因為足胃經穀氣（胃食五穀之氣）隆盛，至此豐溢，穴上肌肉豐滿而隆起，故名為「豐隆」。其穴內物質主要是從條口穴、上巨虛穴、下巨虛穴傳來的水濕雲氣，到達本穴後，水濕雲氣化雨而降，並且雨量大，就像雷雨的轟隆聲一般，故名。

此穴也稱足陽明絡穴，因其本穴位處於胃經下部，氣血物質匯聚而成的天之下部的水濕雲氣，為雲化雨降之處，氣壓低下，胃經及脾經天部水濕濁氣匯合於此，所降之雨又分走胃經及脾經各部，有聯絡脾胃二經各部氣血物質的作用。

部位：

位於足外踝上8寸（大約在外膝眼與外踝尖的連線中點）處。

主治：

(1) 豐隆穴是中醫針灸裡最好的化痰穴，長期按壓能化痰濕、寧神志，主治痰多、咳嗽等疾患。

(2) 可治療頭痛、眩暈、下肢神經痙攣、麻痺，以及便祕、尿閉等病症，具有良好的調理保健功能。

> **名詞小博士**
> 尿閉：指尿液蓄留在膀胱內，或喪失其排尿功能。

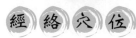

★ 豐隆穴取穴與按摩 ★

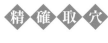 臨床解剖

外踝尖上 8 寸，條口穴外 1 寸，脛骨前脊外二橫指處。

豐隆

豐隆

1寸　8寸

外踝尖

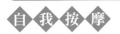 精確取穴

外膝眼

（功用）化痰、通絡、活血、止痛

（輔助治療的穴位）

★眩暈　豐隆配風池
★咳嗽痰多　豐隆配肺俞、膻中

正坐，屈膝，垂足。一手手指放於同側腿的側部，其中指位於外膝眼到外踝尖連線的中點處，則中指所在位置即是該穴。

外踝尖

自 我 按 摩

以食、中、無名三指指腹按壓（中指施力），每日早晚各一次，每次1~3分鐘。

程度	三指壓法	時間
適度		1~3 分鐘

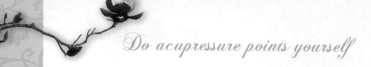

解谿穴 ~ 解決心煩特效穴

主治 — 牙疼 — 目赤 — 頭痛 — 眩暈 — 腹脹

　　若出現牙疼、心煩、眉棱骨痛、眼睛佈滿紅絲，或者臉色越來越泛灰黑，並伴有浮腫現象等情形時，按摩解谿穴將能有效舒緩。據《針灸甲乙經》曰：「白膜覆珠，瞳子無所見，解谿主之。」《備急千金要方》云：「腹大下重；厥氣上柱腹大；膝重腳轉筋，濕痺。」《類經圖翼》曰：「瀉胃熱。」根據上述文獻記載，解谿穴針對眼睛、腹部、踝膝等部分疾患，具有較佳的治療效果。

命名：

　　解，散的意思；谿，地面流行的經水。「解谿」意指胃經的地部經水由本穴解散並流溢四方。此穴物質是豐隆穴傳來的地部經水，經水流於本穴後，會因此處穴位的通行管道變狹小，使地部經水滿溢而流散經外，故名為「解谿」。此穴位在足背跗骨兩筋之間的凹陷處，據《醫學入門》記載：「足腕上、繫鞋帶處之凹陷中，適當吾人束縛鞋帶之處，解而開之，因名解谿。」亦稱「草鞋帶」、「鞋帶」。

部位：

　　位在足背踝關節橫紋的中點，兩筋之間的凹陷處。

主治：

(1) 因為此處穴位能引上焦鬱熱下行，故按摩此穴可治療牙疼、煩心、目赤等病症。

(2) 長期按摩，對頭痛、眩暈、腹脹、便祕、腳腕痛、下肢痿痺、腎炎、腸炎、口痛與眼疾等病症，都有良好的調理保健功效。

(3) 現代中醫臨床中，常利用此穴治療足下垂、神經性頭痛、胃腸炎、踝關節及周圍的軟組織疾患。

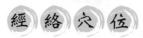
★ 解谿穴取穴與按摩 ★

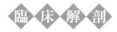

臨 床 解 剖

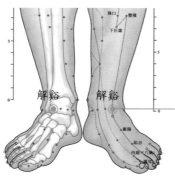

足背與小腿交界的橫
紋中央凹陷處,於拇
長伸肌腱與趾長伸肌
腱之間。

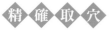

精 確 取 穴

正坐,一腿屈膝、腳放平,
用同側手掌撫膝蓋處,大拇
指在上、四指指腹循脛骨直
下至足腕,在繫鞋帶處、兩
筋之間的凹陷即是該穴。

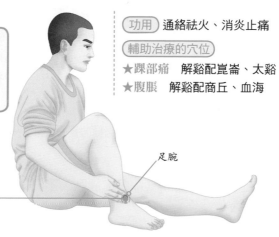

足腕

功用 通絡祛火、消炎止痛

輔助治療的穴位

★踝部痛 解谿配崑崙、太谿
★腹脹 解谿配商丘、血海

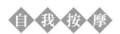

自 我 按 摩

以中指指腹向內施力按壓
穴位,每天早晚各一次,每次
1~3 分鐘。

程度	中指折疊法	時間
重		1~3 分鐘

內庭穴～手腳冰冷找內庭

主治 — 四肢冰冷 — 咽喉腫痛 — 胃痛吐酸

當感到四肢冰冷、渾身氣血不暢、容易心煩意亂時，可按摩內庭穴達到緩解效果。著名的針灸歌賦《馬丹陽天星十二穴治雜病歌》中：「內庭次趾外，本屬足陽明，能治四肢厥，喜靜惡聞聲，癮疹咽喉疼，數欠及牙疼，瘧疾不能食，針著便惺惺。」以此說明內庭穴對四肢冰冷、咽喉疼痛等具有舒緩治療的作用。

命名：

內，指深處；庭，指居處。由於此穴對喜靜臥、惡聞聲等病症具有療效，故其特點為閉門獨處，不聞人聲，因得其名。再者，由於此穴所治療的病症，幾乎不在穴位近處，而是多在頭、腦、腹、心等部位。其主要作用與人體內部組織有關，門內稱庭，此穴之下為屬兌穴，兌在《易經》中指的是口，口為門，此處穴位在門之內，故名為內庭穴。

部位：

位在足的次趾與中趾之間，腳趾縫盡處的凹陷中。

主治：

(1) 若經常四肢冰冷，喜歡獨處靜臥，不喜聽聞人聲，按摩此穴位具有改善療效。

(2) 對牙齒痛、風疹塊、急性腸胃炎，以及各種急慢性胃炎，具有特殊療效。

(3) 長期按壓，對流鼻血、口歪、咽喉腫痛、胃痛吐酸、腹脹、泄瀉、痢疾、便祕、足背腫痛、蹠趾關節痛等病症，具有良好的保健調理功效。

(4) 在現代中醫臨床裡，常利用此穴治療急慢性胃炎、急慢性腸炎、齒齦炎、扁桃腺炎等症。

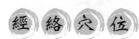
★ 內庭穴取穴與按摩 ★

臨床解剖

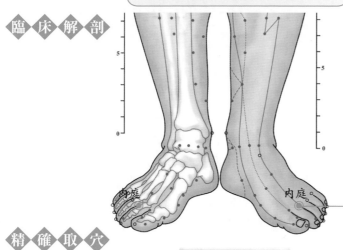

足背第二、三趾間
縫紋端處。

精確取穴

正坐屈膝，抬腳置另一腿
上，把另一手之四指置於
腳底托著，將其大拇指放
在腳背，並移動到次趾與
中趾之間，腳趾縫盡處的
四陷中即是。

(功用) 通絡活血、消食導滯

(輔助治療的穴位)
★牙齦腫痛　內庭配合谷
★熱病　內庭配太衝、曲池、大椎

自我按摩

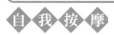

彎曲大拇指，用指尖下壓
揉按穴位，早晚各一次，先左
後右，各約1~3分鐘。

程度	拇指壓法	時間
適度		1~3 分鐘

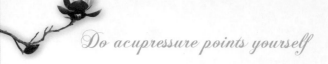

厲兌穴～常按厲兌睡眠佳

主治 — 多夢 — 口歪 — 口肌麻痹 — 肝炎 — 腦貧血

　　依據衛生署藥政處統計，台灣失眠人口約莫兩百萬人，平均每一千人每天服用9.1顆安眠藥，顯示國人睡眠品質出現問題；包括失眠、多夢、輾轉反側等，是許多人目前的困擾。甚至大多數人即使晚上入眠，到隔天早上依舊精神不濟、全身疲乏、四肢無力，整天呈現疲憊狀態，只要長期按壓厲兌穴，就能改善白天困乏，晚上難以入眠的情況。根據史料記載，《大成》云：「瘧瘍從髭出者，厲兌、內庭、陷谷，衝陽，解谿……屍厥如死及不知人事：灸厲兌三壯。」藉此說明厲兌穴能治療休克的功效。

命名：

　　厲，危、病之意；兌，口的意思。依中醫理論解釋，厲兌穴的物質是由內庭穴傳來的地部經水，至此穴後，因其有地部通道與胃經體內的經脈相通，體表經水由本穴的地部通道回流體內，而經水的流動就如同從高處落入危險的深井般，故名。厲兌穴有三個，分別名為厲兌穴，第二厲兌穴，第三厲兌穴。

部位：

　　厲兌穴在腳次趾外側，位於趾甲生長處的邊角向第三趾靠近0.1寸處即是；第二厲兌穴在腳次趾之甲根、邊緣中央下方的0.2公分處；第三厲兌穴在右腳的第三根趾頭的第一關節和第二關節之間。

主治：

(1) 長期按摩厲兌穴，能夠改善多夢、睡不安穩等症狀。

(2) 能有效治療口噤不能食、口歪、口肌麻痹及萎縮等疾患。

(3) 對腹脹、肝炎、腦貧血、鼻衄、足冷等疾病具有良好的調理保健作用。

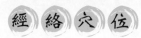

★ 厲兌穴取穴與按摩 ★

臨 床 解 剖

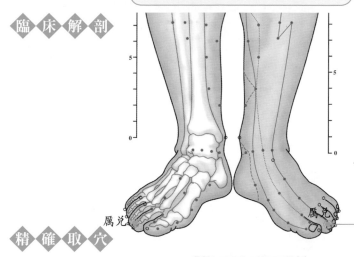

厲兌

厲兌

足部第二趾末節外側，距趾甲角0.1寸處。

精 確 取 穴

正坐屈膝，把腳抬起放在另一腿上。用另一手之四指托著腳底，大拇指放在腳背。彎曲大拇指指甲，其所在第二趾外側趾甲角處即是。

自 我 按 摩

以大拇指指甲垂直掐按穴位，每日早晚各1~3分鐘，先左後右。

功用 通絡安神、健胃消食

輔助治療的穴位

★多夢　厲兌配內關、神門

程度	拇指壓法	時間
適度		1~3 分鐘

第四章 足太陰脾經經穴

　　足太陰脾經是陰經，與臟腑聯繫最緊密，尤其是脾、胃和心，同時它也是治療婦科病的首選經穴。此經脈始於腳大趾末端，後從胃部分出支脈，通過膈肌，流注心中，接手少陰心經。主要循行在胸腹部及下肢內側。

　　本經穴位主治胃病、婦科、前陰病及經脈循行部位的其他病症。《靈樞・經脈》云：「脾足太陰之脈是主脾所生病者：舌本痛，體不能動搖，食不下，煩心，心下急痛，溏瘕泄，水閉，黃疸，不能臥，強立，股膝內腫、厥，足大指不能用。」説明足太陰脾經經穴可治療舌根部痛、活動不便、食不下嚥、心胸煩悶，大便溏薄，腹有痞塊，泄瀉，小便不通，黃疸，睡不安穩，站立勉強，大腿和小腿內側腫、厥冷，足大趾無法動等症狀。

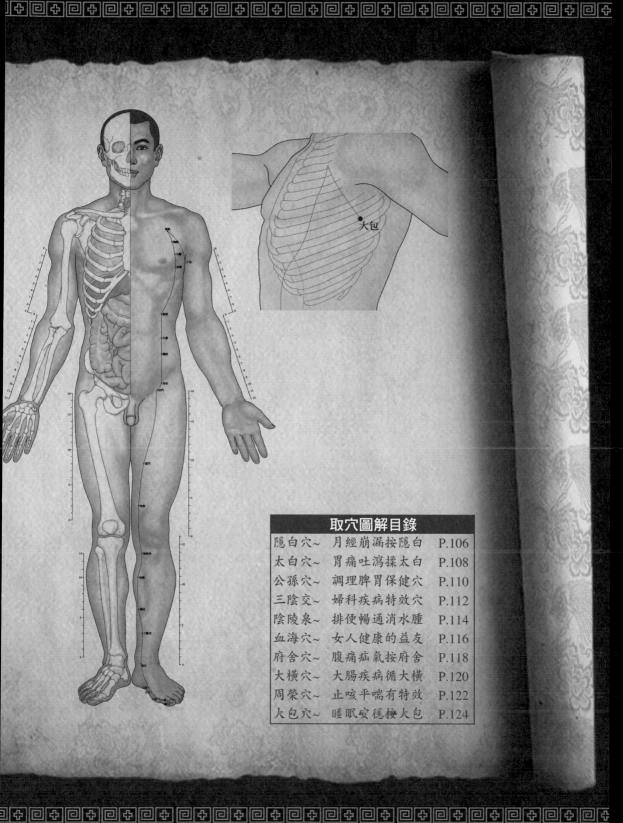

大包

隱白穴～月經崩漏按隱白

主治 — 月經崩漏 — 子宮痙攣 — 小兒疳積 — 腸炎 — 便血

月經是每位女人的生理現象，也是為了繁衍生命而存在的。但有些人卻因為飲食不正常、壓力大、身體狀況不佳、藥物濫用等原因，導致經期不規律，甚至有時還會突然大量出血，或者間歇不斷（俗稱崩漏），此時不僅影響身體健康，嚴重者還可能危及生命安全。假使遇到上述情況，除了尋醫協助外，同時重力按壓患者的隱白穴，有立即止血的作用。根據《針灸甲乙經》記載：「氣喘、熱病衄不止，煩心善悲，腹脹，逆息熱氣，足脛中寒，不得臥，氣滿胸中熱，暴泄，仰息，足下寒，中悶，嘔吐，不欲食飲，隱白主之；腹中有寒氣，隱白主之；飲渴身伏多唾，隱白主之。」藉此說明隱白穴對心煩腹脹、不欲飲食等消化系統不適具有療效。

命名：

隱，隱密、隱藏的意思；白，指肺的顏色、氣。「隱白」意指脾經體內經脈的陽熱之氣由此穴外出脾經體表經脈。本穴有地部孔隙與脾經體內經脈相連，穴內氣血是脾經體內經脈外傳之氣，因其氣為蒸發外出，不易被人覺察，故名。亦稱為「鬼壘」、「鬼眼」、「陰白」。

部位：

位在足大趾末節內側，距離趾甲角大約0.1寸。

主治：

(1) 經常按摩此穴，能使月經崩漏、子宮痙攣等症狀得到緩解。

(2) 對小兒疳積、腸炎、腹瀉、多夢等病症，具有良好療效。

(3) 對腹脹不得安臥、便血、尿血、癲狂、驚風等病症，也具有保健調理效果。

> **名詞小博士**
> 疳積：意指面黃肌瘦，消化不良等症。

★ 隱白穴取穴與按摩 ★

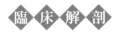臨 床 解 剖

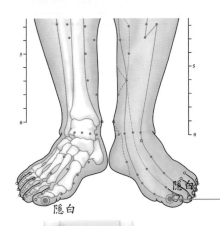

隱白

足大趾內側趾甲角
旁0.1寸處。

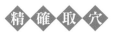精 確 取 穴

正坐，抬腳置放在另一
大腿上。用另一手大拇
指按壓足大趾內側趾甲
角旁即是。

功用 調經止血、安神健胃

輔助治療的穴位
★月經過多　隱白配氣海、血海、
　　三陰交
★吐血　隱白配脾俞、上脘、肝俞
★出血症　隱白配地機、三陰交

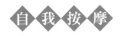自 我 按 摩

用大拇指指甲垂直掐按
穴位，每日早晚各一次，每
次左右穴位各約1~3分鐘。

程度	拇指壓法	時間
適度		1~3分鐘

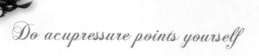

太白穴 ~ 胃痛吐瀉揉太白

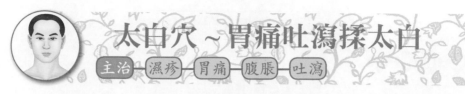

主治—濕疹—胃痛—腹脹—吐瀉

　　太白穴出自《靈樞・本輸》，屬於足太陰脾經。「太白」是中國古代星宿的名稱，傳說此星具有平定戰亂、利國安邦的作用。在人體穴位上，它是土經之土穴，也是脾經的原穴，為健脾的重要穴位，能治療由各種原因引起的脾虛。在中醫理論裡，脾主肌肉，如果人們動作突然激烈或者搬過重物品，會導致脾氣耗損太多，使得肌肉內部氣虧，此時敲打或用力揉按太白穴，能調理疏通經氣，迅速消除肌肉酸痛等症狀；人體因運動過度所造成的局部受傷也可用此法治療。

命名：

　　太，大的意思；白，肺的顏色，氣也。「太白」意指脾經的水濕雲氣在此吸熱蒸升，化為肺金之氣。其穴內物質是從大都穴傳來的天部水濕雲氣，到達此穴後，受長夏熱燥，汽化蒸升，在更高的天部層次化為金性之氣，故名。亦稱「大白」。此穴也是脾經俞穴、足太陰原穴。作為脾經俞穴，是脾經經氣的重要輸出穴；而作為足太陰原穴，是因脾經為少氣多血之經，氣不足、血有餘，此穴的蒸升之氣同合於足太陰脾經的氣血特性，能補充脾經經氣的不足，是其供養之源。

部位：

　　位於足內側緣，於第一蹠骨節後下方凹陷處，即腳的內側緣靠近足大趾處。

主治：

(1) 經常按摩、敲打此穴，能治療各種脾虛，如先天脾虛、肝旺脾虛、心脾兩虛、脾肺氣虛、病後脾虛等。

(2) 對胃痛、腹脹、吐瀉、痢疾、腸鳴等，具有良好的治療效果。還可治療便祕、腳氣、痔瘡等。

(3) 點揉太白穴可調控血糖指數，血糖高者可使其下降，低者則可上升。

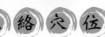

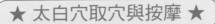 ★ 太白穴取穴與按摩 ★

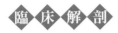 臨床解剖

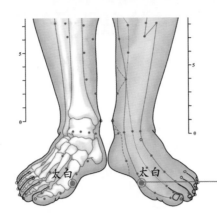

足內側緣,足大趾本節(第一蹠骨關節)後下方赤白肉際凹陷處。

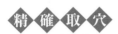 精確取穴

正坐,抬腳放置於另一大腿上。以另一手大拇指按腳的內側緣,靠近足大趾的凹陷處即是。

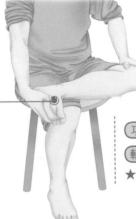

功用 健胃、消食、止痛

輔助治療的穴位

★胃痛 太白配中脘、足三里

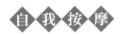 自我按摩

以拇指指腹垂直按壓穴位,每日早晚各一次,每次左右穴位各約1~3分鐘。

程度	拇指壓法	時間
適度		1~3 分鐘

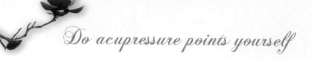
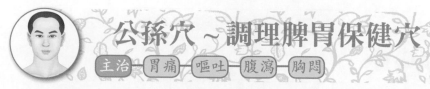

公孫穴～調理脾胃保健穴

主治—胃痛—嘔吐—腹瀉—胸悶

《史記‧五帝本紀》說：「黃帝者，少典之子，姓公孫，名曰軒轅。」公孫就是黃帝，黃帝位居中央，統治四方，猶如人體中的公孫穴，總督脾經和衝脈，統領全身。而作為控制全身的穴位，最直接、明顯的效果就在人體的胸腹部，其所出現的問題，例如腹脹、不明原因的腹痛、心痛、胃痛、胸痛，都可透過按壓公孫穴得到緩解。此外，像嬰兒初生、胎毒未盡或者在換乳，脾胃無法適應新的食物，有排綠便或者腹瀉、便祕等現象時，除了儘快送醫檢查外，按壓公孫穴還能使症狀得到緩解。

命名：

公孫，即公之輩與孫之輩，指此穴內的氣血物質與脾土之間的關係。在五行中，脾經物質屬土，其父為火，其公為木，其子為金，其孫為水。本穴物質來自兩處，一是太白穴傳來的天部之氣；二是地部孔隙傳來的衝脈高溫經水；脾經與衝脈的氣血在此相會後，化成了天部的水濕風氣。由於本穴位於人的足部，在地球重力下，衝脈流至公孫穴的物質為下行水液，流行的通道是衝脈的體內經脈，故衝脈氣血出了公孫穴後就會快速汽化。

部位：

位於人體足內側緣，於第一蹠骨基底部的前下方，第一趾關節後1寸處。

主治：

(1) 按揉此穴，能有效調理脾胃、衝脈，可治療胃痛、腹痛、嘔吐、腹瀉、痢疾等病症。

(2) 對女性生理痛、月經不調、足踝痛、顏面浮腫、食慾不振等具有良好療效。

(3) 長期按壓此穴，對胸悶、腹脹具有調理保健功效。

★ 公孫穴取穴與按摩 ★

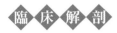
臨 床 解 剖

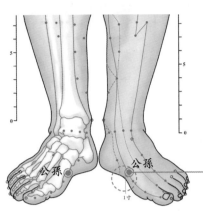

足內側第一蹠骨基底部前下緣，第一趾關節後1寸處。

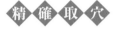
精 確 取 穴

正坐，將腳放在另一腿上。另一手的食指與中指併攏，中指位於足內側大趾關節後，其食指所在處即是。

功用 和胃祛痛、消腫止瀉

輔助治療的穴位

★胃脘脹痛　公孫配中脘、足三里
★嘔吐、眩暈　公孫配豐隆、膻中

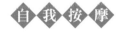
自 我 按 摩

以拇指指尖垂直揉按穴位，每天早晚一次，每次左右腳各約1~3分鐘。

程度	拇指壓法	時間
適度		1~3 分鐘

第四章 足太陰脾經經穴

111

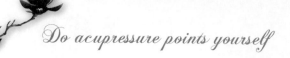

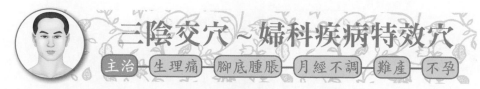

三陰交穴～婦科疾病特效穴

主治─生理痛─腳底腫脹─月經不調─難產─不孕

　　「三陰交」的名稱最早出現於《黃帝明堂經》。從唐代開始，「三陰」被理解為太陰、少陰、厥陰，並被視為三陰經的交會穴而沿襲至今。其為肝、脾、腎三條陰經的交會穴，因肝藏血、脾統血、腎藏精，而腎為先天之本，脾為後天之本，且先天賴於後天的滋養，後天來自先天的促動等原因，故經常按揉三陰交，可調補肝、脾、腎三經氣血，以達到健康長壽的功效。

命名：

　　三陰，即足三陰經；交，交會的意思。「三陰交」意指足部的三條陰經中氣血物質在此穴交會。其穴內物質有脾經提供的濕熱之氣、肝經提供的水濕風氣、腎經提供的寒冷之氣，三條陰經氣血交會於此，故名。其亦稱「承命」、「太陰」、「下三里」。「太陰」意指本穴物質為足三陰經氣血交會而成，位於足部，表現出較強的陰寒特性；「下三里」是指穴內氣血場的範圍較大，猶如三里之廣，故名。

部位：

　　位在人體小腿內側，足內踝上緣三指寬，踝尖正上方脛骨邊緣凹陷中。

主治：

(1) 此穴是婦科主穴，對婦科疾病具有療效，如子宮功能性出血、月經不調、經痛、赤白帶下、不孕、崩漏、閉經、子宮脫垂、難產、產後血暈、產後惡露不行等。

(2) 按壓此穴位還能治療男女生殖器官的疾病，如遺精、遺尿、陽萎等。

(3) 可使腹脹、消化不良、食慾不振、腸絞痛、腹瀉、失眠、神經衰弱、全身無力、下肢麻痺、神經痛、腳氣病、更年期綜合症等得到緩解。

(4) 三陰交穴還能增加皮脂代謝，有效去除頭皮屑。

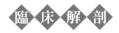

★三陰交穴取穴與按摩 ★

臨 床 解 剖

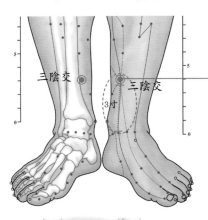

小腿內側，足內踝尖上3寸，脛骨內側緣後方即是。

三陰交

三陰交

3寸

精 確 取 穴

踝尖

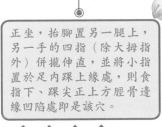

正坐，抬腳置另一腿上，另一手的四指（除大拇指外）併攏伸直，並將小指置於足內踝上緣處，則食指下、踝尖正上方脛骨邊緣凹陷處即是該穴。

 功用 通絡止血、調經止痛

輔助治療的穴位
★腸鳴泄瀉　三陰交配足三里
★月經不調　三陰交配中極

自 我 按 摩

程度	拇指壓法	時間
適度	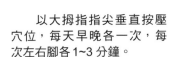	1~3 分鐘

以大拇指指尖垂直按壓穴位，每天早晚各一次，每次左右腳各1~3 分鐘。

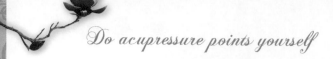

陰陵泉穴～排便暢通消水腫

主治─小便不利─腹脹─腹瀉─水腫─黃疸

當遇到腹脹、小便不通，或者有尿意卻解不出來時，千萬不能輕忽其症狀。依據醫學研究顯示，若沒有妥善處理上述症狀，將容易引起臍下水腫，嚴重時甚至會傷害到腎與膀胱，應當有所警覺；此時，只要按壓陰陵泉穴，可舒緩其不適症狀。根據古典醫書記載，《備急千金要方》云：「陰陵泉、關元，主寒熱不節，腎病不可俯仰，氣癃尿黃；陰陵泉、陽陵泉，主失禁遺尿不自知；陰陵泉、隱白，主胸中熱，暴泄。」《百症賦》云：「陰陵、水分，去水腫之臍盈。」《大成》云：「霍亂，陰陵泉、承山、解谿、太白。」由此可知陰陵泉穴針對胸腹疾患之治療作用。

命名：

陰，水的意思；陵，土丘之意；泉，水泉穴。「陰陵泉」意指脾經地部流行的經水和脾土物質的混合物在此穴聚合堆積。其穴內物質為地機穴流來的泥水混合物，因本穴位於肉之陷處，泥水混合物在穴中沉積，致使水液溢出，脾土物質沉積在地之下部，呈土丘狀，故名。

部位：

位在人體的小腿內側，膝下脛骨內側凹陷處，與陽陵泉相對。

主治：

(1) 此穴能清脾理熱、宣洩水液、化濕通陽；對通利小便，治療臍下水腫有特效。

(2) 按摩此穴能緩解腹脹、腹絞痛、腸炎痢疾、膝痛等。

(3) 長期按壓，對尿瀦留、尿失禁、尿路感染、月經不調、陰道炎、膝關節及周圍軟組織疾患，具有改善、調理及保健效果。

名詞小博士
尿瀦留：膀胱內積有大量尿液而不能排出。

★ 陰陵泉穴取穴與按摩 ★

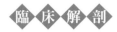臨　床　解　剖

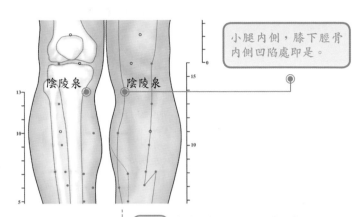

小腿內側，膝下脛骨內側凹陷處即是。

陰陵泉　　陰陵泉

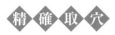精　確　取　穴

正坐，將左腳置於右膝上。右手輕握膝蓋下方，其拇指指尖所在的膝下內側凹陷處即是。

功用　清脾理熱、宣洩水液、化濕通陽

輔助治療的穴位

★腹脹、腹瀉　陰陵泉配足三里、上巨虛
★小便不利　陰陵泉配中極、膀胱俞、三陰交
★黃疸　陰陵泉配肝俞、至陽

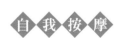自　我　按　摩

一手輕握膝下處，彎曲大拇指，以指尖由下向上出力揉按。每天早晚各一次，每次左右穴各1~3分鐘。

程度	拇指壓法	時間
重		1~3 分鐘

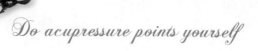

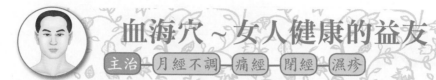

血海穴～女人健康的益友

主治—月經不調—痛經—閉經—濕疹

有時蹲下撿拾地上物品起身，或者俯身取物之後站立，若突然感到眼前發黑、天旋地轉，彷彿要暈倒一般，平時就要勤加按揉血海穴，對身體氣血具有保健調理功能。根據史書記載，《針灸甲乙經》曰：「若血閉不通，逆氣脹，血海主之。」《大成》曰：「暴崩不止，血海主之。」《類經圖翼》曰：「主帶下，逆氣，腹脹。」可見血海穴對婦女病之療效。

命名：

血，指受熱後變成紅色液體；海，大的意思。「血海」意指此穴是脾經所生之血的聚集之處。由於本穴物質是陰陵泉穴外流水液汽化上行的水濕之氣，其氣血物質充斥的範圍巨大如海，故名為「血海」。亦稱「百蟲窩」、「血郄」。前者意指此穴的氣血物質為聚集而成的脾經之氣，性濕熱，且穴位所對應的時序、地域又為長夏的中土，是百蟲的產生之時和繁衍之地，故名。後者則指穴內的物質為血，因其為天部的水濕雲氣，其性既濕又熱，是血的氣態物質的存在形式，其出入的氣血物質成為水濕雲氣且折合成血的量較小，猶如從孔隙中進出般，故名。

部位：

屈膝，在大腿內側，髕底內側端上2寸，股四頭肌內側頭的隆起處。

主治：

(1) 此穴是人體脾血的歸聚之處，具有祛瘀血、生新血的功能，屬於女子生血之海。

(2) 能清血利濕，治療一切血病及月經不調、崩漏、閉經等病症。

(3) 對蕁麻疹、**丹毒**、濕疹、癰瘡、膝痛等，具有良好的保健調理功效；按摩敲打此穴，還可治療濕癢瘡毒。

名詞小博士
丹毒：患部會出現皮膚紅腫、疼痛、易蔓延的症狀，多半會引起高燒、淋巴腺腫及腦膜炎等併發症。

★ 血海穴取穴與按摩 ★

臨 床 解 剖

屈膝，在大腿內側，髕底內側端上2寸，股四頭肌內側頭的隆起處即是。

血海

血海

精 確 取 穴

功用 清血利濕

輔助治療的穴位

★月經不調　血海配帶脈

★蕁麻疹　血海配曲池、合谷

膝蓋骨

正坐，翹左足置放在右膝上，將右手拇指以外的四指併攏，小指尖置於膝蓋骨內側上角，則食指所在位置即是該穴。

自 我 按 摩

食指、中指等四指在膝蓋上，小拇指在膝蓋內側上方。彎曲大拇指，以其指尖按揉穴位，每天早晚各一次，每次左右腳各3~5分鐘。

程度	拇指壓法	時間
適度	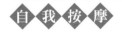	3~5分鐘

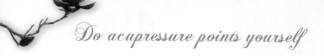
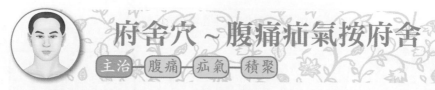

府舍穴～腹痛疝氣按府舍

主治—腹痛—疝氣—積聚

針對腹痛、消化不良等，只要適度按壓府舍穴將能達到舒緩。關於府舍穴的位置，根據古籍記載如下，《針灸甲乙經》云：「在腹結下三寸。」《類經圖翼》云：「去腹中行三寸半。」《醫宗金鑑》云：「從衝門上行七分。」《針方六集》云：「上直兩乳，挾任脈兩旁各四寸。」雖記述部位各異，但皆在人體腹部取穴；其所在穴道以現今臨床取穴的說法表示，為在臍中下4寸，衝門穴上方0.7寸，距前正中線旁開4寸處即是。

命名：

府，臟腑；舍，來源之意。「府舍」意指此穴氣血均來自體內臟腑，本穴也是足太陰陰維、厥陰的交會處，穴中的氣血物質，既有體內陰維脈外傳的水液，亦有衝門穴傳來的風氣，故本穴為交會之地。

衝門穴傳來的風氣同合於厥陰肝經氣血之性，陰維脈和陽維脈對人體全身氣血具有維絡作用，其特點是「溢蓄不能環流灌溉諸經」。意即陰維脈的氣血為滿溢的水液，陽維脈的氣血為滿溢的氣體，水液和氣體在陰陽維脈中是呈存儲之狀，故其特點為溢蓄。

在三焦內部，各臟器外溢的水液會因三焦包膜的約束而存於三焦之內；在地球引力的作用下，三焦內的水液聚集在下腹部，水液達到腹部內外通孔的高度後，就會循腹部內外通孔溢向體表，而此穴正好是三焦與體表相通的通孔，故體內三焦中的水液會流向本穴體表，致使此穴成為足太陰與陰維交會之處。

部位：

位於人體下腹部，在臍中下4寸，衝門穴上方0.7寸，距前正中線旁開4寸。

主治：

(1) 此穴具有潤脾燥，生脾氣的作用。

(2) 經常按揉，能緩解腹痛、疝氣等症狀。

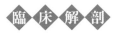

★ 府舍穴取穴與按摩 ★

臨床解剖

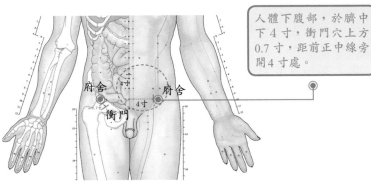

人體下腹部,於臍中下4寸,衝門穴上方0.7寸,距前正中線旁開4寸處。

府舍　府舍　衝門　4寸

精確取穴

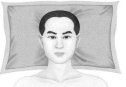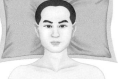

正坐或仰臥,右手五指併攏,將大拇指放於肚臍處,找出肚臍正下方小指邊緣之處,以此為基點;再將右手轉向朝下,大拇指放於此點,則小指邊緣之處即是此穴。以此法找出左穴。

肚臍

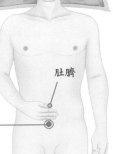

功用　潤脾祛燥、通絡止痛

輔助治療的穴位

★腹痛　府舍配氣海

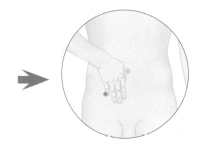

自我按摩

食、中兩指伸直併攏,其餘手指彎曲,以指腹揉按穴位,每天早晚各一次,每次各1~3分鐘。

程度	二指壓法	時間
適度		1~3分鐘

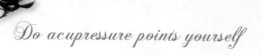

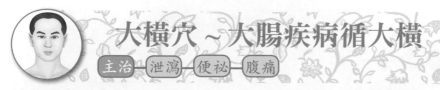

大橫穴 ~ 大腸疾病循大橫

主治—泄瀉—便祕—腹痛

　　由於生活步調快，加之工作忙碌、壓力大，致使情緒容易陷入緊張狀態，造成腸胃機能失調，容易便祕。由於腰腹部極為肥胖，再加上長期的習慣性便祕，最後將成為中廣型身材。欲解決便祕、排便不順的問題，除了每天多喝水、攝取富含纖維質的蔬菜外；長期按壓此穴，還能有效改善身體和腸胃功能的不適，以及消除腰腹肥胖的情形。

命名：

　　大，指穴內氣血作用的區域範圍大；橫，指穴內氣血運動的方式為橫向傳輸。「大橫」意指本穴物質為天部橫向傳輸的水濕風氣。其穴內物質為腹結穴傳來的水濕雲氣，至本穴後，因受脾部外散之熱，水濕雲氣脹散而成風氣，其運行方式為天部的橫向傳輸，故名。亦稱「腎氣」、「人橫」。前者是指本穴的天部之氣富含水濕；後者則指穴內氣血在人部橫向傳輸，故名。

　　由於穴內物質不僅有天部的滯重水濕雲氣，還有腹哀穴下行傳來的地部經水，其經水由本穴外溢脾部，有陰維脈的氣血特性，所以是足太陰陰維的交會穴。

部位：

　　位在人體腹中部，距臍中4寸處。

主治：

(1) 按摩此穴，能治療多種大腸疾病，尤其對習慣性便祕、腹脹、腹瀉、小腹寒痛、腸寄生蟲等疾患，具有良好的治療、調理和改善作用。

(2) 長期按摩，可改善多汗、四肢痙攣、肚腹肥胖等症狀。

(3) 可治療各種急、慢性腸炎、細菌性痢疾、腸麻痺等。

★ 大橫穴取穴與按摩 ★

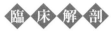
臨 床 解 剖

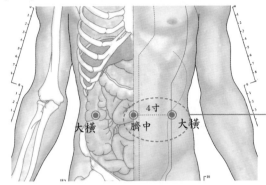

人體腹中部，距臍中4寸處。

4寸

大橫　臍中　大橫

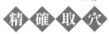
精 確 取 穴

正坐或仰臥，右手五指併攏，手指朝下，將大拇指置於肚臍處，則小指邊緣與肚臍所對之處即是。再依此法找出左穴。

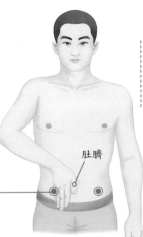

肚臍

功用　通便止痛

輔助治療的穴位

★腹痛　大橫配天樞、足三里

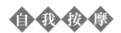
自 我 按 摩

以兩手中指指尖垂直下壓（此時吸氣、縮腹，效果更佳）揉按，每天早晚各一次，每次約1~3分鐘。

程度	中指折疊法	時間
適度		1~3 分鐘

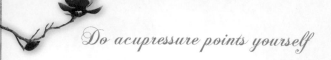

周榮穴～止咳平喘有特效

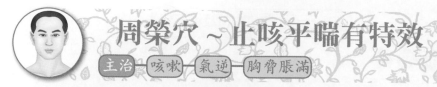

主治—咳嗽—氣逆—胸脅脹滿

在《針灸甲乙經》裡，原名周營；《備急千金要方》則名為周榮。於胸部處，鎖骨斜下方取穴。每當季節交替之際，常會有人因嗓子乾啞、喉嚨癢而出現季節性咳嗽，尤其秋天更是此症的好發時節。雖然咳嗽看似一般小病，若稍不注意將會對呼吸系統造成傷害，甚至引發肺部疾患。而部分肝膽疾病的患者，有時會感覺胸脅脹滿，這時只要經常按摩周榮穴，將能有效舒緩上述的不適情形。

命名：

周，遍佈、環繞之意；榮，指草類開花或者穀類結穗時的茂盛狀態。「周榮」意指脾經的地部水濕大量蒸發，並化為天部之氣。此穴雖然屬於脾經穴位，但脾經氣血因胸鄉穴的流散而無物傳至本穴，故本穴物質來源是從上部區域散流至此的地部水液，而到達本穴的地部水液受心室外傳之熱的作用，又大量汽化至上行天部，於是汽化之氣如同遍地開花之狀，脾土還原為本來的燥熱之性，故名為「周榮」。亦稱「周營」、「周管」。「周營」和「周管」都是指此穴內的汽化之氣遍及穴周區域，故得此名。

部位：

位於人體胸外側部，於第二肋間隙，距前正中線6寸處。

主治：

(1) 具有止咳平喘、生發脾氣的作用。

(2) 按揉此穴，對咳嗽、氣逆、胸脅脹滿具有明顯療效。

★ 周榮穴取穴與按摩 ★

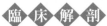

臨 床 解 剖

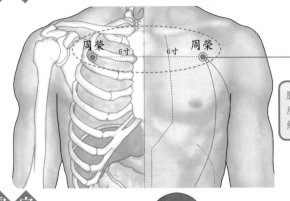

周榮　6寸　6寸　周榮

胸外側部，於第二
肋間隙，距前正中
線6寸處。

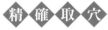

精 確 取 穴

功用　止咳平喘、生發脾氣

輔助治療的穴位

★胸脅脹滿　周榮配膻中

鎖骨

仰臥或正坐，將右手食、
中、無名三指伸直併攏，
指尖朝左，將食指放在左
胸窩上、鎖骨外端下，則
無名指所在處即是。

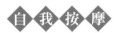

自 我 按 摩

食、中、無名三指併
攏，以指腹揉按穴位，每天
早晚各一次，每次約1~3分
鐘。

程度	三指壓法	時間
適度		1~3 分鐘

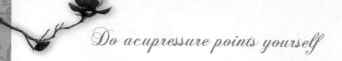
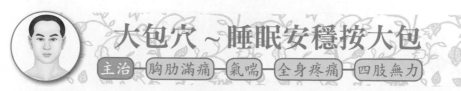

大包穴～睡眠安穩按大包

主治—胸肋滿痛—氣喘—全身疼痛—四肢無力

　　此穴出自《靈樞‧經脈》，屬於足太陰脾經，是脾經中的主要穴位之一。根據中醫說法，肺癌病人的大包穴通常周圍都會有一些腫塊，女性患者大多出現在右側的大包穴位置，而男性則常在左側。經常按摩此穴，有利於清除穴內瘀血，消除腫塊，並調理肺氣，對肺部具有改善和養護功能。

　　另外，有些人容易半夢半醒，睡眠品質不佳，導致白天全身疲軟，四肢乏力，精神不濟；欲改善睡眠狀況，只要持續按壓此穴，可緩解和改善症狀。

命名：

　　大，穴內氣血牽涉的範圍廣大；包，裹也、受也。此穴物質為大包穴上部區塊流落下來的地部經水，因本穴位處肉之凹陷的低點，地部的泥水混合物在穴內匯聚並由本穴的地部孔隙傳至脾臟，氣血物質在此有如收容之狀，故名。

　　脾在五行中屬於「中土」，是其餘四臟（肝、心、肺、腎）之主。因此，大包穴又名為「脾之大絡」，意即聯絡其他經脈的重要穴道。大包穴還統總陰陽各經脈穴位，使經氣能夠灌溉於五臟、四肢。

部位：

　　位在人體的腋窩下、腋中線直下6寸的地方，相當於自己的中指尖到手腕橫紋的長度。

主治：

(1) 按摩此穴能改善全身疲乏、四肢無力的症狀。

(2) 對於肺炎、氣喘、胸膜炎、胸肋疼痛、膀胱麻痺、消化不良等疾患，具有較好的醫治、改善、調理和保健作用。

(3) 每天持續按壓，具有豐胸美容的效果。

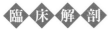

★ 大包穴取穴與按摩 ★

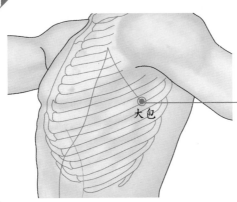

大包

臨床解剖

胸側部，腋中線
上，於第六肋間
隙處即是。

精確取穴

正坐或仰臥，右手五指
併攏，指尖朝上，將中
指指尖放在左腋窩下之
中線處，則手腕橫線中
點所對之處即是該穴。

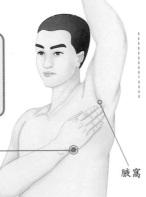

腋窩

功用 通絡健脾、理氣安神

輔助治療的穴位

★四肢無力　大包配足三里

自我按摩

雙手環抱胸前，用中指
指尖揉按，每天早晚各一
次，每次1~3分鐘。

程度	中指折疊法	時間
適度	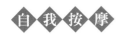	1~3 分鐘

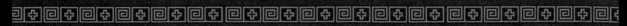

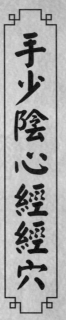

第五章

手少陰心經經穴

手少陰心經屬於心，因此和心臟有密切關係，是主宰人體的重要經脈。此經脈從心開始，出於小指末端，接手太陽小腸經，主要循行在上肢內側後緣。

根據《靈樞‧經脈》中記載：「心手少陰之脈是主心所生病者：目黃、脅痛，臑臂內後廉痛、厥，掌中熱、痛。」意指本經腧穴主治心、胸、神志及經脈循行部位的其他病症，如眼睛昏黃、胸脅疼痛、上臂內側後部疼痛或厥冷、手掌心熱等症。

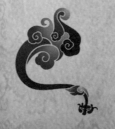

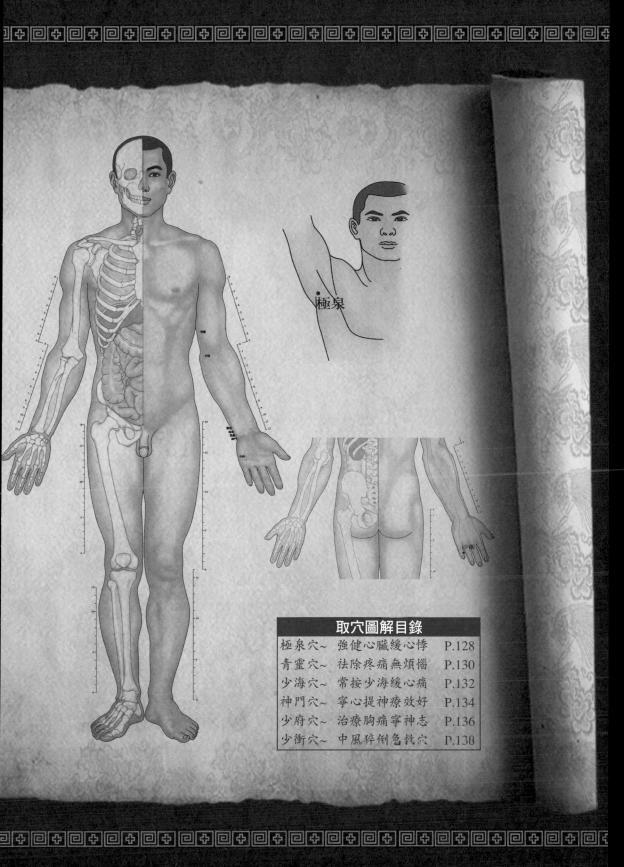

極泉

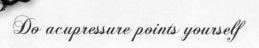

極泉穴～強健心臟緩心悸

主治 ─ 心痛 ─ 心悸 ─ 肩臂疼痛 ─ 脅肋疼痛

《黃帝內經》認為，心經是君主之官，其特性是君主不受邪。心包經就相當於心經的錦衛，由於錦衛可代君受過，故可拍打心包經而不至於損傷心經，而極泉穴便在心包經上。根據醫學研究指出，假使一個人經常鬱悶，其腋窩下（即極泉穴上），就會生出腫包，此為心氣鬱滯的現象，藉由彈拍極泉穴，可化解腫塊，舒緩心經鬱滯的疾病。甚至因突發性事件導致的心跳加快、胸悶、頭暈、頭疼、出汗、渾身無力、食慾不佳等症狀（此為過度疲勞及情緒不穩定的表現），這時只要壓按極泉穴，就能緩解其不適。

命名：

極，高、極致的意思；泉，心主血脈，如水之流，故名泉。「極泉」意指最高處的水源，也就是說此處穴位在心經的最高點上，故名。

部位：

位於人體的兩腋窩正中，在腋窩下的兩條筋脈之間，腋動脈的搏動之處。

主治：

(1) 彈拔、揉按此處穴位，能有效治療各種心臟疾病，如心肌炎、心絞痛、冠心病、心悸、心痛等。

(2) 長期按揉，對肩臂疼痛、臂叢神經傷害、臂肘冷寒、肩關節炎、肋間神經痛、黃疸、腋臭等疾患，具有調理和保健作用。

(3) 經常按揉，能緩解上肢麻木的現象。

(4) 在現代中醫臨床中，常利用此穴位治療心絞痛、頸淋巴結核等，且功效顯著。

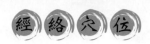

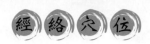

★ 極泉穴取穴與按摩 ★

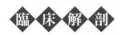

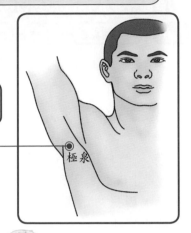

腋窩正中，腋動脈搏動處即是。

極泉

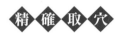

功用 通絡強心、清瀉心火

輔助治療的穴位

★心痛、心悸　極泉配神門、內關

★肘臂冷痛　極泉配俠白

正坐，手平伸，舉掌向上；屈肘，掌心向著自己頭部，以另一手中指按腋窩正中凹陷處即是。

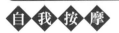

以中指指尖按壓穴位，每次早晚各揉按1~3分鐘，先左後右。

程度	中指折疊法	時間
適度		1~3 分鐘

第五章 手少陰心經經穴

129

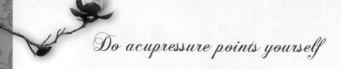

青靈穴～祛除疼痛無煩惱

主治—頭痛振寒—目黃—肋痛—肩臂疼痛

《太平聖惠方》記載：「青靈二穴，在肘上三寸，伸肘舉臂取之。」在明抄本《針灸甲乙經》、《備急千金要方》、《千金翼方》、《外台秘要方》、《醫心方》中云：「清冷淵二穴，在肘上三寸，伸受教育舉臂取之。」其實，「青靈」和「清冷淵」為同一穴位。由於當時人們為了避開唐高祖李淵的名諱，故將「清冷淵」改為「清冷泉」，之後又演變為「青靈泉」，亦稱「青靈穴」。直至宋人編書時，因採用了唐人的文獻而未修改，故在《太平聖惠方》中，同時出現了「清冷淵」、「青靈」的名稱；而宋代《西方子明堂灸經》中又作「青冷泉」，亦名「清冷淵」、「青靈」。現代人則通稱為「青靈穴」。根據中醫臨床顯示，青靈穴對神經系統的疾病，如神經性頭痛、肋間神經痛等具有療效。

命名：

　　青，指肝臟顏色，此處穴內氣血的運行為風的橫行；靈，靈巧的意思。「青靈」意指穴內的氣血運行為風木的橫向運行方式。因其穴內物質是極泉穴下傳血液的汽化之氣，在本穴的運行過程中，因散熱而縮合成水濕雲氣，並以雲氣的方式向下傳輸，表現出風木的靈巧特徵，故名。亦稱為「青靈泉」，其意與青靈穴相同，指天部運行的雲氣中富含水濕。

部位：

　　在人體手臂內側，於極泉穴與少海穴的連線上，肘橫紋上3寸處，肱二頭肌的內側溝中。

主治：

(1) 此穴具有理氣止痛、寬胸寧心的作用。

(2) 經常拍打、按揉此穴，能有效治療頭痛振寒、目黃、肋痛、肩臂疼痛、肩胛及前臂肌肉痙攣等疾患。

(3) 可治療循環系統的疾病，如心絞痛等。

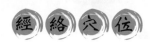

★ 青靈穴取穴與按摩 ★

臨 床 解 剖

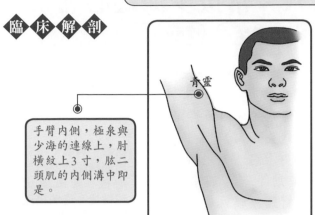

青靈

手臂內側，極泉與少海的連線上，肘橫紋上3寸，肱二頭肌的內側溝中即是。

精 確 取 穴

功用 理氣止痛、寬胸寧心

輔助治療的穴位

★肩臂痛　青靈配肩髃、曲池

正坐，抬右臂與肩膀平，肘彎屈，前臂向上。左手五指併攏，將小指放在手臂內側肘橫紋處，則大拇指所在之處即是。

自 我 按 摩

一手四指輕托另一手臂；以大拇指指腹揉按穴位，每次早晚各揉按1~3分鐘。

程度	拇指壓法	時間
適度	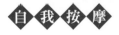	1~3分鐘

第五章　手少陰心經經穴

131

少海穴 ~ 常按少海緩心痛

主治 — 心痛 — 肘臂攣痛 — 瘰癧 — 頭項痛 — 腋肋痛

氣候忽冷忽熱所引起的頭疼，或是蛀牙導致的疼痛，甚至是因牙痛引起手肘、手臂、肋部、腋下等部位發生痙攣、疼痛的現象，此時只要按壓少海穴，將可產生止痛和保健作用。在古籍《針灸銅人》上有此記載：「治寒熱齒齲痛，目眩發狂，嘔吐涎沫，項不得回顧，肘攣，腋肋下痛，四肢不得舉。」以此說明少海穴對頸項無法轉動、肘臂痙攣、齒齲、嘔吐等具有療效。

> **名詞小博士**
> 瘰癧：病名。指頸項或腋窩的淋巴結結核，其患處出現硬塊，潰爛後流膿，不易癒合。

命名：

少，指陰、水；海，指大，即百川所歸之處。「少海」意指心經的地部經水匯合於此。其穴內物質是由青靈穴水濕之氣的冷降之雨和極泉穴下行之血匯合而成，因其地部水液寬深如海，故名「少海穴」。亦稱為「曲節」。

部位：

位於人體肘橫紋內側端與肱骨內上髁連線的中點凹陷處。

主治：

(1) 此穴具有寧神通絡的作用，主要治療神經衰弱、頭痛目眩、心痛、牙痛、肋間神經痛等。

(2) 長期按壓此穴，對於前臂麻木、肘關節痛、肘關節周圍軟組織疾患、臂麻手顫、肘臂攣痛等症狀，具有良好的調理和保健作用。

(3) 現代中醫臨床中，常利用此穴治療歇斯底里、精神分裂症、尺神經麻痹、肋間神經痛等。

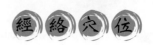

★ 少海穴取穴與按摩 ★

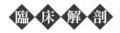

臨床解剖

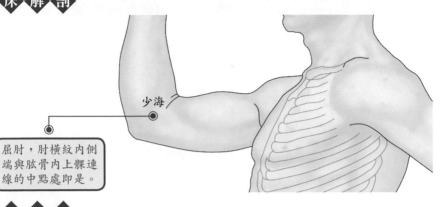

少海

> 屈肘，肘橫紋內側
> 端與肱骨內上髁連
> 線的中點處即是。

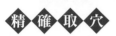

精確取穴

> 正坐、抬手，手肘略彎，手
> 掌向上。用另一手輕握其肘
> 尖、四指在外，以大拇指指
> 腹所在的內肘尖之內下側、
> 橫紋內側端凹陷處即是。

功用 寧神通絡

輔助治療的穴位

★手顫、肘臂疼痛　少海配後溪
★歇斯底里　少海配神門、內
　關、大陵

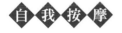

自我按摩

以大拇指指腹按壓穴
位，每天早晚各一次，每次
左右各1~3分鐘。

程度	拇指壓法	時間
適度		1~3 分鐘

經絡穴位

第五章　手少陰心經經穴

133

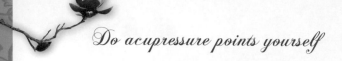

神門穴～寧心提神療效好

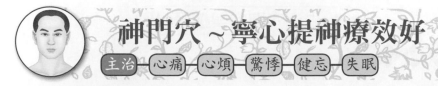

主治 — 心痛 — 心煩 — 驚悸 — 健忘 — 失眠

俗話有云:「晚上睡不著,按按神門穴。」旨在說明神門的安眠作用。在步調快速的社會中,繁忙的生活方式、高度的物質文明、激烈的工作競爭、緊張的生活節奏,使得人們為了生存或擁有更好的物質生活,不惜操勞奔波,經常通宵達旦,因而導致睡眠不足、精神疲累,健康每況愈下。其解決之道除了放慢步調及身心情緒外,經常按壓神門穴,還能提神解乏,有助於改善精神不濟的情形。

命名:

神,神魂、魂魄、精神之意;門,指出入之處為門。此處穴位屬於心經,心藏神,因此能夠治療神志方面的疾病。按壓此穴,能打開心氣的鬱結,使抑鬱的神志得以舒暢,心神能有所依附,故名為「神門穴」。

部位:

位在手腕關節的手掌側,尺側腕屈肌腱的橈側凹陷處。

主治:

(1) 此穴具有安神、寧心、通絡的功用,主要治療心煩失眠,對神經衰弱也具有一定療效。

(2) 神門穴是人體精、氣、神的入口,是治療心臟疾病的重要穴位。

(3) 按壓此穴,能有效治療心悸、心絞痛、多夢、健忘、失眠、癡呆、驚悸、怔忡、心煩、便祕、食慾不振等疾患。

(4) 長期按壓,對糖尿病、扁桃腺炎、腕關節運動障礙、高血壓等病症,具有調理和保健功效。

(5) 在現代中醫臨床中,常利用此穴治療無脈症、神經衰弱、歇斯底里、精神分裂症等。

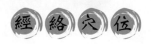

★ 神門穴取穴與按摩 ★

臨 床 解 剖

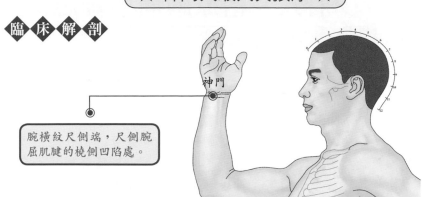

> 腕橫紋尺側端，尺側腕
> 屈肌腱的橈側凹陷處。

神門

精 確 取 穴

> 正坐，伸手仰掌，屈肘向上
> 約45度，在無名指與小指
> 掌側向外方，用另一手四指
> 握住手腕，彎曲大拇指，其
> 指甲尖所觸及的腕豆骨下、
> 尺骨端凹陷處即是。

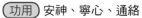

功用 安神、寧心、通絡

輔助治療的穴位

★健忘失眠、無脈　神門配支正
★癲狂　神門配大椎、豐隆

自 我 按 摩

彎曲大拇指，以指甲尖
垂直掐按穴位。每口早晚各
3~5分鐘，先左後右。

程度	拇指壓法	時間
適度	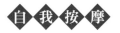	3~5分鐘

第五章　手少陰心經經穴

135

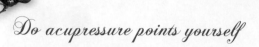

Do acupressure points yourself

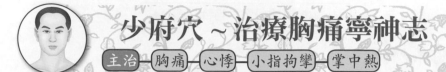

少府穴～治療胸痛寧神志

主治─胸痛─心悸─小指拘攣─掌中熱

少府穴穴名出自《針灸甲乙經》，屬於手少陰心經穴位。在現代生活中，每個人都有自己的工作壓力，其都市生活步調快，事務繁多；再加上飲食精緻化，常無意間攝取了高蛋白、高脂肪、高營養等物質，又缺乏足夠的運動來緩解疲勞、消耗體內多餘能量，於是容易罹患心肌缺氧、心肌梗塞、心絞痛等病症。在初期，若能持續按壓少府穴，可緩解胸中的鬱悶不通之氣，使病情有效得到控制。少府穴對各種心臟疾病的預防和保健，都具有良好療效。

命名：

少，陰的意思；府，府宅之意。「少府」意指本穴為心經氣血的聚集之處。本穴物質是少衝穴傳來的高溫水濕之氣，到達本穴後呈聚集之狀，猶如雲集府宅，故名。其亦稱「兌骨穴」。「兌」在八卦中指口；「骨」的意思是水，意指此穴內的氣血物質中富含水濕，故稱。

部位：

位於手掌的第四、第五掌骨之間，於屈指握拳時，小指尖接觸的位置即是該穴。

主治：

(1) 此處穴位具有寧神志、調心氣的功能，主要治療各式心臟疾患，如風濕性心臟病、心悸、心律不整、心絞痛、胸痛等。

(2) 經常按壓，還能通達心、腎，紓解兩經抑鬱之氣，可醫治女性生殖器官疾病，以及治療遺尿、尿閉、陰癢痛等。

(3) 長期按壓，對前臂神經麻痛、掌中熱、小指攣痛等病症，具有良好的調理和保健作用。

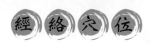

★ 少府穴取穴與按摩 ★

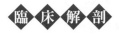 臨 床 解 剖

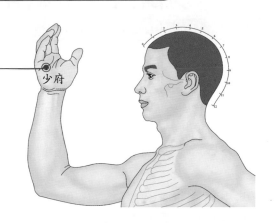

少府

手掌面的第四、第五掌骨之間即是。

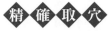 精 確 取 穴

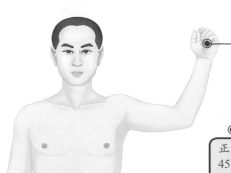

功用 寧神志、調心氣、散心火

輔助治療的穴位

★心悸 少府配內關

正坐，伸手仰掌，屈肘向上約45度。除大拇指以外，其餘四指彎向掌中，於小指和無名指指尖之中間與感情線交會處即是。

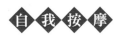 自 我 按 摩

以一手四指輕握另一手背，彎曲大拇指。用指尖按壓穴位，每日早晚各揉（或掐）按左右穴位3~5分鐘。

程度	拇指壓法	時間
適度		3~5分鐘

第五章 手少陰心經經穴

137

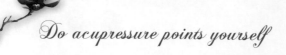
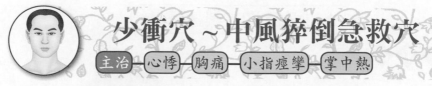

少衝穴～中風猝倒急救穴

主治—心悸—胸痛—小指痙攣—掌中熱

手和腳一樣，都佈滿與人體器官緊密相連的經絡穴位。當身體某個部位發生異常時，手上的相應位置也會發生變化。同理，手上的相應穴位，也能治療與之相連的某一器官疾病。手上有六條經脈循行，與全身各臟腑、組織、器官相通，約有九十九處穴位，按摩每個穴位，皆可使身上相對應的器官疾病分別得到緩解。

其中，小指上的少衝穴，與心臟密切相關。當心臟病發作時，只要用力按壓小指指尖，就可緩解病情。例如，有人突然中風倒下，牙關緊閉，不省人事，或者心臟病發作時；掐按病患的少衝穴，有流通氣血，起死回生的作用。而關於腦中風的「放血救命法」，就是指以針輕輕刺破少衝穴，擠幾滴血出來，可暫時挽救病人的性命，但宜須注意扎針深度，以免危及患者安危。

命名：

少，陰也；衝，突也；「少衝」意指此穴中的氣血物質從體內衝出。本穴為心經體表經脈與體內經脈的交接之處，體內經脈的高溫水氣以沖射之狀外出體表，故名。亦名為「經始」，意指此穴是少陰心經的起始之處。

部位：

在手掌的小指橈側、指甲角旁約0.1寸處。

主治：

(1) 掐按此處穴位，可緊急救治中風猝倒和心臟病發作的病患。

(2) 按壓此穴，對各種心臟疾患、熱病昏迷、心悸、心痛等病症，具有良好的緩解作用。

(3) 長期按壓，對肋間神經痛、喉頭炎、結膜炎、黃疸、上肢肌肉痙攣等病症，具有調理與保健功效。

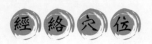
★ 少衝穴取穴與按摩 ★

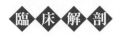
臨 床 解 剖

少衝

小指末節橈側，距指甲角0.1寸處。

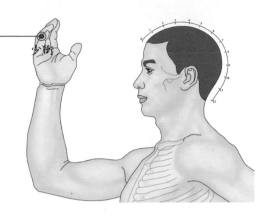

精 確 取 穴

手平伸，掌心向下；用另一手輕握小指，其大拇指指尖所及的小指指甲下緣，靠無名指側的邊緣處即是該穴。

功用　生發心氣、清熱熄風、醒神開竅

輔助治療的穴位
★熱病、昏迷　少衝配太衝、中衝、大椎

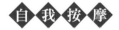
自 我 按 摩

彎曲大拇指，用指甲尖垂直掐按穴位，每日早晚各3~5分鐘，先左後右。

程度	拇指壓法	時間
適度		3~5 分鐘

第五章　手少陰心經經穴

139

第六章

手太陽小腸經經穴

手太陽小腸經是寧心安神、舒筋活絡的經穴，按摩這些經穴可疏通經氣，緩解疲勞。小腸經起於手小指尺側端，最後經由其支脈到達顴部，與足太陽膀胱經相接，主要循行於上肢、肩膀及頭部的地方。

《靈樞・經脈》中記載：「小腸手太陽之脈是主『液』所生病者：耳聾，目黃，頰腫，頸、頷、肩、臑臂、肘臂外後廉痛。」意即本經所屬腧穴，主治耳聾、目黃、面頰腫、頸部、頷下、肩胛、上臂、前臂的外側後邊痛等症。

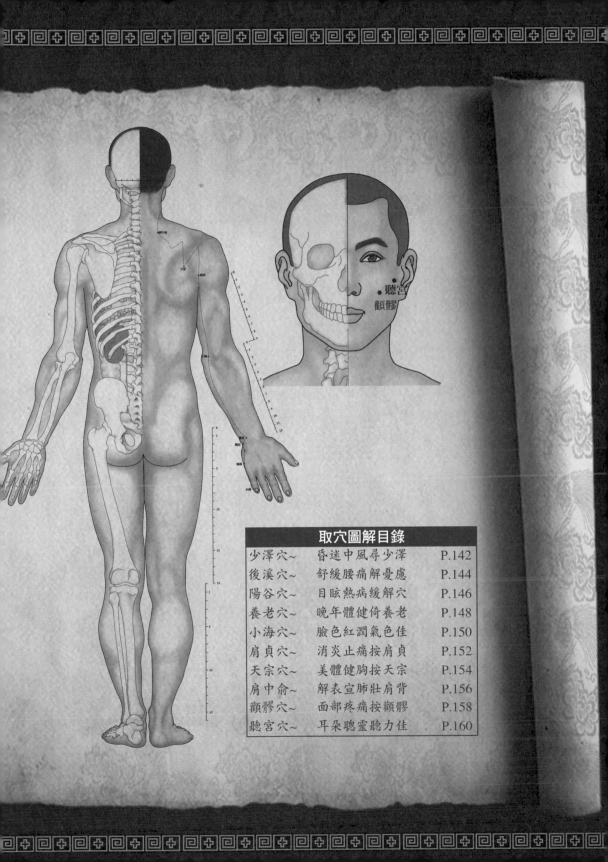

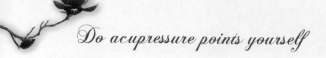

少澤穴～昏迷中風尋少澤

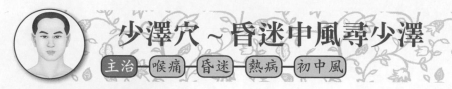

主治 — 喉痛 — 昏迷 — 熱病 — 初中風

此穴位名出自《靈樞·本輸》：「別名小吉、小結。少者小也，澤者潤也，心之熱出火府於小腸，故名少澤。」當感到喉嚨疼痛、吞嚥困難或中風昏迷時，只要用指甲稍微用力掐按此穴，就能快速解除咽喉疼痛，使血氣得以暢通，還能讓昏迷的患者甦醒。臨床研究指出，此穴對產婦少乳也具有療效。

命名：

少，陰、濁之意；澤，沼澤的意思。「少澤」意指此穴內的氣血物質為天部的濕熱水氣。因穴內有地部孔隙連通小腸經體內經脈，其物質為小腸經體內經脈外輸的經水，經水出體表後汽化為天部的水濕之氣，就像熱帶沼澤的汽化之氣般，故名。亦稱「小吉」、「少吉」。雖然本穴的物質是小腸經體內經脈的外輸濕熱水氣，但由於它從體內出體表後，水液汽化散去了較多熱量，因而成為天部水濕之氣後的溫度並不高，對於天部中的金性之氣來說是吉祥之事，故名為「小吉」、「少吉」。

部位：

位在手掌的小指末節尺側，距指甲角 0.1 寸。

主治：

(1) 用指甲掐按此處穴位，可立即消除咽喉腫痛。

(2) 對於初期中風、昏沉、不省人事的患者，可使氣血流通，有起死回生的作用。

(3) 長期掐按，對頭痛、目翳、短氣、肋間神經痛、前臂神經痛、頸項神經痛、耳聾、寒熱不出汗等症狀，具有良好的保健和調理功效。

(4) 可治療乳癰、乳汁少等乳疾。

(5) 在現代中醫臨床上，常利用此穴治療乳腺炎、乳汁分泌不足、神經性頭痛、中風昏迷、精神分裂等症狀。

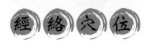

★ 少澤穴取穴與按摩 ★

臨床解剖

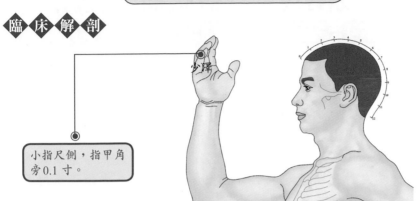

少澤

小指尺側，指甲角旁0.1寸。

精確取穴

一手掌面向下，並用另一手輕握小指，彎曲大拇指，指尖所及小指指甲外側下緣處即是該穴。

功用 醒神開竅、通絡止痛

輔助治療的穴位

★熱病、昏迷、休克　少澤配人中

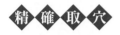

自我按摩

一手輕握另一手，彎曲大拇指，以指甲尖端垂直下壓，輕輕掐按穴位，每次1~3分鐘。

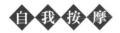

程度	拇指壓法	時間
輕		1~3 分鐘

後溪穴～舒緩腰痛解憂慮

主治—頭項強痛—腰背痛—手指及肘臂攣痛

此穴名最早見於《靈樞・本輸》。《醫宗金鑒》記載:「盜汗後,黐穴先砭。」後溪穴位於小腸經上,是人體奇經八脈的交會,與督脈相通,能瀉心火、壯陽氣、調頸椎、利眼目、正脊柱。在中醫臨床上,無論是人體頸椎出現問題,還是腰椎不適,或者眼部疾患,在治療時都會用到此穴,且保養效果非常明顯。此外,後溪穴對長期伏案工作或在電腦前長時間久坐所帶來的不利影響,具有調理作用。甚至平時缺乏運動的人,如果在走路或者搬抬重物時,不小心閃到了腰,這時用指甲掐按此穴,同時輕輕轉動痛處,有快速止痛的功效。

命名:

後,與前相對,指穴內氣血運行的人體部位為後背督脈之部;溪,穴內氣血運行的道路。「後溪」意指穴內氣血外行於腰背的督脈之部。本穴物質為前谷穴傳來的天部濕熱之氣,至本穴後,其外散的清陽之氣上行督脈,運行的部位為督脈所屬之部。此外,因本穴有清陽之氣上行督脈,故為督脈手太陽之會;在五行中,此穴屬木。

部位:

在人體的手掌尺側。微微握拳,於第五指掌關節後遠側,掌橫紋頭赤白肉際處。

主治:

(1) 能有效治療閃腰、腰痛、腰部急性扭傷、慢性腰部勞損等。

(2) 對頭痛、目赤、耳聾、咽喉腫痛、手指及臂肘痙攣也具有療效。

(3) 長期按壓此穴並配合針灸,能治療精神分裂、歇斯底里、肋間神經痛等疾患,對盜汗、落枕也具有緩解作用。

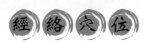

★ 後溪穴取穴與按摩 ★

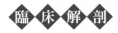 臨 床 解 剖

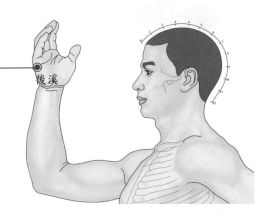

> 微握拳，第五指掌關節
> 後尺側，掌橫紋頭赤白
> 肉際處即是。

後溪

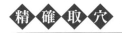 精 確 取 穴

> 伸臂屈肘，掌向頭，上臂與下臂
> 約呈45度角。輕握拳，手掌感情
> 線之尾端在小指下側邊凸起如一
> 火山口狀處即是該穴。

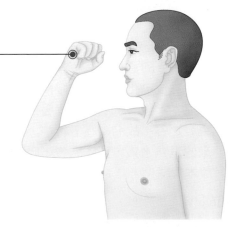

（功用）通絡、活血、止痛

（輔助治療的穴位）
★頸項強直、落枕　後溪配天柱
★耳鳴、耳聾　後溪配翳風、聽宮
★急性腰扭傷　後溪配人中
★頸痛　後溪配列缺、懸鐘

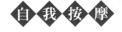 自 我 按 摩

　　一手輕握拳，以另一手
輕握其握拳之掌背，彎曲大
拇指，垂直向著掌心方向下
壓穴位，每次掐按1~3分鐘。

程度	拇指壓法	時間
適度	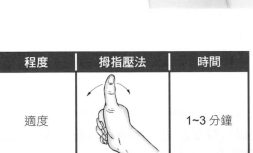	1~3 分鐘

第六章　手太陽小腸經經穴

145

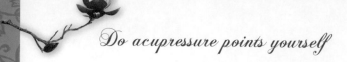

陽谷穴～目眩熱病緩解穴

主治－頭痛－目眩－耳鳴－熱病－癲癇

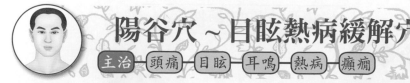

衰老是人體的自然生長規律，但透過調養可延緩老化，延年益壽；其中一法就是按摩陽谷穴，可疏通經絡，調和營衛，使氣血得以順暢運行，促進人體新陳代謝，協調臟腑功能，有效增強機體的抗病能力。長時間伏案看書者，若感到頭暈眼花，按摩此處穴位能夠明目安神。此外，持續按壓陽谷穴，對於經常性耳鳴之人，也具有良好療效。

> **名詞小博士**
> 營衛：語出《內經‧靈樞》，為營氣和衛氣的合稱。營行脈中，具有營養全身的作用；衛行脈則具有捍衛軀體的功能。

命名：

陽，陽氣的意思；谷，指兩山所夾空虛之處。「陽谷」意指小腸經氣血在此吸熱後，化為天部的陽熱之氣。其穴內物質是腕骨穴傳來的濕熱水氣，到達本穴後，水氣進一步吸熱汽化上行更高的天部層次，本穴如同陽氣的生發之谷，故名。在五行中，此穴屬火。因為本穴的氣血物質為腕骨穴傳來的濕熱水氣，至本穴後，吸熱脹散，其氣上炎天部，有火的炎上特徵，故本穴屬火。

部位：

位在人體的手腕尺側，於尺骨莖突與三角骨之間的凹陷處。

主治：

(1) 此穴具有明目安神，通經活絡的作用。

(2) 經常按壓此穴，對精神神經系統疾病具有一定療效，如精神病、癲癇、肋間神經痛、尺神經痛等。

(3) 經常按壓能治療神經性耳聾、耳鳴、口腔炎、齒齦炎、腮腺炎等疾病。

(4) 對頭痛、目眩、熱病、腕痛，都具有緩解作用。

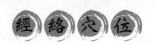

★ 陽谷穴取穴與按摩 ★

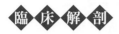 臨 床 解 剖

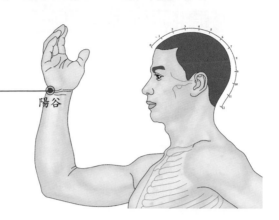

陽谷

手腕尺側，尺骨莖突與三角骨之間的凹陷中。

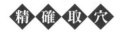 精 確 取 穴

屈肘，手背朝上，另一手四指輕托手臂，大拇指置於小指側之手腕附近的骨頭突出處的上方凹陷中，則拇指所在處即是該穴。

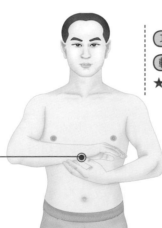

功用 明目安神、通經活絡

輔助治療的穴位

★腕痛 陽谷配陽池

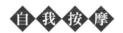 自 我 按 摩

屈肘側腕，以大拇指指腹按壓穴位，並做圈狀按摩，每次1~3分鐘。

程度	拇指壓法	時間
適度		1~3 分鐘

第六章 手太陽小腸經經穴

養老穴～晚年體健倚養老

主治—目視不明—肩、背、肘、臂酸痛

如果睡眠姿勢不佳，枕頭過高或過低，容易使得頸部肌肉因長期過分牽拉而導致落枕；或因頸部肌肉扭傷，或因偶感風寒，使得局部經脈氣血阻滯，導致頸項強直，此時按摩養老可達到舒緩之效。另外，晚上睡覺時有些人總是不斷被尿意喚醒，但卻排不出來，或者只有一點點尿液；而有些則是表現為頻尿，夜晚經常上廁所，使得睡眠品質差，容易導致白天疲累、精神不濟等，透過按壓養老能獲得緩解。此外，若視力和聽力漸漸模糊不清，上下樓梯時也覺得腳和膝蓋關節施力較困難，代表人體已逐漸老化；有此上述症狀者，皆可按摩養老穴進行調節。養老穴可調氣活血，舒筋散寒，通絡止痛，解決經脈循行部位的急性疼痛等病症。

命名：

養，生養、養護的意思；老，與少、小相對，長者為尊。「養老」意指此處穴位對老年人容易罹患的各種疾病有益。由於小腸的功能是吸收水穀所化之精氣供養全身，同時因此穴可治療目視不明、耳閉不聞、肩臂疼痛、手腳不能自如等老年病，故被視為供養、調治老年人疾病的重要穴位，因得此名。

部位：

屈肘，手掌心向胸，尺骨小頭近端橈側凹陷中即是。

主治：

(1) 長期按摩此穴，對老年人身體器官退化、衰老等各種疾病具有療效。

(2) 能夠治療目視不清，肩、背、肘、臂等部位的酸痛，以及呃逆、落枕、腰痛等疾病。

(3) 可舒筋、通絡、明目，對身體具有良好的保健和調理作用。

(4) 針對腦血管疾病也具有療效。還能治療急性腰扭傷、近視等。

★ 養老穴取穴與按摩 ★

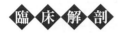臨　床　解　剖

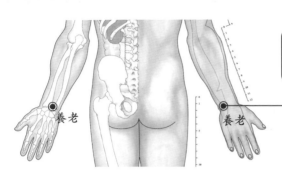

前臂背面尺側，於尺骨小頭近端橈側凹陷中即是。

養老

養老

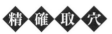精　確　取　穴

掌心向下，用另一手食指按在尺骨小頭的最高點上；將掌心轉向胸部，手指滑入的骨縫中即是該穴。

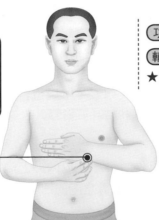

功用　清頭明目，舒筋活絡

輔助治療的穴位

★目視不明　養老配太衝、足三里

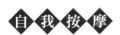自　我　按　摩

舉臂屈肘，手掌心朝向顏面，以另一手食指指尖垂直向下按揉穴位，每次左右各1~3分鐘。

程度	摩揉法	時間
適度		1~3 分鐘

第六章　手太陽小腸經經穴

149

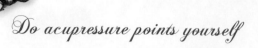

小海穴～臉色紅潤氣色佳

主治 — 小腸吸收營養不佳 — 造血功能障礙 — 貧血

在中國古代醫典中，對小海穴具有不少描述。《針灸甲乙經》云：「風眩頭痛，小海主之。主瘰，背脊振寒。」《銅人》云：「治寒熱，齒齦腫。」《大成》云：「主肩臑，肘臂外後廉痛。」若面部經常氣色不佳、貧血，在下蹲而後站立時容易感到眼前昏黑、有眩暈感者，長期按壓此穴，對於小腸的營養吸收，臉部的氣血循環等，將產生改善作用。

命名：

小，與大相對，為陰也；海，指穴內氣血場覆蓋的範圍廣闊如海。由於小腸與胃相連，胃為水穀之海，又以六經為川，腸胃為海，因而此穴是小腸經脈氣匯合之處，將其比喻為小腸之海，其氣血場的範圍極大，故名。本穴物質為支正穴傳來的天部之氣，至本穴後呈聚集之狀，其天部之氣以雲氣的方式存在，覆蓋的範圍巨大如海，所以也含有一定的水濕。由於此穴是小腸經經氣的匯合之處，氣血物質的運行緩慢，故在五行中屬土。

部位：

位在人體的肘內側，於尺骨鷹嘴（位於內外上髁之間，又稱肘骨）與肱骨（位於上臂，又稱上臂骨）內上髁之間的凹陷處。

主治：

(1) 小腸營養吸收不佳，有造血功能障礙，以及貧血等疾病，可透過按摩此穴得到緩解。

(2) 長期按壓，對於肘臂痛，肩、肱、肘、臂等部位的肌肉痙攣，以及尺神經痛、頷腫頸痛、頭痛、眼瞼充血、聽覺麻痺、寒熱齒齦腫、下腹痛、四肢無力等病症，具有良好的調理和保健功效。

(3) 現代中醫臨床中，多用於治療麻痺、齒齦炎、癲癇、精神分裂症、**舞蹈病**等疾病。

> **名詞小博士**
> 舞蹈病：為急性風濕熱中的神經系統症狀。容易出現注意力不集中，肢體障礙；且身體會不自主的運動等症。

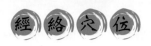

★ 小海穴取穴與按摩 ★

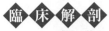

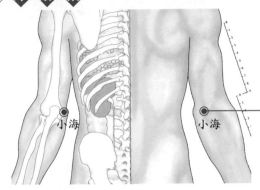

肘內側，於尺骨鷹嘴
與肱骨內上髁之間的
凹陷處。

小海　　　　小海

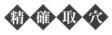

伸臂屈肘，掌心向頭，
上臂與前臂約成90度。
另一手輕握肘尖，大拇
指指腹所在兩骨間即是
該穴。

肘尖

功用　潤腸補氣、活血通絡、清熱消炎

輔助治療的穴位

★肘臂疼痛　小海配手三里

★頰腫、牙齦炎、咽喉炎　小海配合
　谷、頰車

第六章　手太陽小腸經經穴

自我按摩

以大拇指指腹垂直觸壓
揉按穴位，每次左右各1~3
分鐘。

程度	拇指壓法	時間
適度	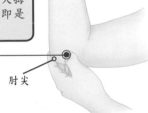	1~3分鐘

肩貞穴～消炎止痛按肩貞

主治 — 肩臂疼痛 — 瘰癧 — 耳鳴 — 肩關節周圍炎

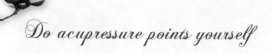

此穴位出自《素問・氣穴論》。現代人由於長期習慣在電腦前久坐不動，或者長時間伏案工作，再加上缺乏運動，久而久之雙肩便容易血脈運行不暢，致使肌肉僵硬、肩膀疼痛難忍。此時，若再忽略休息與調理，或者肩膀疼痛不給予及時治療，自然而然就會罹患肩周炎等疾病。

此外，由於經血不暢，病患還會時常感到雙手手臂麻木等不適。事實上，在人體的肩部有一穴位為肩貞穴，若能持續按壓，可使肩膀疼痛的症狀得到緩解，對肩周炎也具有一定的治療效果。

命名：

肩，指穴位在肩部；貞，在中國古代是指貞卜、問卦的意思。「肩貞」意指小腸經氣血由此上行陽氣所在的天部層次。其穴位物質為小海穴蒸散上行的天部之氣，上行到本處穴位後，此氣冷縮、量少、勢弱，於是氣血物質的火熱之性對天部層次的氣血影響作用便不明確，如同需要問卜求卦一般，故名。

部位：

位在肩關節的後下方，手臂內收時，腋後縱紋頭上1寸處。

主治：

(1) 按壓此穴，具有醒腦聰耳，通經活絡的作用。

(2) 長期按壓，對肩胛疼痛、手臂不舉、上肢麻木以及肩關節周圍炎等病症，具有療效。

(3) 對腦血管病後遺症、頸淋巴結結核、頭痛等病症都具有治療效果。

(4) 針對耳鳴、耳聾、齒疼、瘰癧等症，按壓此穴也可產生療效。

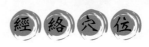

★ 肩貞穴取穴與按摩 ★

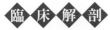 臨床解剖

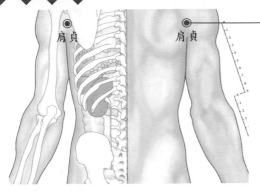

肩貞　肩貞

人體的肩關節後下方,手臂內收時,腋後縱紋頭上1寸處。

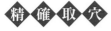 精確取穴

雙臂互抱,雙手伸向腋後,中指指腹所在的腋後縱紋頭上的穴位即是。

功用　清頭聰耳,通經活絡

輔助治療的穴位
★肩周炎　肩貞配肩髃、肩膠
★上肢不遂　肩貞配肩膠、曲池、肩井、手三里、合谷

自我按摩

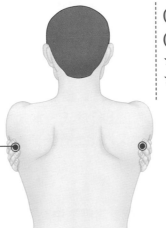

以中指指腹按壓穴位,每次左右各約1~3分鐘。

程度	中指折疊法	時間
適度		1~3分鐘

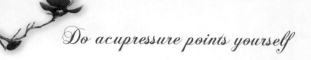

天宗穴～美體健胸按天宗

主治─乳房痛─乳汁分泌不足─胸痛─肩膀酸痛

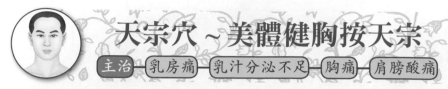

　　針對天宗穴，中國醫學古籍均有記載。《針灸甲乙經》云：「在秉風後大骨下陷者中」；「肩重，肘臂痛不可舉，天宗主之。」《銅人》云：「肩胛痛，臂肘外後廉痛，頰頷腫。」《循經考穴編》曰：「當是肩板骨下陷中。」清代高士宗在《黃帝內經素問直解》中說：「肩解下三寸，兩天宗穴，相去秉風三寸。」從上述可知，古人在醫典中，已經對天宗穴有了非常詳細的記述。據其表示，凡遇到肩重肘臂重不可舉、胸肋支滿、頰頷腫、肩胛痛、背痛時，按壓此穴可緩解病情。在近代醫學中，中醫學者還利用此穴治療女性乳腺炎、乳腺增生、產後乳少，以及肩關節周圍炎、落枕、慢性支氣管炎等疾病。

命名：

　　天，指穴內氣血運行的部位為天部；宗，祖廟、宗仰、朝見的意思；「天宗」意指小腸經氣血由此汽化上行於天。本穴物質為臑俞穴傳來的冷降地部經水，到達本穴後，經水又汽化上行天部，猶如朝見天部一般，故名。

部位：

　　位在肩胛骨崗下窩的中央，或者肩胛崗中點下緣下 1 寸處。

主治：

(1) 按壓此穴，具有疏通肩部經絡，活血理氣的作用。

(2) 是治療女性急性乳腺炎、乳腺增生的特效穴。按摩此穴，對於乳房疼痛、乳汁分泌不足、胸痛也有明顯療效。

(3) 按壓此穴，能治療肩胛疼痛、肩背部損傷、上肢不能舉等局部疾病。

(4) 長期揉按，還對氣喘、頰頷腫等病症具有改善作用。

(5) 現代中醫臨床利用此處穴位治療肩關節周圍炎、慢性支氣管炎等。

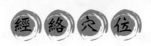

★ 天宗穴取穴與按摩 ★

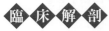 臨 床 解 剖

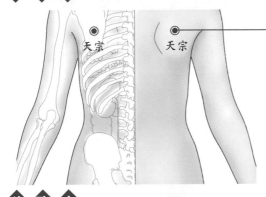

天宗

天宗

肩胛骨崗下窩中央凹陷處，約肩胛崗下緣與肩胛下角之間的上1/3折點處。

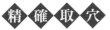 精 確 取 穴

肩胛骨

以對側手，由頸下過肩，手伸向肩胛骨處，中指指腹所在的肩胛骨崗下窩的中央處即是該穴。

功用 通絡活血、消炎止痛

輔助治療的穴位

★肩胛疼痛　天宗配秉風，或天宗配肩外俞

★乳癰：天宗配膻中、足三里

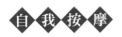 自 我 按 摩

以中指指腹按揉，每次先左後右（或雙側同時）各1~3分鐘。

程度	中指折疊法	時間
適度		1~3 分鐘

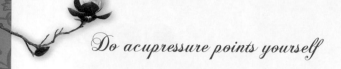
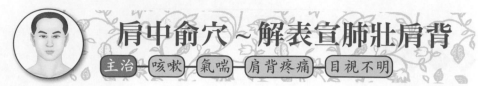

肩中俞穴～解表宣肺壯肩背

主治 — 咳嗽 — 氣喘 — 肩背疼痛 — 目視不明

　　此穴位名出自《針灸甲乙經》。關於其具體位置，在《醫學入門》中指出「大杼旁二寸」，《針灸集成》為「肩外俞上五分」；與天宗穴等穴之療效相同，此穴對於肩背疼痛、咳嗽等疾病，具有調理作用。

　　若因長久坐著看書、寫字、打電腦而感到肩背酸軟、疼痛，此時按摩肩中俞可舒筋活血，使肩部氣血的運行得到改善，緩解肩背疼痛的狀況。關於此穴作用，在古代醫典中也有非常詳細的記載，《銅人》云：「治寒熱目視不明。」《大成》云：「主咳嗽，上氣唾血。」《循經考穴編》曰：「寒熱勞嗽，肩胛痛疼。」以此說明肩中俞穴治療咳嗽、看不清楚的功效。

命名：

　　肩，指此處穴位在肩胛部；中，指肩脊中穴部；俞，輸的意思。「肩中俞」意指人體胸腔內部的高溫水濕之氣從本穴外輸小腸經。而此穴位處肩脊中穴部，內部為胸腔，因其有地部孔隙與胸腔相通，而胸腔內的高溫水濕之氣從本穴外輸流入小腸經，故名。

部位：

　　在人體背部，於第七頸椎棘突下，旁開2寸處。

主治：

(1) 長期按壓，具有解表宣肺的功能。

(2) 可有效治療呼吸系統的疾病，如支氣管炎、哮喘、咳嗽、支氣管擴張、吐血等。

(3) 對視力減退、目視不明、肩背疼痛等症狀，具有明顯的改善作用。

(4) 肩中俞配肩髎、外關，有舒筋活絡、止痛的作用，還能治療肩背疼痛、肩周炎。

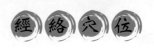

★ 肩中俞穴取穴與按摩 ★

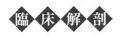
臨 床 解 剖

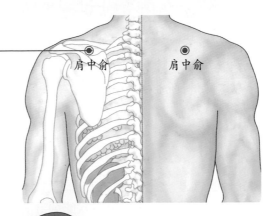

肩中俞　　　　肩中俞

背部第七頸椎棘突下，
旁開 2 寸處即是。

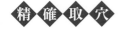
精 確 取 穴

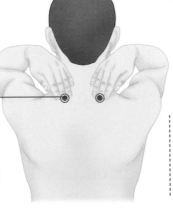

雙手手心朝向顏面，
沿脖頸處，伸向背
部，小指靠著頸項，
則中指指腹所在處即
是該穴。

功用　解表宣肺

輔助治療的穴位

★肩背疼痛　肩中俞配肩外
　　　　　　俞、大椎

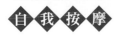
自 我 按 摩

程度	中指折疊法	時間
適度		1~3 分鐘

以中指指腹按壓穴位，每
次左右各約 1~3 分鐘。

第六章　手太陽小腸經經穴

157

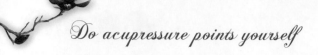

顴髎穴～面部疼痛按顴髎

主治 — 眼部疾病 — 上頜牙痛 — 三叉神經痛

當眼皮和下眼袋無來由的不自主跳動，或者受了風寒後，引起顏面神經麻痺、痙攣、疼痛，以及三叉神經疼痛時，只要按壓此穴，就能使情況得到改善。此穴位名出自《針灸甲乙經》。在《備急千金要方》中，此穴被說成是「權髎」，別名為「兌骨」。

命名：

顴，顴骨的意思，指穴位所在的部位；髎，孔隙的意思。「顴髎」意指小腸經氣血在此冷降歸地，並由本穴的地部孔隙內走小腸經體內經脈，故名。該穴也稱「兌骨」、「兌端」。「兌骨」意指此穴的氣血物質為天部的涼濕水氣。「兌端」則指此穴的氣血性涼，運行到了小腸經的最高點，故延伸出此兩者穴名。

部位：

位於人體面部，顴骨尖處的下緣凹處，大約與鼻翼下緣齊平，即於目眥直下，顴骨下緣凹陷處。

主治：

(1) 在中醫臨床醫學及針灸中，此穴用以治療各種眼睛疾病，也是用來進行面部美容的特效穴。

(2) 長期按壓，能有效緩解魚尾紋及臉部皺紋的產生，達到肌膚緊緻之效。

(3) 對於眼部美容，如黑眼圈、眼睛酸痛疲勞，甚至臉部浮腫皆能透過按壓此穴改善。

(4) 此穴對於治療上頜牙痛，具有非常明顯的效果。

(5) 長期按壓此穴，對於三叉神經痛、顏面神經麻痺，以及痙攣（口眼歪斜），眼瞼跳動等疾病，具有調理和保健功效。

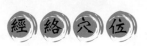

★ 顴髎穴取穴與按摩 ★

臨 床 解 剖

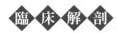

於面部的目眥直下，顴骨下緣凹陷處。

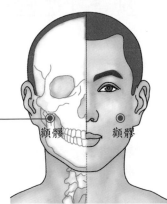

顴髎　　顴髎

精 確 取 穴

正坐，目視前方，口唇稍微張開。舉雙手，指尖朝上，掌心朝向面頰，大拇指指腹放在臉頰兩側，由下向上推至顴骨尖處的下緣凹陷，約與鼻翼下緣平齊處即是該穴。

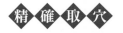

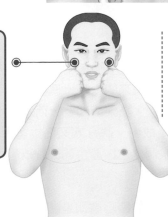

功用　通絡明目、活血止痛

輔助治療的穴位

★口歪　顴髎配地倉、頰車
★齒痛　顴髎配合谷

自 我 按 摩

以大拇指指尖垂直按壓穴道，力道稍由下往上輕輕揉按，每次左右（或雙側同時）約1~3分鐘。

程度	拇指壓法	時間
適度		1~3 分鐘

第六章　手太陽小腸經經穴

聽宮穴 ~ 耳朵聰靈聽力佳

主治 — 耳鳴 — 耳聾 — 中耳炎 — 牙痛 — 癲狂癇

據《針灸銅人》記載:「治耳聾如物填塞,無所聞等。」可見聽宮穴對耳疾之療效。此外,耳鳴、重聽、聽力障礙等症狀,只要長期按壓聽宮穴,就能有效獲得改善。依據《針灸甲乙經》和《醫學入門》表示,此穴位在「耳前珠子旁」;據《圖考》記載則於「耳門之前」。《針灸新療法與侁理作伍》的編者黃學龍曾說:「聽宮在聽會、頰車之間。余思過去經驗,似以開口取聽宮為宜,刺三分,灸三壯。」藉此說明針灸聽宮穴對人體的療癒作用。

命名:

聽,聞聲;宮,宮殿。「聽宮」意指小腸經體表經脈的氣血由本穴走入體內經脈。本穴物質為顴髎穴傳來的冷降水濕雲氣,至本穴後,水濕雲氣化雨降地,降雨強度比顴髎穴大,猶如能聞聲,而注入地之地部的經水又如同流入水液所處的地部宮殿,故名。聽宮穴又名「多聞」、「多所聞」,意思是此穴氣血流入地之地部為空洞之處,產生的回聲既響又長,因得此名。

部位:

位在耳珠正中前,張口後的凹陷處即是。

主治:

(1) 此穴主要治療與耳朵及聽覺有關的各種疾病,如耳鳴、耳聾、中耳炎、外耳道炎等。

(2) 長期按摩,對於治療失聲、牙齒疼痛、癲癇、心腹痛、三叉神經疼痛、頭痛、目眩頭暈等病症,具有良好效果。

(3) 長期按壓此穴,對疏通經絡、開通耳竅、止痛皆能產生療效。

★ 聽宮穴取穴與按摩 ★

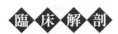

臨床解剖

位於面部，耳珠前，下頜骨髁狀突的後方，張口時呈凹陷處即是。

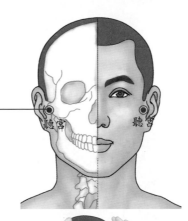

聽宮　聽宮

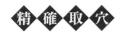

精確取穴

正坐，目視前方，口微微張開。舉雙手，指尖朝上，掌心向前。將大拇指指尖置於耳珠前凹陷正中處，則其指尖所在處即是該穴。

功用　清頭聰耳、寧神止痛

輔助治療的穴位

★耳鳴、耳聾　聽宮配翳風、中渚

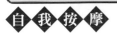

自我按摩

以大拇指指尖輕輕揉按，每次左右（或雙側同時）各約1~3分鐘。

程度	拇指壓法	時間
適度		1~3分鐘

第七章

足太陽膀胱經經穴

　　足太陽膀胱經是十四條經絡中最長的一條經脈，幾乎貫穿整個身體。其運行著人體的重要體液，因而關係到全身健康。此經脈起於內眼角睛明穴，止於足小趾端至陰穴，循行經過頭、頸、背部、腿足部。

　　《靈樞·寒熱病》中提到：「足太陽有通項入於腦者，正屬目本，名曰眼系。頭目苦痛，取之在項中兩筋間。入腦乃別陰蹻、陽蹻，陰陽相交，陽入陰，陰出陽，交於目銳眥，陽氣盛則瞋目，陰氣盛則瞑目。」本經腧穴主治泌尿生殖、精神神經、呼吸、循環、消化等系統的病症及本經所經過部位的不適症，如癲癇、頭痛、目疾、鼻病、遺尿、小便不利及下肢後側部位的疼痛等症。

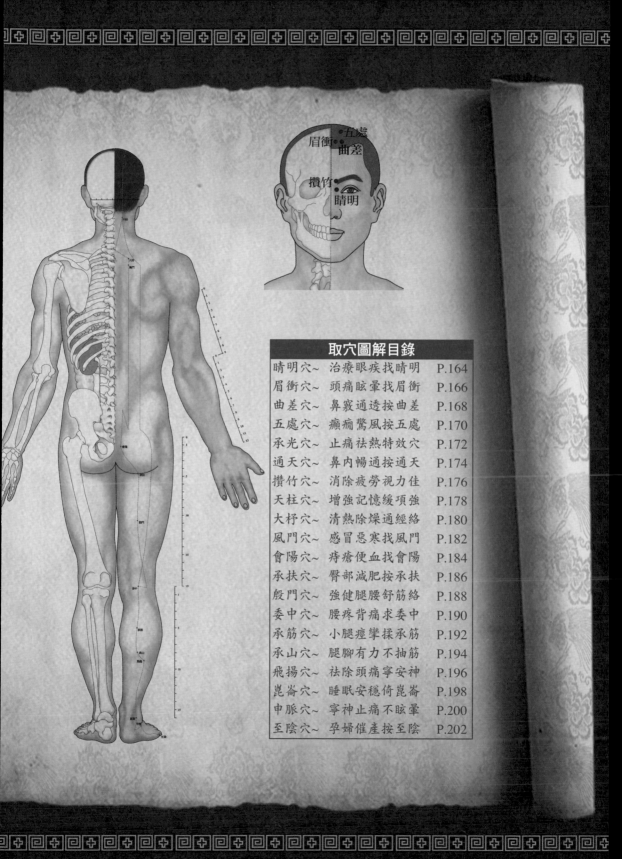

五處
眉衝
曲差
攢竹
睛明

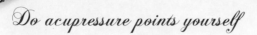

睛明穴 ~ 治療眼疾找睛明

主治 — 急慢性結膜炎 — 眼睛充血紅腫 — 假性近視

「睛明」出自《針灸甲乙經》，屬於足太陽膀胱經。據文獻考證，其最早見於《素問・氣府論》，可治療各種眼病、面癱、呃逆、急性腰扭傷等症。在《腧穴學》中，載明此穴可主治十一種病症，其中十種為眼病，故經常按摩睛明穴，不但對老花眼具有療效，而且還能治療輕度近視，對中高度近視也有保養作用。當發現視力不佳，眼前如有薄霧、雙眼畏光、迎風流淚、眼睛酸澀、雙眼紅腫等不適症狀，只要經常按摩此穴，就能有所改善。

命名：

睛，指穴位所在的部位及穴內氣血的主要作用對象為眼睛；明，光明的意思。「睛明」意指眼睛接受膀胱經的氣血而變得光明。此穴是太陽膀胱經上的第一穴位，氣血來自體內膀胱經的上行氣血，是體內膀胱經吸熱上行的氣態物所化之液，亦即血。此穴是將膀胱經之血提供給眼睛，眼睛受血而能視，變得明亮清澈，故名。亦稱為「目內眥」、「淚孔」、「淚空」、「淚腔」、「目眥外」。

部位：

位在眼頭外0.1寸處，鼻樑旁的凹陷位置。

主治：

(1) 此穴是主治所有眼病的關鍵穴位，對眼睛具有鎮痛、消腫、止淚、止癢與去眼翳的作用，可明亮眼睛。

(2) 按摩此穴，可緩解急慢性結膜炎、眼睛充血紅腫的症狀。

(3) 長期按摩，對假性近視、輕度近視、散光、老花眼、夜盲症、早期輕度白內障、迎風流淚等眼疾，具有明顯的調理、改善和保養作用。

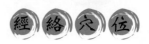

★ 睛明穴取穴與按摩 ★

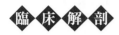

面部，距目內眥角上方 0.1 寸的凹陷處即是。

睛明　睛明

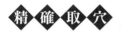

正坐，輕閉雙眼，雙手手指交叉，八指指尖朝上，將大拇指置於鼻樑旁與內眼角的中點，則大拇指指尖所在處即是。

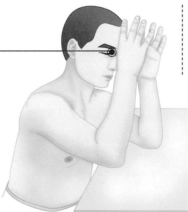

功用　降溫除濁

輔助治療的穴位

★視目不明　睛明配球後、光明

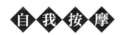

用大拇指指甲尖輕掐穴位，在骨頭上輕輕前後刮揉，每次左右（或雙側同時）各 1~3 分鐘。

程度	拇指壓法	時間
輕		1~3 分鐘

第七章　足太陽膀胱經經穴

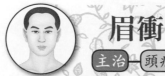

眉衝穴 ~ 頭痛眩暈找眉衝

主治 — 頭痛 — 眩暈 — 鼻塞 — 癲癇

此穴位出自《脈經》，屬足太陽膀胱經。據《針灸資生經》記載：「眉衝二穴，一名『小竹』，當兩眉頭直上入髮際是。」並載明此穴能治療頭痛、鼻塞等疾患，由此可見中國古代醫家對眉衝穴之功效已有詳細考證。在日常生活中，因風寒而出現頭痛、鼻塞等不適症，或當感到眩暈的時候，輕輕按揉眉衝穴，可使病情得到緩解。

命名：

眉，眼眶上方的毛髮，意即眉毛，其色黑，在此指穴內的氣血物質為寒冷的水濕之氣；衝，衝射的意思。「眉衝」是說來自膀胱經的氣血在此穴吸熱向上衝行。本穴的氣血是從攢竹穴傳來的水濕之氣，上行到本穴後，散熱冷縮；後又受外部傳來之熱，使寒冷水氣脹散，其脹散之氣便沿著膀胱經向上衝行，故名。

眉衝亦稱為「小竹」、「星穴」。前者是指穴位內的氣血特徵，因攢竹穴傳來的水濕之氣相對於頭部其他經脈的氣血來說，溫度較低，即使在本穴吸熱上行，氣血量也不大，如同纖細的小竹一般，故稱。後者則指穴位如同遙遠的星辰般渺小，故有「星穴」之稱。

部位：

位在人體的頭部，攢竹穴直上入髮際0.5寸處，於神庭穴與曲差穴的連線之間。

主治：

(1) 按摩眉衝穴，具有寧神通竅、止痛通絡的作用。
(2) 可治療頭痛、眩暈、鼻塞、癲癇等疾病

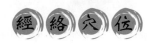

★眉衝穴取穴與按摩★

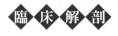

臨 床 解 剖

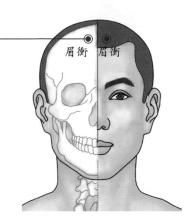

眉衝　眉衝

人體的頭部，攢竹穴直上入髮際0.5寸，神庭穴與曲差穴的連線之間即是。

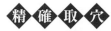

精 確 取 穴

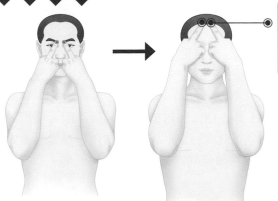

雙手中指伸直，其他手指彎曲，將中指指腹放在眉頭邊緣處；沿直線向上推，使指腹入髮際，則指尖所在處即是該穴。

功用 寧神通竅、止痛通絡

輔助治療的穴位

★頭痛　眉衝配太陽

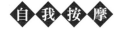

自 我 按 摩

以中指指腹揉按穴位，每次左右各1~3分鐘。

程度	中指折疊法	時間
適度		1~3 分鐘

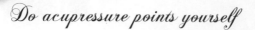

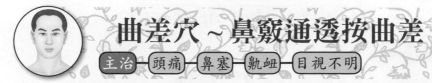

曲差穴～鼻竅通透按曲差

主治—頭痛—鼻塞—衄衊—目視不明

此穴出自《針灸甲乙經》，屬足太陽膀胱經，根據文獻記載曲差穴的功效為「主目不明，衄衊，鼻塞，鼻瘡，心煩滿，汗不出，頭頂痛，項腫，身體煩熱」等症，與眉衝穴的療效一樣，曲差穴對鼻塞、頭痛、目視不明也具有良好的治療功效。此外，本穴對鼻疾也有特殊療效，例如鼻塞、流鼻涕、鼻炎等。若感到鼻子不適，或出現鼻塞不通、不斷流鼻涕等症狀，此時只需揉按曲差穴，就能舒緩病情。

命名：

曲，隱密的意思；差，派遣之意。「曲差」意指膀胱經氣血由此穴輸送到頭上的各個部位。其穴內物質是由眉衝穴傳來的水濕之氣，到達此穴後，進一步吸熱脹散，並輸送至頭上各部位；但因其氣血水濕成分少，呈若有若無之狀，故名。

另有一名為「鼻衝」；鼻，主肺，指穴位內的物質為氣；衝，衝行的意思。「鼻衝」意指穴位內的氣血運行為衝行之狀。因其穴內物質是眉衝穴傳來的水濕之氣，在此穴進一步吸熱脹散後向穴外衝行，故得此名。

部位：

位於人體頭部，於前髮際正中直上0.5寸，旁開1.5寸處即是。

主治：

(1) 按摩曲差穴，能夠清熱降濁，通竅明目。

(2) 經常按摩對頭痛、鼻塞、衄衊、目視不明等疾患，具有良好的調理、改善與治療作用。

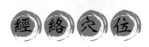

★ 曲差穴取穴與按摩 ★

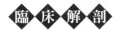 **臨 床 解 剖**

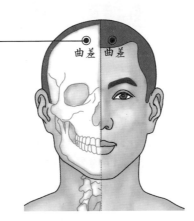

曲差　曲差

人體頭部，前髮際正
中直上0.5寸，旁開
1.5寸處即是。

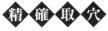 **精 確 取 穴**

髮際

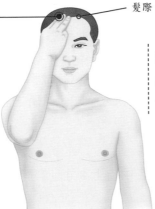

一手掌心向頭面，
中間三指併攏，其
他兩指彎曲，無名
指指腹入前髮際，
放在髮際正中處，
則食指指尖所在位
置即是該穴。

功用 清熱降濁、通竅明目

輔助治療的穴位

★頭痛、鼻塞　曲差配合谷

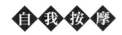 **自 我 按 摩**

以食指指腹按壓穴位，
每次左右各1~3分鐘。

程度	食指壓法	時間
適度		1~3 分鐘

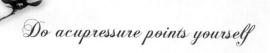
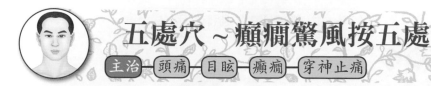

五處穴～癲癇驚風按五處

主治─頭痛─目眩─癲癇─寧神止痛

此穴位名出自《針灸甲乙經》，在《醫學入門》中作「巨處」，屬足太陽膀胱經。此穴功效與眉衝、曲差相似，主治頭痛、目眩、目視不明等疾患。倘若因摔跤而感到頭暈眼花，或者眼前總是模糊不清，經常按揉此穴能產生療效。根據古籍記載，《銅人》云：「治頭風，目眩。」《大成》云：「主目不明。」藉此說明五處穴針對頭痛、目眩的特殊療效。

命名：

五，指東、南、西、北、中五個方位；處，處所的意思。「五處」意指此穴的氣血來自頭上各部位。本穴氣血原應由曲差穴提供，但因曲差穴的氣血受熱後散於膀胱經之外，所以基本上並不會有物質再傳入本穴；於是，其穴內氣血就由頭上各部位的氣血匯入，故稱「五處」。

五處亦稱為「巨處」。巨，指巨大；處，處所之意。「巨處」意指此處穴位的氣血來自穴外的廣闊天部，故名。

部位：

位在人體頭部，於前髮際正中直上 1 寸，旁開 1.5 寸處（上星穴旁 1.5 寸處）。

主治：

(1) 按摩此穴，具有寧神止痛、活血通絡的作用。

(2) 長期按摩能有效治療頭痛、目眩、癲癇等疾病。

(3) 揉按此穴能迅速緩解小兒驚風的症狀，幫助孩子及時得到救治。

名詞小博士
小兒驚風：為小兒心熱肝盛，觸驚受風而引起的驚厥、抽搐等症狀。

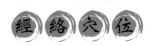

★ 五處穴取穴與按摩 ★

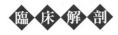臨床解剖

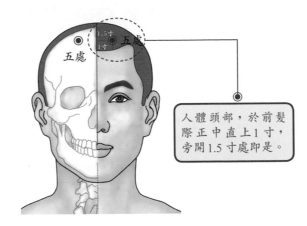

五處

1.5寸
1寸　五處

人體頭部，於前髮際正中直上1寸，旁開1.5寸處即是。

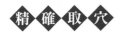精確取穴

一手的食、中、無名三指併攏，其他兩指彎曲，掌心向頭面，無名指第一關節全入髮際，並置於髮際上的正中處，則食指指尖所在之處即是該穴。依此法找出另一穴位。

功用 寧神止痛、活血通絡

輔助治療的穴位

★頭痛目眩　五處配合谷、太衝

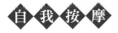自我按摩

以食指指腹按壓穴位，每次左右各1~3分鐘。

程度	食指壓法	時間
適度		1~3 分鐘

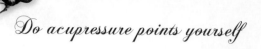

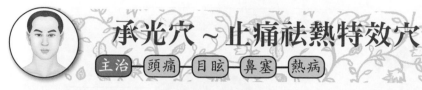

承光穴～止痛袪熱特效穴

主治—頭痛—目眩—鼻塞—熱病

在中國的醫學古籍中，承光在人體的取穴位置均有不同解說。《針灸甲乙經》作「在五處後二寸」，《備急千金要方》和《素問‧刺熱篇》中，均作「一寸」；《銅人腧穴針灸圖經》和《針灸資生經》中，作「一寸五分」。據醫典記載，此處穴位具有醫治風眩頭痛、欲嘔煩心、多流清鼻涕、鼻塞不聞香臭、口歪、目眩、目翳、青盲、目視不明等疾患。

此外，在從事長時間的忙碌工作，或者進行劇烈的運動之後，如果身體感到疲乏不堪，可藉由按摩承光穴，以舒緩身心。另外，在夫妻行房事之前，相互按摩承光穴，有助於使對方得到放鬆，並快速達到性興奮。關於此穴的作用，《針灸甲乙經》云：「熱病汗不出，青盲，遠視不明。」《銅人》云：「治風眩頭痛。」《大成》云：「主目生白翳。」以此說明承光對部分眼疾與舒緩頭痛有療效。

命名：

承，受的意思；光，亮、陽、熱的意思。「承光」意指膀胱經氣血在此穴進一步受熱脹散。本穴位物質是從五處穴傳來的涼濕水氣，到達本穴後受熱脹散，猶如承受熱一般，故名。

部位：

位在人體頭部，於前髮際正中直上2.5寸，旁開1.5寸處（五處穴上1.5寸處）。

主治：

(1) 按摩此穴，具有清熱明目、袪風通竅的作用。

(2) 對頭痛、目眩、鼻塞、熱病具有特殊療效。

(3) 長期按壓此穴，對面部神經麻痺、角膜白斑、鼻息肉、鼻炎、內耳眩暈症等疾病，具有明顯的治療和調理作用。

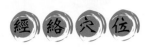
★ 承光穴取穴與按摩 ★

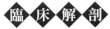

臨 床 解 剖

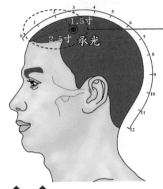

1.5寸
2.5寸 承光

人體頭部，於前髮際
正中直上2.5寸，旁
開1.5寸處（五處穴
上1.5寸處）即是。

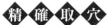

精 確 取 穴

功用 清熱明目、祛風通竅

輔助治療的穴位

★頭痛 承光配百會

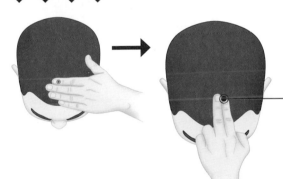

左手四指併攏，大拇指翹起，
將小指放在前髮際正中處，找
出食指指腹所在位置，以此為
基點；再把左手中指與食指併
攏，中指指腹放在基點處，則
食指指尖所在處即是該穴。依
此法找出另一穴位。

自 我 按 摩

以食指指腹按壓穴位，
每次左右各1~3分鐘。

程度	食指壓法	時間
適度		1~3 分鐘

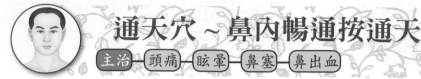

通天穴～鼻內暢通按通天

主治─頭痛─眩暈─鼻塞─鼻出血

根據古籍記載,《針灸甲乙經》曰:「頭頂痛重,通天主之。」《銅人》曰:「治偏風口渴。」以上皆載明此穴對人體的療癒作用。通天穴為一人體重要穴位,能治療多種疾病,如鼻塞、鼻瘡、虛脫、眩暈等,長期按摩此穴,能達到舒緩作用。

命名:

通,通達的意思;天,指天部。「通天」意指膀胱經氣血由此上行天部。其穴內氣血來自承光穴的水濕之氣,到達本穴後,水濕之氣所處為天之下部,與頭部的陽氣不在同一層次,經本穴吸熱後才上行到與頭部陽氣相同的天部層次,故名。其亦稱為「天臼」、「天伯」、「天目」、「天白」、「天日」、「天歸」、「天舊」。

部位:

位在人體頭部,於前髮際正中直上4寸,旁開1.5寸處(承光穴後1.5寸處)。

主治:

(1) 按摩此穴,具有清熱除濕、通竅止痛的作用。

(2) 長期按摩此穴,對頭痛、眩暈、鼻塞、鼻衄、鼻淵具有明顯的治療作用。

(3) 通天配風池、崑崙,有袪風清熱、鎮痛的作用,可治療頭重眩暈;配迎香、上星,有清熱、通利鼻竅的功效,治療流鼻涕、鼻瘡;配人中、內關,有回陽固脫的作用,可治療虛脫症。

(4) 據報導指出,曾有患者在小便失禁後,醫生取其雙側通天穴治療,獲得改善功效;中醫臨床還發現,針對癲癇病發作的患者,利用針刺通天穴,可使患者的腦電圖規則化,緩解其病情。

> **名詞小博士**
> 鼻淵:主要是指急、慢性鼻竇炎。因邪犯鼻竇,使其濕熱蘊積,釀成痰濁所致,以大量流濁涕為其特徵的鼻病。

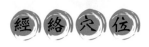

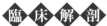

★ 通天穴取穴與按摩 ★

臨床解剖

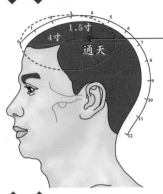

人體頭部，於前髮際正中直上4寸，旁開1.5寸處（承光穴後1.5寸處）即是。

精確取穴

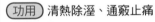

功用 清熱除溼、通竅止痛

輔助治療的穴位

★鼻疾 通天配迎香、合谷

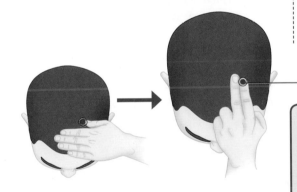

左手五指併攏，將小指放在前髮際正中處，找出大拇指指尖所在位置，以此為基點；再把左手中指與食指併攏，中指指腹放在基點處，則食指指尖所在之處即是該穴。依此法找出另一穴位。

自我按摩

以食指指腹按壓穴位，每次左右各1~3分鐘。

程度	食指壓法	時間
適度		1~3分鐘

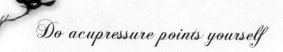

攢竹穴～消除疲勞視力佳

主治 —— 急慢性結膜炎 —— 淚液過多 —— 眼瞼震顫

在《針灸心悟》中指出，攢竹穴除可治療急性腰扭傷外，還能改善頭痛、昏暈等多種症狀。尤其現今多數人的工作都是緊張繁忙的，且眼睛長時間盯著電腦螢幕，甚至是經常通宵達旦、熬夜加班都非常容易感到眼睛脹痛、眉棱骨痛的情況。因此，只要正確按壓攢竹穴，便能達到改善作用。

命名：

攢，聚集的意思；竹，指山林之竹。「攢竹」意指膀胱經濕冷水氣由此吸熱上升。本穴物質是由睛明穴上傳而來的水濕之氣，因其性寒而為吸熱上行，與睛明穴內提供的水濕之氣相比，本穴上行的水濕之氣，其量較小，如同捆紮聚集的竹竿小頭一般，故名。

攢竹亦有許多別名，如「眉本」、「眉頭」、「員在」、「始光」、「夜光」、「明光」、「光明」、「員柱」、「矢光」、「眉柱」、「始元」、「小竹」、「眉中」。其中，「眉本」意指此處穴位氣血的強弱關係到眉髮的榮枯；「始光」則為膀胱經氣血在此處由寒濕之狀變為陽熱之狀，故得此名。

部位：

位在眉頭側端，眼眶骨上之凹陷處。

主治：

(1) 此穴對急慢性結膜炎、淚液過多、眼瞼震顫、眼睛疼痛等症，都有明顯療效。

(2) 按摩此穴，能緩解視力不清、眼睛紅腫等症狀。

(3) 長期按摩，對風熱、痰濕引起的腦昏頭痛、眉棱骨痛等具有明顯的調理改善作用。

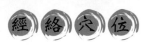
★ 攢竹穴取穴與按摩 ★

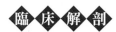
臨 床 解 剖

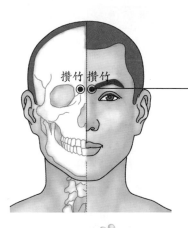

攢竹 攢竹

位於面部，眉頭側
端，眼眶骨上之凹
陷處即是。

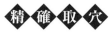
精 確 取 穴

功用 活血通絡、明目止痛

輔助治療的穴位

★口眼歪斜、眼瞼下垂　攢
　竹配陽白

正坐，輕閉雙眼，兩
手肘撐在桌面上，雙
手手指交叉，指尖向
上，將兩大拇指指腹
由下往上置於眉棱骨
凹陷處，則拇指指腹
所在位置即是該穴。

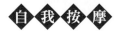
自 我 按 摩

程度	拇指壓法	時間
適度		1~3 分鐘

　　兩大拇指指腹由下往上
按壓穴位，每次左右（或雙側
同時）各1~3 分鐘。

第七章　足太陽膀胱經經穴

177

天柱穴～增強記憶緩項強

主治—後頭痛—頸項僵硬—視力衰弱—血壓亢進

《黃帝內經》云：「補天柱俠頸。」「俠頸」是指天柱穴在頸部兩旁；「補天柱」則是在天柱穴施用補法。在中國的氣功八段錦中，有一動作是「鳴天鼓」，意即用兩隻手掌蓋住耳門，手指尖皆向後，按壓於天柱穴上；兩手食指疊在中指上，再用食指用力叩打此穴，這時腦中會出現嗡嗡聲，如同在鳴鼓一般。老年人經常按摩此穴，不但能預防中暑，還能改善頭暈、耳鳴等中暑症狀；且頭痛昏沉、視力模糊、頭腦不清的人，只要每天持續按壓天柱穴，或者早晚各按壓一次，每次連叩九下或為九的倍數，就能收到立竿見影之效。

> **名詞小博士**
> **八段錦：**意即中華民族自古流傳下來的運動，由八種如「錦」緞般優美、柔軟的動作組成，對強健體魄、延緩老化甚有益處。

命名：

天有兩個意思，一指穴內物質為天部陽氣，二指穴內氣血作用於人的頭頸；柱，支柱的意思，支撐重物的堅實之物，比喻穴內氣血飽滿堅實。「天柱」意指膀胱經的氣血在此穴呈堅實飽滿之狀。其穴內氣血是匯聚膀胱經背部各腧穴上行的陽氣所致，其氣強勁，充盈頭頸交接之處，頸項受其氣乃可承受頭部重量，如同頭上的支柱一般，故名。

部位：

位於頭後骨正下方凹陷處，意即斜方肌（脖頸處有一塊突起的肌肉）外側凹處，後髮際正中旁開約 2 公分左右的地方。

主治：

(1) 對後頭痛、頸項僵硬、肩背疼痛、血壓亢進、腦溢血、鼻塞、嗅覺功能減退等具有療效。

(2) 按摩此穴，能改善視力衰弱、視神經萎縮、眼底出血等症狀；並可使頭腦反應敏銳，增強記憶力，以及調整內臟機能等作用。

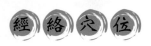

★ 天柱穴取穴與按摩 ★

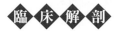
臨 床 解 剖

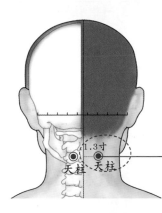

斜方肌（頸項部大筋）
外緣之後髮際凹陷中，
約於後髮際正中旁開
1.3 寸處（啞門穴旁開
1.3 寸處）即是。

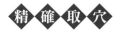
精 確 取 穴

正坐，雙手舉起，抬肘，掌
心朝前，向著頭後部，指尖
朝上，將大拇指指腹置於頭
後骨正下方凹陷處，即大筋
外兩側凹陷處，則拇指指腹
所在處即是該穴。

功用 通絡、止痛、明目

輔助治療的穴位

★頭痛項強 天柱配大椎

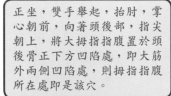
自 我 按 摩

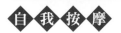

以大拇指指腹由下往上
輕出力捋按，每次左右（或雙
側同時）各約1~3分鐘。

程度	拇指壓法	時間
輕		1~3 分鐘

第七章 足太陽膀胱經經穴

179

大杼穴～清熱除燥通經絡

主治─咳嗽─發熱─項強─肩背痛

　　由於現代人久坐辦公，或者長時間使用電腦，再加上缺少運動，肩頸部位容易感到酸痛，倘若放任下去，肩頸部位就會疼痛、僵硬，嚴重者還會罹患各種肩周關節炎等疾病。其發病原因來自於坐姿不正確，情緒過度緊張，使得頸肩部位的督脈、足太陽膀胱經脈氣受阻，同時也會使得大杼穴的氣血不通。

　　另外，不正確的姿勢還會對脊柱骨質產生壓力，時間一久，將會產生骨質增生，即「骨病」，使得大杼穴氣血淤加劇。要緩解上述症狀，可經常按壓大杼穴，使其氣血保持暢通，以及肩頸部經脈氣血的流通，如此一來，各種頸椎疾病的症狀也能獲得改善。

命名：

　　大，多的意思；杼，在古代指織布的梭子。「大杼」意指膀胱經水濕之氣在此穴吸熱後迅速上行。其穴內物質是膀胱經背俞各穴吸熱上行的水濕之氣，至本穴後，雖散熱冷縮為水濕成分多的涼濕水氣，但在本穴位進一步吸熱脹散後，化為上行的強勁風氣，上行之氣中的水濕猶如織布的梭子般向上穿梭，故得此名。其別稱為「背俞」、「本神」、「百旁」、「百勞」。

部位：

　　位在人體背部，於第一胸椎棘突下，旁開 1.5 寸處。

主治：

(1) 按摩此處穴位，具有清熱除燥、止咳通絡的作用。
(2) 長期按壓，能有效治療咳嗽、發熱、肩背痛等疾病。

★ 大杼穴取穴與按摩 ★

臨床解剖

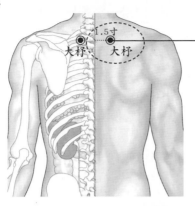

1.5寸

大杼、大杼

人體背部，於第一胸椎棘突下，旁開1.5寸處即是。

精確取穴

頸椎末端

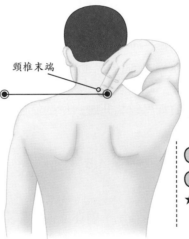

正坐，頭微向前俯，雙手舉起，掌心向後，併攏食、中兩指，其他手指彎曲，越肩伸向背部；將中指指腹置於頸椎末端最高的骨頭尖（第七頸椎）下的棘突（第一胸椎棘突）下方，則食指指尖所在處即是該穴。

功用 清熱除燥、止咳通絡

輔助治療的穴位

★肩背痛 大杼配肩中俞、肩外俞

自我按摩

舉手抬肘，用中指指腹按壓，每次左右（或雙側同時）各揉按1~3分鐘。

程度	中指折疊法	時間
適度		1~3 分鐘

第七章 足太陽膀胱經經穴

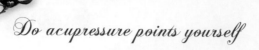

風門穴 ~ 感冒惡寒找風門

主治 — 風寒感冒發熱 — 惡寒 — 咳嗽 — 支氣管炎

　　根據醫學古籍記載，《針灸甲乙經》云：「風眩頭痛，鼻不利，時嚏，清涕自出，風門主之。」《會元針灸學》云：「風門者，風所出入之門也。」意指穴位在人體背部第二椎下兩旁，為風邪出入之門戶，主治風疾，故名風門。此穴是中醫臨床袪風最常使用的穴位之一。例如天冷時，容易因風寒感冒而咳嗽不斷、頸項僵硬、肩背酸痛，每天按摩風門穴，能產生保健作用。

命名：

　　風，指穴位內的氣血物質主要為風氣；門，指出入的門戶。「風門」意指膀胱經氣血在此化風上行。其穴內物質是膀胱經背俞各穴上行的水濕之氣，到達此穴後吸熱脹散，並化風上行，故名。

　　風門亦稱「熱府」、「背俞」、「熱府俞」。「熱府」意指膀胱經氣血在此吸熱上行。「背俞」的意思則為此處穴位的氣血來自背部各穴位，故名。

部位：

　　位在第二胸椎棘突下，旁開1.5寸處。

主治：

(1) 按摩此穴，具有宣通肺氣、調理氣機的作用。

(2) 能有效治療各種風寒感冒所引起的發熱、惡寒、咳嗽、支氣管炎等疾病。

(3) 對預防感冒、頭頸痛、胸背痛、蕁麻疹、嘔逆上氣等病症，產生保健調理作用。

(4) 用吹風機的熱風吹本穴，對劇烈哮喘有緩解作用。

(5) 此穴還可有效治療背部青春痘、癰瘡等症。

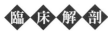

★ 風門穴取穴與按摩 ★

臨 床 解 剖

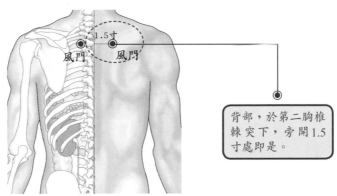

背部，於第二胸椎棘突下，旁開1.5寸處即是。

精 確 取 穴

正坐，頭微向前俯，雙手舉起，掌心向後，併攏食、中兩指，其他手指彎曲；越肩伸向背部，將中指指腹置於大椎下第二個凹處（第二胸椎與第三胸椎間）的中心，則食指指尖所在處即是該穴。

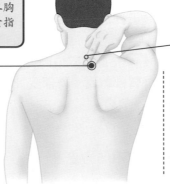

大椎

功用 宣通肺氣、調理氣機

輔助治療的穴位

★咳嗽、氣喘 風門配肺俞、大椎
★傷風咳嗽 風門配合谷

自 我 按 摩

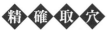

舉手抬肘，用中指指腹揉按穴位，每次左右（或雙側同時）各1~3分鐘。

程度	中指折疊法	時間
適度		1~3 分鐘

第七章 足太陽膀胱經經穴

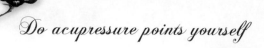

會陽穴～痔瘡便血找會陽

主治─泄瀉─便血─痔瘡─陽萎

便血是常見的消化道疾病症狀，如痔瘡、肛裂、結腸息肉等，亦有可能是大腸癌等癌變信號。透過按壓會陽穴，可使便血的症狀暫時得到緩解。依據古籍記載，《針灸甲乙經》云：「腸澼便血。」《銅人》曰：「久痔陽氣虛乏。」《類經圖翼》云：「腹中寒氣。」以上皆指會陽對痔瘡、便血的特殊療效。

> 名詞小博士
> 腸澼：病名。「澼」指黏滑似涕、似膿的液體自腸排出，故稱腸澼。

命名：

會，會合、交會的意思；陽，陽氣也。「會陽」意指膀胱經的經氣在此穴與督脈陽氣會合。其穴位物質是下髎穴傳來的地部剩餘經水，量很小，到達本穴後，吸熱汽化為天部之氣，接著又與督脈外傳的陽氣會合，再循膀胱經散熱下行，穴內氣血的變化特點是天部的陽氣相會，故名。

會陽亦名為「利機」，指此處穴位向臀部輸送陽氣，陽熱之氣不僅循著膀胱經傳輸，也向穴外臀部傳輸，臀部受此陽熱之氣後才能活動自如，就像靈巧的機關運作一樣，故名。

部位：

位在人體尾骨端，旁開0.5寸處。

主治：

(1) 按摩此穴，具有散發水濕，補陽益氣的作用。

(2) 經常按壓，對泄瀉、便血、痔瘡、陽萎、帶下都具有良好療效。

(3) 中醫臨床發現，利用針刺會陽，再搭配腎俞穴，並使用瀉法，可有效治療慢性前列腺炎。

(4) 會陽配曲池、血海，有祛風除濕、活血止癢的作用，可治療陰部皮炎、搔癢等症狀；配百會、長強，有升陽固脫的作用，可治療脫肛、痔瘡等症。

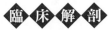

★ 會陽穴取穴與按摩 ★

臨床解剖

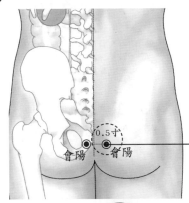

人體尾骨端，旁開
0.5 寸處即是。

0.5寸

會陽　　會陽

精確取穴

功用 散發水濕、補陽益氣

輔助治療的穴位

★痔瘡　會陽配承山

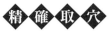

正坐，雙手向後，手心
朝向背部；中指伸直，
其他手指彎曲，將中指
指腹置於尾骨端兩旁，
則中指指腹所在位置即
是該穴。

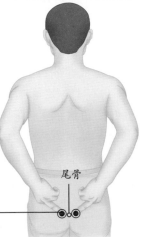

尾骨

自我按摩

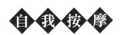

用中指指腹揉按穴位，
每次左右各1~3分鐘。

程度	中指折疊法	時間
適度		1~3 分鐘

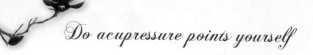

承扶穴 ~ 臀部減肥按承扶

主治 — 腰骶臀股部疼痛 — 坐骨神經痛 — 下肢癱瘓 — 痔瘡

《針灸甲乙經》：「在尻臀下，股陰腫上約紋中。」《外台秘要》：「股陰下衝紋中。」以上文獻皆是記載承扶在人體的取穴位置。由於現代人工作繁忙，經常一坐就是一整天，臀部肌肉若長期處於放鬆與擠壓狀態，再加上貧於運動，容易使得臀部肌肉無韌性。原本緊實圓翹的臀部將變得鬆弛、下垂，遇到此種情況，女性朋友可透過按壓承扶穴，使鬆弛的肌肉恢復彈性和活力，改善臀部下垂的情況。

命名：

承，承擔、承托之意；扶，扶助也。「承扶」意指膀胱經的地部經水在此穴大量蒸發外散。本穴物質是膀胱經下行的地部經水和經水中挾帶的脾土微粒，由於膀胱經的經水大部分在上、次、中、下髎穴四處穴位流落於地之地部，因此到達本穴後，氣血物質實際上都已變成了經水和脾土微粒的混合物；氣血物質在此吸熱汽化，其水濕汽化上行於天部，脾土微粒固化於穴周，其物質又乾又堅硬，能承托並阻止隨膀胱經經水流失的脾土，故名。

承扶亦被稱為「肉郄」、「陰關」、「皮部」。「肉郄」意指膀胱經氣血物質中的脾土微粒在此處運行緩慢；「陰關」則指膀胱經的地部經水在此穴被阻擋，不能下行；「皮部」則是膀胱經經水在此穴汽化成天部之氣，故名。

部位：

位在人體大腿後，左右臀下之臀橫紋的中心點即是。

主治：

(1) 長期按壓，具有通便消痔、舒筋活絡的作用。

(2) 經常按摩此穴，能夠緊實臀部，有減肥功效。

(3) 對腰腿痛、坐骨神經痛、下肢癱瘓、痔瘡、尿閉、生殖器官疼痛等症，具有良好的保健調理作用。

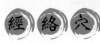

★ 承扶穴取穴與按摩 ★

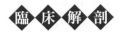
臨　床　解　剖

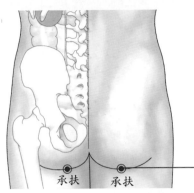

大腿後，臀下橫紋中點處即是。

承扶　承扶

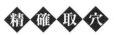
精　確　取　穴

正坐，將兩手掌心朝上，五指併攏，置放在臀部與大腿交接處，則中指所在處即是該穴。

承扶

功用 通便消痔、舒筋活絡

輔助治療的穴位

★腰骶疼痛　承扶配委中

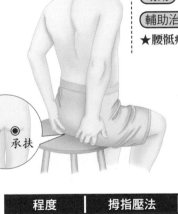

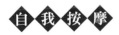
自　我　按　摩

用食、中、無名三指指腹向上按摩，每次左右（或雙側同時）各1~3分鐘。

程度	拇指壓法	時間
適度		1~3 分鐘

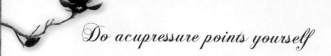

殷門穴～強健腿腰舒筋絡

主治 ─ 坐骨神經痛 ─ 下肢麻痹 ─ 小兒麻痹後遺症

殷門穴是足太陽膀胱經的穴位，在大腿後側正中處。敲打此穴，可治療腰背疼痛和腰椎間盤突出症狀。此外，以小木槌等器物加以輔助能增強療效，其方法如下：站立，以適當力度用小木槌輪流敲打殷門穴各三百次，能迅速改善背痛；持續敲打約一個月，能治癒椎間盤突出和慢性腰痛的症狀。

針對平時保養，也可藉由敲打此穴來預防腰椎盤突出症；同時，還可治療前列腺炎、尿路不暢、尿滴瀝等疾患。另外，經常按摩、敲打殷門穴，還能通經活絡、疏通筋脈，消耗腿部多餘脂肪，有修長、平滑大腿等美化曲線的作用。根據古籍記載，《銅人》云：「殷門治腰脊不可俯仰，舉重惡血注之，股外腫。」以此說明殷門穴的療效。

命名：

殷，盛大、眾多、富足的意思；門，指出入的門戶。「殷門」意指膀胱經的地部水濕在此大量汽化。其穴位物質是承扶穴脾土中，外滲至本穴的地部水濕，至此穴後，水濕分散於穴位周圍並且大量汽化，氣血物質顯得充盛，故名。

部位：

位在人體大腿後側，於承扶穴與委中穴的連線上，在承扶穴下6寸處。

主治：

(1) 按摩、敲打此穴，可舒筋通絡、強腰膝。

(2) 可治療神經系統疾病，如坐骨神經痛、下肢麻痹、小兒麻痹後遺症等。

(3) 對腰背痛、股部炎症等，也具有明顯的調理改善作用。

(4) 殷門配風市穴、足三里穴，有利腰腿、祛風除濕的作用，可治療下腳痠痹。

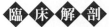

★ 殷門穴取穴與按摩 ★

臨 床 解 剖

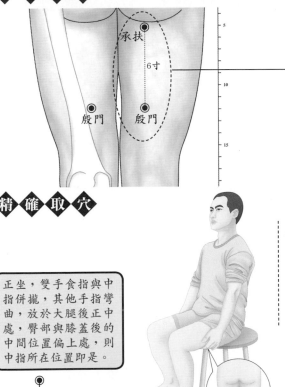

承扶

6寸

殷門　殷門

大腿後，於承扶與委中的連線上，承扶下6寸處即是。

精 確 取 穴

正坐，雙手食指與中指併攏，其他手指彎曲，放於大腿後正中處，臀部與膝蓋後的中間位置偏上處，則中指所在位置即是。

殷門

功用 舒筋通絡、強腰膝

輔助治療的穴位

★**腰痛** 殷門配大腸俞

★**健腰補腎、舒筋活絡** 殷門配腎俞、委中

自 我 按 摩

併攏中指、食指，用指腹採按該穴，每次左右各1~3分鐘。

程度	二指壓法	時間
適度		1~3 分鐘

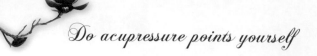

委中穴～腰疼背痛求委中

主治 — 腰腿無力 — 腰痛 — 腰連背痛 — 四肢發熱

　　腰腿無力、腰酸背痛，幾乎成為每個人的通病。然而，只要按摩委中穴，便能強化腰腿力量、祛除腰酸、背痛的效果。委中穴是中醫針灸經絡中的四大總穴之一，因此，在古代的經訣歌《四總穴歌》中就有「腰背委中求」的句子，在《幼科鐵鏡》一書中也說：「驚時，若身往前撲，即將委中穴向下掐住，身便直。」《內經‧靈樞》云：「膀胱病者，小腹偏腫而痛，以手按之，即欲小便而不得，肩上熱，若脈陷，及足小趾外廉及脛踝後皆熱，取委中央。」藉此闡明委中穴對膀胱、腰腹不適的功效。

命名：

　　委，堆積的意思；中，指穴內氣血所在，為天、人、地三部的中部。「委中」意指膀胱經的濕熱水氣在此聚集，且呈不動之狀，因此在五行中，本穴屬土。其穴內物質是膀胱經膝下各穴上行的水濕之氣，其吸熱後的上行之氣，在穴中呈聚集之狀，故稱。亦稱為「郄中」、「血郄」。

部位：

　　在膕窩橫紋中央，微屈膝，於股二頭肌腱與半腱肌肌腱的中央處。

> **名詞小博士**
> 膕窩：為膝後區的菱形凹陷。

主治：

(1) 按摩此穴，具有通絡止痛、利尿祛燥的作用。

(2) 長期按摩，對腰背、腿部的各種疾病，如腰腿無力、腰痛、腰連背痛、腰痛不能轉側等，都有良好療效。

(3) 可有效治療四肢發熱、熱病汗不出、小便難，以及中暑、急性胃腸炎、坐骨神經痛、小腿疲勞、頸部疼痛、下肢癱瘓、臀部疼痛、膝關節疼痛、腓腸肌痙攣等病症。

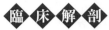

★ 委中穴取穴與按摩 ★

臨床解剖

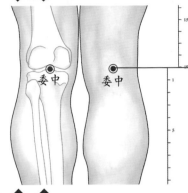

委中　委中

15
10
1
5

膕窩橫紋中點，於股
二頭肌腱與半腱肌肌
腱的中央處即是。

精確取穴

端坐垂足，雙手輕握大
腿兩側，大拇指在上，
其餘四指在下。食指置
於膝蓋後側，即腿彎的
中央，則食指所在處即
是該穴。

委中

功用　通絡止痛、利尿祛燥

輔助治療的穴位

★腰痛　委中配腎俞、陽陵泉、
　腰陽關、志室、太谿
★便血　委中配長強、次髎、上
　巨虛、承山

自我按摩

用食指指腹，用力向內
揉按，每次左右（或雙側同
時）各1~3分鐘。

程度	食指壓法	時間
適度		1~3 分鐘

承筋穴～小腿痙攣揉承筋

主治—小腿痛—腓腸肌痙攣—腰背痛—痔瘡

《針灸甲乙經》云：「在腨腸中央陷者中。」《素問・刺禁論》曰：「刺腨腸內陷為腫。」《靈樞・本輸》云：「太陽之別也，上踝五寸，別入貫腨腸，出於委陽。」「腨腸」二字原為直腸，在此指人體的承筋穴。王冰在《素問・刺腰痛論》注解：「在腨下同身寸之五寸，上承郄中之穴，下當申脈之位，是謂承筋穴，即腨中央如外陷者中也。」以此說明承筋穴在人體的取穴位置。有關其療效，根據《針灸甲乙經》記載：「痹寒轉筋。」《銅人》云：「腰背拘急，霍亂。」《針灸大成》云：「痔瘡，脛痹不仁。」由此可知，按摩承筋穴能治療痔瘡、腰背疼痛、小腿疼痛等疾患。

> **名詞小博士**
> ・拘急：指身體因寒冷而緊縮在一起。
> ・不仁：指知覺麻痹，不能靈活運動。

命名：

承，承受的意思；筋，肝所主的風。「承筋」意指膀胱經的上行陽氣在此化風而行。其穴內物質為膀胱經足下部各穴上行的陽熱之氣，至本穴後為風行之狀，故名。其亦稱為「腨腸」、「直腸」，意指本穴氣血物質與大腸經的氣血物質特性相同。

部位：

位於人體小腿後，於委中穴與承山穴的連線上，腓腸肌的肌腹中央，委中穴下5寸處。

主治：

(1) 按摩此穴，具有舒筋活絡、強健腰膝、清瀉腸熱的作用。

(2) 對小腿痛、腓腸肌痙攣、腰背疼痛、急性腰扭傷、痔瘡、脫肛、便祕，都具有良好療效。

(3) 對腿痛、腰背拘急可產生療效；在現代臨床中，常用來治療下肢麻痹、坐骨神經疼痛等疾病。

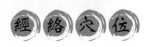

★ 承筋穴取穴與按摩 ★

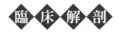

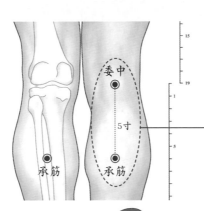

人體小腿後，於委中穴與承山穴的連線上，腓腸肌的肌腹中央，委中穴下5寸處即是。

委中

5寸

承筋　承筋

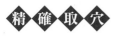

正坐垂足，一手五指併攏，將大拇指置於同側腿的膝蓋後之腿彎處，手背貼小腿肚，則小指所在的小腿正中央處，即小腿後部肌肉的最高點處即是該穴。

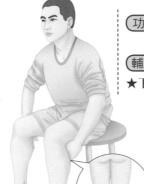

功用　舒筋活絡、強健腰膝、清泄腸熱

輔助治療的穴位

★ 下肢攣痛　承筋配委中

承筋

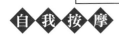

用手輕握小腿側邊，拇指在小腿後，四指在腿側，以拇指指腹揉按穴位，每次左右各1~3分鐘。

程度	拇指壓法	時間
適度		1~3 分鐘

第七章　足太陽膀胱經經穴

193

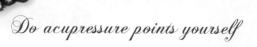

承山穴～腿腳有力不抽筋

主治 — 腳無力 — 小腿抽筋 — 腰腿痛 — 坐骨神經痛

此穴位名出《靈樞・衛氣》，顧名思義，就是承受一座山。人站著時，小腿肚會緊縮，而承山穴所處位置，正好是筋、骨、肉的樞紐，意即最直接的受力點。《銅人針灸經》云：「承山二穴，一名『魚腹山』，一名『傷山』。在兌腨腸下，分肉間、陷者中，定腹取之。主腳弱無力，腳重，偏風不遂。針入八分。灸亦得。」其文獻記載承山穴主治雙腳無力、半身不遂等症。隨著環境日新月異，人們所承受的壓力已日趨上升，隨之而來的就是龐大疲累感，而按壓承山穴可緩解疲勞；同時，還可去除體內濕氣，對健康頗有助益。

命名：

承，承受、承托的意思；山，大堆的土石，此指穴內物質為脾土。「承山」意指隨膀胱經經水下行的脾土微粒在此處固化。其穴內物質為隨膀胱經經水上行而來的脾土和水液的混合物，行至本穴後，水液汽化，乾燥的脾土微粒沉降該穴周圍，並堆積如大山一般，故名。其亦有許多別名，如「魚腹」、「肉柱」、「傷山」、「魚腸」、「腸山」、「魚腹山」、「玉柱」、「魚腰」等。

部位：

位在人體小腿後正中，委中穴與崑崙穴之間。伸直小腿或足跟上提時，腓腸肌肌腹下出現的尖角凹陷處即是。

主治：

(1) 經常按摩，具有舒筋活血的作用。

(2) 對腰腿疼痛、坐骨神經痛、腓腸肌痙攣、腰背疼痛、足跟疼痛、膝蓋勞累，具有明顯的療效。

(3) 長期按摩，還能治療並改善四肢麻痺、腳氣、痔瘡、便祕、脫肛等疾病。

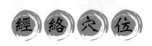

★ 承山穴取穴與按摩 ★

臨 床 解 剖

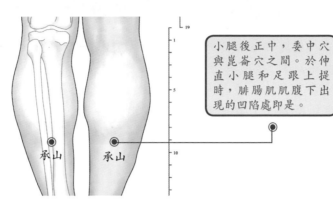

> 小腿後正中，委中穴與崑崙穴之間。於伸直小腿和足跟上提時，腓腸肌肌腹下出現的凹陷處即是。

承山　　承山

精 確 取 穴

> 正坐翹足，抬起欲按摩之腳，置放在另外一腳的膝蓋上方。用對側手掌握住腳踝，大拇指指腹循著腳後跟正中（阿里基斯腱）直上，在小腿肚下，「人」字型的中點處即是該穴。

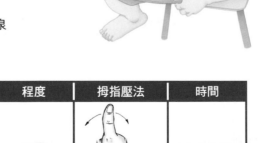

（功用）舒筋活絡

（輔助治療的穴位）

★痔疾　承山配大腸俞

★下肢痿痺　承山配環跳、陽陵泉

自 我 按 摩

四指輕握小腿肚，用大拇指指腹揉按穴位，每次左右（或雙側同時）各１０分鐘。

程度	拇指壓法	時間
適度	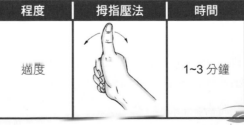	1~3分鐘

飛揚穴～祛除頭痛寧安神

主治—風濕性關節炎—痔瘡—癲癇—眩暈

對腰部經常疼痛的人而言，飛揚穴是極佳的治療穴位。依據古籍記載，《備急千金要方》云：「飛揚、太乙、滑肉門，主癲狂吐舌。」《銅人》云：「主目眩，逆氣鼽衄。」《醫宗金鑒》云：「主步履艱難。」藉此說明飛揚穴對眼昏花、流鼻血、癲癇、行動困難有功效。

命名：

飛，指穴內物質為天部之氣；揚，指穴內物質揚而上行。「飛揚」意指膀胱經氣血在此處吸熱上行。本穴物質為膀胱經跗陽穴到至陰各穴吸熱上行的水濕之氣，到本穴後進一步吸熱蒸升，故名。其亦稱為「厥陽」、「厥陰」、「厥揚」。「厥陽」意指膀胱經氣血在此處上揚；而「厥陰」則指本穴上揚的氣血物質為膀胱經的寒濕水氣，並非真正的陽熱之氣。

此穴是膀胱經絡穴，飛揚穴的氣血為吸熱上行的水濕之氣，它不光在膀胱經上行，同時也向外擴散於與膀胱經相表裡的少陰腎經，故名為膀胱經絡穴。

部位：

位於小腿側，外踝後的崑崙穴直上7寸，承山穴外下方1寸處。

主治：

(1) 按摩此穴位，具有清熱安神、舒筋活絡的作用。

(2) 長期按壓，能治療頭痛、目眩、腰腿疼痛、痔疾等疾患。

(3) 對於風濕性關節炎、癲癇，也具有較好的治療作用。

(4) 長時間站立、坐立或者步行，都會引起腿部肌肉的疲勞，甚至還可能出現腿部腫脹，此時輕輕用力敲打、刺激飛揚穴，能有效緩解症狀。

(5) 體內上火、流鼻水、鼻塞時，輕微敲打該穴，能緩解其症狀。

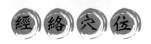

★ 飛揚穴取穴與按摩 ★

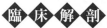
臨 床 解 剖

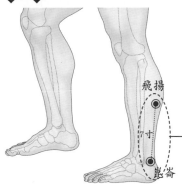

飛揚

寸

崑崙

> 小腿側，外踝後的崑崙穴直上7寸。

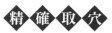
精 確 取 穴

> 正坐垂足，稍稍將膝蓋向內傾斜，一手的食、中兩指併攏，其他手指彎曲。食、中兩指指腹順著跟腱外側的骨頭向上摸，小腿肌的邊緣即是該穴。

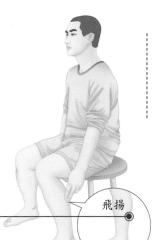

飛揚

| 功用 | 清熱安神、舒筋活絡 |

| 輔助治療的穴位 |

★腿痛　飛揚配委中

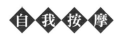
自 我 按 摩

以食、中兩指指腹揉按穴位，每次左右各1~3分鐘。

程度	二指壓法	時間
適度		1~3 分鐘

崑崙穴～睡眠安穩倚崑崙

主治 ─ 後頭痛 ─ 項強 ─ 腰骶疼痛 ─ 足踝腫痛

　　在針灸穴中，崑崙穴是足太陽膀胱經的穴道，能舒筋化濕、強腎健腰。中國古代醫書《醫宗金鑒》中寫道：「足腿紅腫崑崙主，兼治齒痛亦能安。」在《肘後歌》中也記載：「腳膝經年痛不休，內外踝邊用意求，穴號崑崙並呂細。」由此可見，此穴對於腿足紅腫、腳膝疼痛、腳踝不適，有疏通經絡，消腫止痛的療效。在《醫學入門》中還寫道：「背曲杖行之人，針兩足崑崙，能夠投杖而走。」說明針灸該穴對腰、腿和背部脊椎具有良好療效，甚至能投杖而走。

命名：

　　崑崙，廣漠無垠之意，指膀胱經的水濕之氣在此吸熱上行。本穴物質是膀胱經經水的汽化之氣，性寒濕，由於足少陽、足陽明二經的外散之熱作用，寒濕水氣吸熱後也上行並充斥於天之天部，穴中各個層次都有氣血物質存在，呈廣漠無垠之狀，故名。亦稱為「上崑崙穴」。

部位：

　　位在足外踝後 5 分處，腳跟骨上的凹陷處。

主治：

(1) 按摩此穴，具有消腫止痛、散熱化氣的作用。

(2) 對於腿足紅腫、腳膝疼痛、腳踝不適、踝關節及周圍軟組織疾病等具有療效。

(3) 長期按摩此穴，對女性卵巢、男性睪丸功能等疾患，具有調理改善作用。

(4) 能緩解頭痛、項強、目眩、肩痛、腰背痛、坐骨神經痛、關節炎等症狀。

(5) 此穴對難產胞衣不下、腳氣、小兒搐搦等症也有療效。

> 名詞小博士
> 胞衣：中醫上指胎盤和胎膜。可以治療虛弱、勞傷等病症。

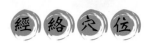

★ 崑崙穴取穴與按摩 ★

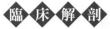

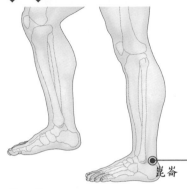

崑崙

足部外踝後方，於外
踝尖與跟腱之間的凹
陷處即是。

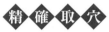

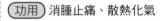

功用 消腫止痛、散熱化氣

輔助治療的穴位

★目眩　崑崙配風池

正坐垂足，將欲按摩之腳稍向斜
後方移至身體側邊，腳跟抬起。
同側手的四指在下，掌心朝上，
扶住腳跟底部。彎曲大拇指，將
指腹置於外腳踝後的凹陷處，則
大拇指所在位置即是。

腳踝

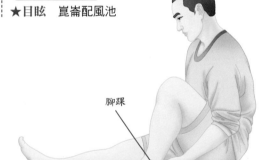

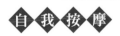

彎曲大拇指，用指節由
上向下輕輕刮按，每次左右
（或雙側同時）各1~3分鐘。

程度	拇指壓法	時間
輕		1~3分鐘

第七章　足太陽膀胱經經穴

199

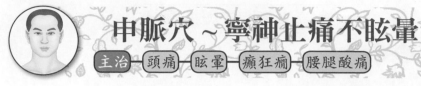

申脈穴～寧神止痛不眩暈

主治 — 頭痛 — 眩暈 — 癲狂癇 — 腰腿酸痛

中國古代醫典《醫宗金鑒》中，有一首關於申脈穴的歌訣：「腰背脊強足踝風，惡風自汗或頭痛，手足麻攣臂間冷，雷頭赤目眉棱痛，吹乳耳聾鼻出血，癲口肢節苦煩疼，遍身腫滿汗淋漓，申脈先針有奇功。」藉此說明申脈穴對足踝紅腫、手足麻木、乳房紅腫、頭汗淋漓等症有功效。

命名：

申，指此穴在八卦中屬金，因其穴內物質為肺金特性的涼濕之氣；脈，脈氣的意思。「申脈」意指膀胱經的氣血在此變為涼濕之性。本穴物質是來自膀胱經金門穴以下各穴上行的天部之氣，其性偏熱（相對於膀胱經而言），與肺經氣血同性，故名。其亦稱「鬼路」、「陽蹻」。「鬼路」意指穴內的氣血物質為地部經水。「陽蹻」則指本穴物質中既有天部的陽氣，又有地部的經水，氣血物質性同蹻脈之性，故名。

部位：

位於足外側部，外踝直下方1公分的凹陷處。

主治：

(1) 按摩此穴，具有活血通絡、寧神止痛的作用。

(2) 長期按壓，能增強人體耐寒性，治療怯寒症。

(3) 對頭痛、眩暈、癲癇、腰腿酸痛、目赤腫痛、失眠等症，都具有治療、調理與保健作用。

(4) 在中醫臨床中，常利用此穴治療踝關節扭傷、內耳眩暈、精神分裂症等疾病。

(5) 申脈配腎俞、肝俞、百會，可治療眩暈。

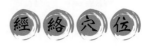

★ 申脈穴取穴與按摩 ★

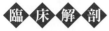

臨 床 解 剖

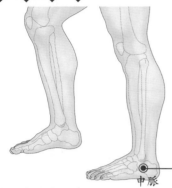

申脈

人體的足外側部位，
腳外踝中央下端1公
分凹陷處即是。

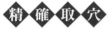

精 確 取 穴

正坐垂足，將欲按摩之腳稍
向斜後方移至身體側邊，腳
跟抬起。同側手的四指在
下，掌心朝上，扶住腳跟底
部。彎曲大拇指，將指腹置
於外腳踝直下方凹陷中，則
大拇指所在之處即是。

功用　活血通絡、寧神止痛

輔助治療的穴位

★癲狂　申脈配後溪、前谷
★頭痛目眩　申脈配金門、足三里

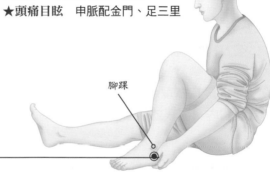

腳踝

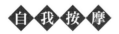

自 我 按 摩

以大拇指指腹揉按穴
位，每次左右各1~3分鐘。

程度	拇指壓法	時間
適度		1~3 分鐘

第七章　足太陽膀胱經經穴

至陰穴～孕婦催產按至陰

主治—難產—皮膚痛癢—頭痛—目痛

在婦科疾病中，至陰是相當重要的穴位。在古代社會裡，婦女生育是危險之事，由於當時沒有完善的醫療設備，也沒有先進技術，即使是正常懷孕生產的女性都有可能因感染而引發死亡，更遑論異位妊娠。

因此，中國古代醫家們發現，在女性懷孕第二十九周到四十周之間，持續針灸至陰穴四周以上，可有效調正胎位異常，使其胎兒回歸正常位置。同時，按摩或者灸治至陰穴，對女性月經不調、崩漏、帶下、痛經、更年期綜合症、乳癰、乳癖等症狀，也具有治療和改善作用。

> **名詞小博士**
> 乳癖：指乳房出現大小不一的腫塊，西醫稱其為「乳房囊性增生病」和「乳房纖維腺瘤」。

命名：

至，極的意思；陰，寒、水的意思。「至陰」意指人體內膀胱經的寒濕水氣由此外輸體表。其穴中物質是來自體內膀胱經的寒濕水氣，位於人體最下部，是其寒濕水氣到達的極寒之地。由於此穴有孔隙與體內相通，是膀胱經體內與體表的氣血交換處，故為膀胱經井穴。

部位：

位在人體足小趾末節外側，距趾甲角旁約0.1寸。

主治：

(1) 按摩此穴，具有清火瀉熱，通竅止痛的作用。

(2) 該穴能糾正胎位，在女性難產時，還具有催產作用。

(3) 可緩解並治療皮膚痛癢等症狀。

(4) 長期按摩，對頭痛、目痛、鼻塞、鼻衄、半身不遂、足關節炎等疾病，具有良好的調理、治療功效。

(5) 可緩解月經不調、更年期綜合症等。

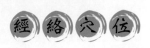

★ 至陰穴取穴與按摩 ★

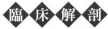

臨床解剖

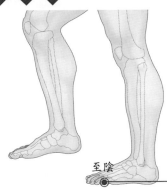

至陰

人體的足小趾末節外側，距趾甲角旁0.1寸處即是。

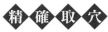

精確取穴

正坐垂足，將欲按摩之腳稍向斜後方移至身體側邊。腳跟著地，腳趾斜向外側翹起。俯身彎腰，同側手之末四指握住腳底，掌心朝上，彎曲大拇指，置於足小趾端外側的趾甲角旁，則拇指指尖所在處即是。

功用 清火瀉熱、通竅止痛

輔助治療的穴位

★頭痛　至陰配太衝、百會

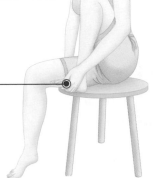

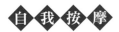

自我按摩

拇指彎曲，以指甲垂直下壓掐按穴位，每次左右（或雙側同時）各1~3分鐘。

程度	拇指壓法	時間
輕		1~3 分鐘

第七章　足太陽膀胱經經穴

203

第八章

足少陰腎經經穴

足少陰腎經是人體的先天之本，是與人體臟腑器官有最多聯繫的一條經脈，它起於足底，止於胸前的俞府穴，主要循行於下肢的內側和軀幹正面，順沿前正中線的兩側而行。

在《靈樞・經脈》中記載有關此經的病候文獻：「咳唾則有血，喝喝。面喘，坐而欲起目。」本經主要治療婦科、前陰、腎、肺、咽喉等病證。此外，諸如月經不調、陰挺、遺精、小便不利、水腫、便祕、泄瀉，以及經脈循行部位的病變等，也能產生療效。

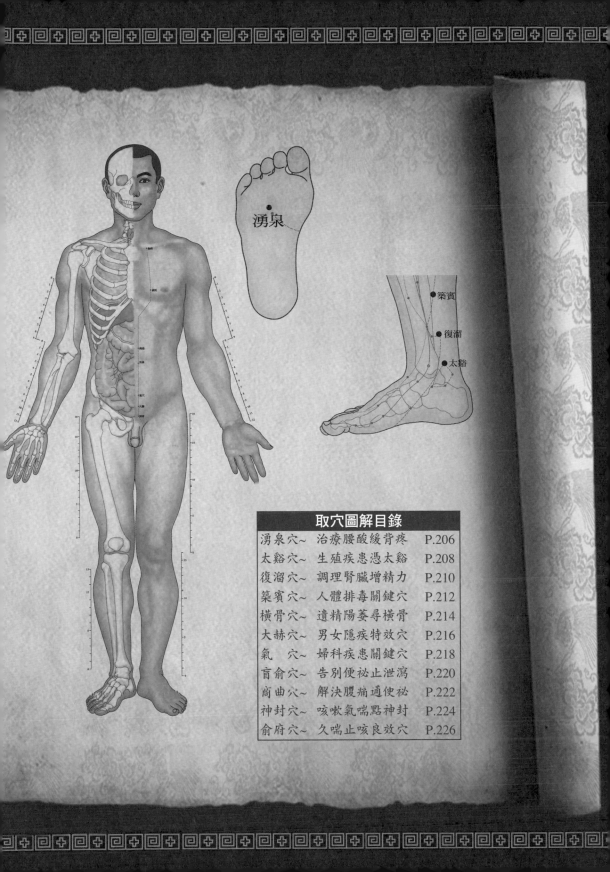

湧泉

●築賓
●復溜
●太谿

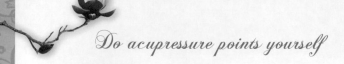

湧泉穴～治療腰酸緩背疼

主治 — 頭痛 — 目眩 — 小便不利 — 中暑

為腎經的首要穴位，據《黃帝內經》記載：「腎出於湧泉，湧泉者足心也。」中國民間自古就有「寒從足入」、「溫從足入」的說法。《內經圖說》把按摩稱為「足功」，可達到強身健體，延年益壽的作用。《韓氏醫通》上記載：「多病善養者，每夜令人擦足心（湧泉），至發熱，甚有益。」北宋著名大文豪蘇東坡也在《養生記》中，把「擦」視為養生之道。《壽視養老新書》也指出：「旦夕之間擦湧泉，使『腳力強健，無痿弱酸痛之疾矣』。」

經常按摩還能增強人體免疫功能，提高抵抗傳染病的能力。蘇東坡曾講過一段故事：揚州有一名武官在廣州、廣西地區從政十多年，從未染過瘧疾，且始終面色紅潤、健步如飛，不曾吃藥。詢問保健方法，他說自己每天早晨天未亮就起床坐著，兩足相對，按摩湧泉直到出汗為止。他之所以在兩廣做官十多年卻從未感染瘧疾，完全是因為每天持續按摩的成果，可見湧泉穴對人體的功效。

命名：

湧，溢出；泉，泉水。「湧泉」是指體內腎經的經水從此穴溢出體表，故得此名。

部位：

位在足底前部凹陷處，第二、三趾的趾縫紋頭端和足跟連線的前 1/3 處。

主治：

(1) 經常按摩，具有散熱生氣的作用，且能益腎、清熱、開鬱。

(2) 對治療咽喉腫痛、頭痛、目眩、失音、失眠、小便不利、休克、中暑、中風、高血壓、癲癇、女子不孕、月經下調、陰癢、陰挺、更年期障礙等疾病具有特效。

(3) 經常按摩可治療神經衰弱、糖尿病、腎臟等疾病。

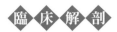

★ 湧泉穴取穴與按摩 ★

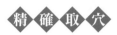
臨床解剖

位於足底部，第二、三趾的趾縫紋頭端與足跟連線的前1/3處。

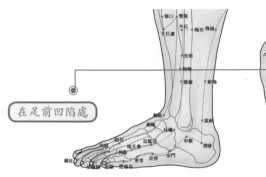

在足前凹陷處

湧泉

精確取穴

正坐，翹一足於另一膝上，足掌朝上，用另一手輕握，四指置於足背，彎曲大拇指所按壓的地方即是。

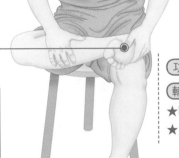

功用　散熱生氣

輔助治療的穴位

★喉痺　湧泉配然谷
★熱病挾臍急痛　湧泉配陰陵泉

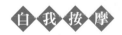
自我按摩

以大拇指指腹由下往上推按，每日早晚，左右足心各1~3分鐘。

程度	拇指壓法	時間
重		1~3 分鐘

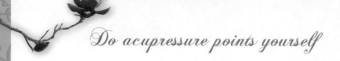

太谿穴～生殖疾患憑太谿

主治─腎炎─膀胱炎─月經不調

此穴位名出自《靈樞‧本輸》，其「谿」亦同「溪」，《針灸大成》中稱其為「呂細」，為一重要穴位，具有「決生死，處百病」的作用。《會元針灸學》中說：「太谿者，山之谷通於溪，溪通於川。腎藏志而喜靜，出太深之溪，以養其大志，故名太谿。」《經穴解》也說：「穴名太谿者，腎為人身之水，自湧泉發源；尚未見動之形，溜於然谷，亦未見動之形，至此而有動脈可見。溪乃水流之處，有動脈則水之形見，故曰太谿。溪者，水之見也；太者，言其淵不測也。」《針灸甲乙經》言此穴「在內踝後跟骨上動脈陷中」，即在足內側，意即內踝的後方，於內踝尖與跟腱之間的凹陷處。

命名：

太，大之意；谿，同「溪」，溪流。「太谿」意指腎經水液在此形成較大的溪水。此穴物質是然谷穴傳來的冷降之水，至本穴後，冷降水成了較為寬大的淺溪，故名為「太谿」。亦稱「大溪」、「呂細」。「呂細」意指在此穴內流行的地部經水水面寬大且緩慢，故得此名。

部位：

位在人體足內側，內踝後方和腳跟骨筋腱之間的凹陷處。

主治：

(1) 按摩此穴，有清熱生氣的作用。

(2) 長期按壓，能益腎、清熱、健腰膝、調節內臟，並對腎炎、膀胱炎、月經不調、遺尿、遺精、神經衰弱、腰痛、足底疼痛等病症具有調節和緩解作用。

(3) 透過刮按穴位，還能有效治療女性子宮疾患。

(4) 經常按揉此穴，對於咽喉腫痛、耳鳴、失眠、脫髮、齒痛、氣喘、胸悶、咯血、健忘等症，也具有保健調理作用。

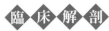

★ 太谿穴取穴與按摩 ★

臨 床 解 剖

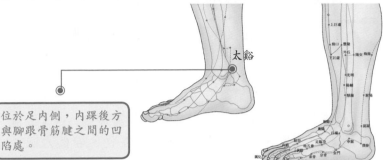

位於足內側，內踝後方
與腳跟骨筋腱之間的凹
陷處。

精 確 取 穴

正坐，抬一足置於另一腳之膝蓋
上。用另一手輕握，四指置於小腿
前，彎曲大拇指所按壓之處即是。

（功用）清熱生氣

（輔助治療的穴位）

★熱病煩心，足寒清，多汗　太谿配然谷
★腎脹　太谿配腎俞
★心痛如錐刺　太谿配支溝、然谷

自 我 按 摩

以大拇指指腹由上往下
刮按該穴，每日早晚，左右
各1~3分鐘。

程度	拇指壓法	時間
輕	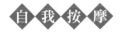	1~3分鐘

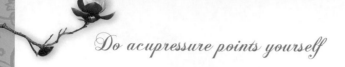

復溜穴～調理腎臟增精力

主治—睪丸炎—尿路感染—白帶過多

　　有時腰部會感覺酸脹，並且隱隱作痛，既不能久坐，又不能長時間站立，稍微活動便疼痛加劇，此時只要按壓復溜穴，就能達到舒緩效果。復溜穴是滋陰補腎的重要穴位，也能治療人體其他部位之不適。《針灸大成》記載：「主腸澼，腰脊內引痛，不得俯仰起坐。」《醫宗金鑒》云：「主治血淋，氣滯腰痛。」《玉龍歌》中記載：「無汗傷寒瀉復溜，汗多宜將合谷收，若然六脈皆微細，金針一補脈還浮。」可見此穴針對無汗、脈搏細微等症有療效。

命名：

　　復，再的意思；溜，悄悄地散失。「復溜」意指腎經的水濕之氣於此穴再次吸熱蒸發上行。本穴物質是照海穴傳輸來的寒濕水氣，上行至本穴後再次吸收天部之熱而蒸升，氣血的散失就像溜走了一般，故名。亦稱「伏白」、「昌陽」。「伏白」指此穴吸熱溜散的水氣隱伏著肺金之氣的涼濕之性；「昌陽」則指從照海穴傳來的寒濕之氣，於此穴吸熱後變為天部陽氣，腎經陽氣在此便繁榮昌盛，故名。

部位：

　　位在人體的小腿裡側，腳踝內側中央上二指寬處，脛骨和跟腱之間。

主治：

(1) 按摩此穴，具有補腎益氣的作用。

(2) 對泄瀉、腸鳴、水腫、腹脹、腿腫、足痿、盜汗、身熱無汗、腰脊強痛等症，具有緩解、改善的作用。

(3) 長期按壓還能有效醫治腎炎、神經衰弱、精力衰退、記憶力不佳、手腳冰冷、手腳浮腫等疾病。

(4) 對男性睪丸炎、女性子宮功能性出血、尿路感染、白帶過多等症，也具有改善作用。

★ 復溜穴取穴與按摩 ★

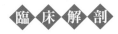

位於小腿裡側，腳踝內側中央上二指寬處，脛骨與跟腱間。（或太谿穴直上 2 寸，跟腱的前方。）

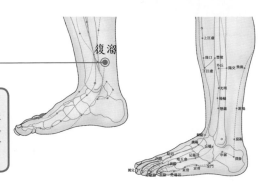

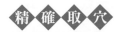

正坐並垂足，抬起一足翹放在另一膝蓋上。再以另一側手輕握，四指放腳背，大拇指指腹所按之處即是。

(功用) 補腎益氣

(輔助治療的穴位)
★盜汗不止　復溜配後溪、陰郄
★癃閉　復溜配中極和陰谷

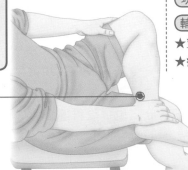

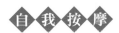

用大拇指指腹由下往上推按該穴。每日早晚，左右各 1~3 分鐘。

程度	拇指壓法	時間
輕		1~3 分鐘

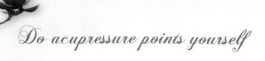

築賓穴～人體排毒關鍵穴

主治 — 藥物中毒 — 嗎啡中毒 — 梅毒

《素問·刺腰痛論》中寫道：「刺飛陽之脈，在內踝上五寸，少陰之前，與陰維之會。」此穴是指人體的築賓穴，為人體解毒大穴，具有保護肝、腎的重要作用。在日常生活中，人們常會因各種疾患而服用西藥，其副作用的產生便是來自藥物本身。俗話說：「是藥三分毒。」事實上，西藥在治療疾病的同時，都含有不同的毒性，尤其是服用西藥的慣性使用者，若能多揉按築賓穴，可分解體內的化學毒素。另外，按揉築賓穴對尿酸過高的人也有療效。尿酸過高會導致痛風、結石等疾病，多按揉此穴，對尿酸導致的相關疾病具有緩解和調理作用。

命名：

築，與「祝」相通，慶祝；賓，指賓客。「築賓」意指足三陰經氣血混合重組後的涼濕水氣在此穴交於腎經。本穴物質是從三陰交穴傳來的涼濕水氣，性同肺金之氣，由此穴傳入腎經後，為腎經所喜慶，本穴受此氣血就像在接待賓客般，故名。此穴也是陰維脈郄穴，由於本穴氣血細少，如同從孔隙中傳來一般，故為陰維脈郄穴。

部位：

位在人體的小腿內側，於太谿穴和陰谷穴的連線上，太谿穴上5寸處，腓腸肌肌腹的內下方。

主治：

(1) 按摩此穴位有散熱降溫的作用。

(2) 經常按摩能達到排毒效果，如藥物中毒、嗎啡中毒、梅毒及其他毒素等。

(3) 長期按壓對癲癇、精神分裂症、腎炎、膀胱炎、睪丸炎、盆腔炎、舌肥大、陰萎、嘔吐涎沫、疝痛、小腿內側痛等，具有明顯療效。

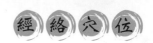

★ 築賓穴取穴與按摩 ★

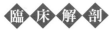 臨床解剖

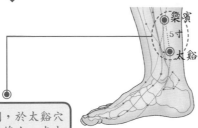

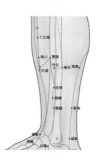

位於小腿內側，於太谿穴與陰谷穴的連線上。在太谿穴上5寸，腓腸肌肌腹的內下方。

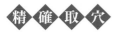 精確取穴

功用 散熱降溫

輔助治療的穴位

★水腫　築賓配腎俞和關元

★疝氣　築賓配大敦和歸來

★小腿痠、痹、癱　築賓配承山、合陽、陽陵泉

★癲狂、癇症　築賓配水溝、百會

正坐垂足，抬起一足翹放在另一膝蓋上。再用另一手輕握腳踝，四指放腳背，大拇指指腹所按之處即是。

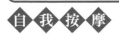 自我按摩

用大拇指指腹由下往上推按該穴。每日早晚，左右各1~3分鐘。

程度	拇指壓法	時間
重		1~3分鐘

213

橫骨穴～遺精陽萎尋橫骨

主治—遺精—陽萎—遺尿—小便不通

《中誥孔穴圖經》中稱「腰俞穴」為「髓空」；《黃帝內經・素問》張志聰注：「髓空即橫骨穴。」為腎經之穴位。王冰說：「按今《中誥孔穴圖經》云：『腰俞穴一名髓空，在脊中第二十一椎節下，主汗不出，足清不仁，督脈氣所發也。』」張志聰也說：「髓空即橫骨穴，所謂股際骨空，屬足少陰腎經。」《針灸甲乙經》也記載：「橫骨一名下極，在大赫下一寸，衝脈、足少陰之會，刺入一寸，灸五壯。」由此可見，中國古代醫家們都將此穴視為腎經主穴之一，經常按摩還能治療陽萎、遺尿等男性疾病。

命名：

橫，指此處穴位內的物質為橫向移動的風氣；骨，指穴位內的物質富含骨所主的水液。「橫骨」意指腎經的水濕雲氣在此處橫向外傳。本穴物質是從陰谷穴橫行傳來的冷濕水氣，到達本穴後，因為吸熱脹散而橫向傳於穴外，其外傳風氣中富含水濕，故名。

橫骨亦名「下極」、「屈骨」、「屈骨端」、「曲骨端」。其中，「下極」指此穴物質是陰谷穴傳來的寒濕水氣，因其寒濕滯重，須不斷吸熱才能上行，而本穴便是腎經下部經脈氣血上行所能達到的最高點，故名。「屈骨」、「曲骨」則是指腎經氣血因其穴的向外散失而處於虧缺狀態，因而有此稱。

部位：

在下腹部，於臍中下 5 寸，前正中線旁開 0.5 寸。

主治：

(1) 此穴具有清熱除燥的作用。

(2) 經常按摩，可治療陰部疼痛、小腹疼痛、遺精、陽萎、遺尿、小便不通、疝氣等疾病。

★ 橫骨穴取穴與按摩 ★

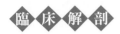 **臨床解剖**

位於人體下腹部，
於臍中下5寸，前
正中線旁開0.5寸。

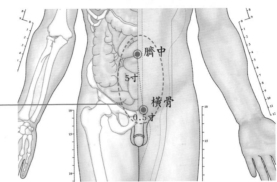

臍中

5寸

橫骨

0.5寸

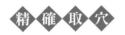 **精確取穴**

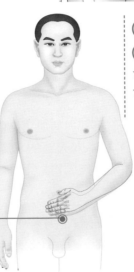

站立，將一手掌置於腹
部，掌心朝內，拇指剛
好位於肚臍眼，再以小
指頭為起點向下一個拇
指的位置即是該穴。

功用 散熱降溫

輔助治療的穴位

★癃閉 橫骨配中極和三陰交

★陽萎、崩漏、月經不調 橫骨
配關元、腎俞、志室、大赫

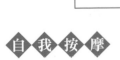 **自我按摩**

用雙手的四指頭輕壓揉
摸該穴，每日早晚，各1~3
分鐘。

程度	四指壓法	時間
輕		1~3分鐘

第八章 足少陰腎經經穴

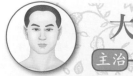

大赫穴～男女隱疾特效穴

主治—陽萎—早洩—膀胱炎

　　此穴位名出自《針灸甲乙經》。《針灸大成》言此穴在「臍下四寸，旁開一寸處」。在中醫臨床上為治療婦科疾病和男性疾病的關鍵穴位。其與膀胱俞穴、太衝穴等配合，對男性前列腺炎具有良好療效；此外，也能調理、改善各種婦科病症。經常按揉，對人體有良好的保健作用。

命名：

　　大，大、盛的意思；赫，指紅如火燒，顯得十分耀眼。「大赫」意指體內衝脈的高溫高濕之氣從本穴外出腎經。本穴物質是體內衝脈外出的高溫高壓水濕之氣，因其高溫猶如火燒般顯耀，且高壓使氣強勁盛大，故名。

　　大赫亦稱「陰維」、「陰關」。「陰維」意指本穴物質為衝脈外傳的高溫高壓水氣，以及橫骨穴傳來的寒濕水氣，在衝脈強勁之氣的帶動下，由橫骨傳來的寒濕水氣從此輸佈胸腹各部，有維護胸腹陰面陰液的作用。「陰關」則指衝脈外輸的強勁熱只能帶動本穴天部的水濕之氣上行，而對穴內流行的地部經水無此作用，陰性水液只能循腎經下行，故名。

部位：

　　位於人體下腹部，從肚臍到恥骨上方畫一條線，將此線平分五等分，由肚臍往下4/5點的左右各一指寬處，就是此穴。

主治：

(1) 按摩此穴，具有散熱生氣的作用。

(2) 經常按摩能治療陽萎、早洩、膀胱疾病等。

(3) 長期按摩，對子宮脫垂、遺精、帶下、月經不調、痛經、不妊、泄瀉、痢疾等，都具有治療效果。

★ 大赫穴取穴與按摩 ★

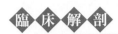
臨 床 解 剖

位於人體的下腹部,從肚臍到恥骨上方畫一條線,將此線五等分,由肚臍往下4/5點的左右一指寬處,即爲此穴。

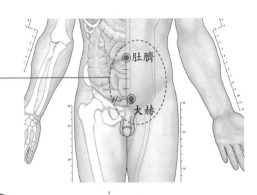

肚臍

4/5

大赫

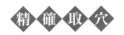
精 確 取 穴

平躺,將一手掌放於腹部,掌心朝內,拇指剛好位於肚臍眼,小指所在位置即是。

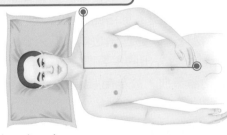

功用 散熱生氣

輔助治療的穴位

★陽萎、遺精、帶下　大赫配陰交、帶脈、大敦和中極

★男科病、不育症　大赫配命門、腎俞、志室、中極和關元。

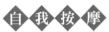
自 我 按 摩

用雙手的四指頭輕壓揉摸該穴,每日早晚各按3~5分鐘。

程度	四指壓法	時間
輕		3~5分鐘

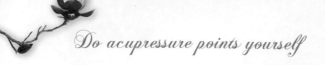

氣穴～婦科疾患關鍵穴

主治—月經不調—白帶—小便不通

此穴位名出自《針灸甲乙經》，因其與人體的臟腑經絡之氣相通，故稱「氣穴」。《素問‧氣穴論》中云：「氣穴之處，游針之居。」有關此穴的位置，在古典醫書裡的說法頗多，《針灸甲乙經》中云：「在臍下2.5寸，前正中線旁開0.5寸」；《針灸資生經》又說：「在臍下3寸，旁開1.5寸」。雖然取穴位置眾說紛紜，但現今臨床研究顯示，「氣穴」位在腹部臍中下3寸，前正中線旁開0.5寸處。經常按摩此穴，能主治各種女性婦科疾病，如白帶、生理不順等症。

命名：

「氣穴」指穴內物質為氣態物，是從大赫穴傳來的高溫高壓水氣，到達此穴後，快速強勁的高溫高壓水氣開始勢弱緩行，並擴散為溫熱之性的氣態物，故名。亦稱「胞門」、「子戶」。「胞門」意指此穴的出入門戶，即胞宮的外輸氣血由此外出衝脈。本穴物質為天部溫熱之氣，其來源於胞宮，在本穴開始向衝脈以外傳輸，是衝脈氣血外出的主要門戶，亦稱「胞宮」。因其本穴物質既有腎經氣血，又有衝脈氣血，故為衝脈足少陰之會。

部位：

位在人體下腹部，於臍中下3寸，前正中線旁開0.5寸。

主治：

(1) 按摩此穴，具有補益衝任的作用。

(2) 長期按摩，能治療月經不調、白帶、小便不通、泄瀉、痢疾、腰脊痛、陽萎、生理不順、腰部疼痛、冷感症等疾患，是人體足少陰腎經上的重要穴道。

> **名詞小博士**
> 衝任：指衝、任二脈，與女性疾病息息相關，且與月經、生育功能產生直接影響，故須調理與保養衝、任二脈。

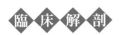

★ 氣穴取穴與按摩 ★

臨 床 解 剖

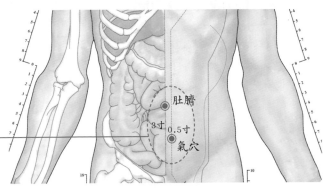

在下腹部，於臍中下3寸，前正中線旁開0.5寸。

肚臍

3寸　0.5寸

氣穴

精 確 取 穴

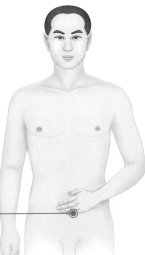

站立，將一手掌的五指併攏，放於腹部。掌心朝內，拇指剛好位於肚臍眼，小指所在位置即是。

功用 補益衝任

輔助治療的穴位

★消化不良　氣穴配天樞和大腸俞

★五淋、小便不利　氣穴配中極、陰陵泉和膀胱俞

★月經不調、血帶、宮冷不孕、先兆流產、陽萎、不育症　氣穴配氣海、三陰交、腎俞、血海

自 我 按 摩

用雙手的四指頭輕壓揉摸該穴，每日早晚，按1~3分鐘。

程度	四指壓法	時間
輕	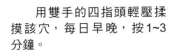	1~3 分鐘

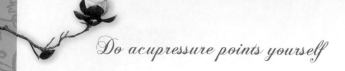

肓俞穴～告別便祕止泄瀉

主治—胃痙攣—習慣性便祕—腸炎

中醫古籍《針灸銅人》中記載，肓俞穴治療腹中切痛、大腹寒疝、大便乾燥等病症。當腹部受涼後，嚴重者其疼痛有如刀絞，也未出現腹瀉之徵狀，即使有便意，也是排出乾硬顆粒，此時只需要深深吸氣，並按摩肓俞穴，將能迅速改善不適症狀。

命名：

肓，心下膈膜，指穴位內膏脂之類的物質；俞，輸的意思。「肓俞」意指胞宮中的膏脂之物由此穴外輸體表。本穴物質是來自胞宮中的膏脂之物，是由本穴地部孔隙外出體表，故名。其亦稱「子戶」。因穴內外輸氣血物質為膏脂，混濁不清，有別於腎經經水應有的清澈；且本穴物質既有腎經氣血又有衝脈氣血，故為衝脈足少陰之會。

※注：此穴在肚臍旁，肚臍是人體胸腹部體表重力場中心，從此外輸的氣血物質來自與之對應的體內重力場中心。體內重力場中心是二腎，相鄰臟器有胞宮和膀胱，本穴位於衝脈，因此氣血物質必定來自於胞宮而非膀胱。

部位：

在人體腹中部，於臍中旁開0.5寸處。

主治：

(1) 此穴有積脂散熱的作用。

(2) 經常按摩對胃痙攣、習慣性便祕、腸炎、胃部厥冶、腹痛繞臍、腹脹、痢疾、泄瀉、疝氣、腰脊疼痛，都具有良好療效。

(3) 長期按壓，能使月經疼痛、子宮痛、睪丸炎、眼球充血、角膜炎、嘔吐等症狀，得到調理與改善。

★ 肓俞穴取穴與按摩 ★

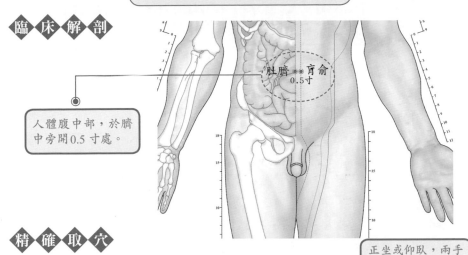

◆ **臨 床 解 剖**

肚臍 ○ ○ 肓俞
　　　0.5寸

人體腹中部,於臍
中旁開0.5寸處。

◆ **精 確 取 穴**

正坐或仰臥,兩手
掌心向下,以中指
指尖垂直下按臍旁
穴位即是。

（功用）積脂散熱

（輔助治療的穴位）

★ 便祕、泄瀉、痢疾　肓俞配天
　樞、足三里和大腸俞

★ 胃痛、腹痛、疝痛、排尿疼痛、
　尿道澀痛　肓俞配中脘、足三
　里、內庭和天樞

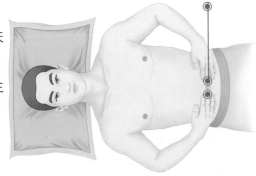

◆ **自 我 按 摩**

　　深吸氣,使腹部下陷,
用中指指尖稍出力揉按,有
熱痛的感覺。每天早晚,左
右（或雙側同時）各揉1~3
分鐘。

程度	中指折壓法	時間
重		1~3 分鐘

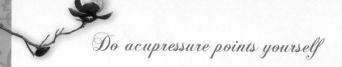

商曲穴～解決腹痛通便祕

主治─腹痛─泄瀉─便祕─腹中積聚

此穴位名出自《針灸甲乙經》，別名高曲，屬足少陰腎經，為衝脈、足少陰之會；能有效治療便祕、腹部不適等症狀。便祕（constipation）是指排便次數少於三次，且每次都是硬便才稱為便祕。若長期不予理會，將可能引起腹脹、腹痛、食慾不振、睡眠不安穩，嚴重者還會引發痔瘡、便血、肛裂等症。

便祕主要是因其現代人飲食結構改變，攝入體內的植物性纖維和粗纖維減少，再加上缺乏必要的運動，導致罹患便祕的比例上升。依據研究指出，便祕也是誘發心肌梗塞、腦溢血的重要因素；中醫臨床報告還顯示，按揉商曲穴可緩解上述不適症。

命名：

商，漏刻之意；曲，隱密之意。「商曲」意指腎經衝脈氣血在此穴吸熱後緩慢上行。本穴物質是從肓俞以下各穴上行的水濕之氣，至本穴後散熱冷縮，少部分水氣吸熱後持續上行，就像從漏刻中傳出而不易被人覺察一樣，故名。

商曲亦稱「高曲」、「商谷」。「高曲」指腎經衝脈的水氣在此吸熱後緩慢上行。「商谷」則指本穴範圍內的寒濕水氣吸熱後皆由此上行。因其穴位內的物質既有腎經氣血，又有衝脈氣血，故為衝脈足少陰之會。

部位：

位在人體上腹部，於臍中上2寸，前正中線旁開0.5寸。

主治：

(1) 此穴具有清熱降溫的功效。

(2) 按摩此穴對腹痛、泄瀉、便祕、腸炎、腹中積聚等不適症，具有顯著療效。

★ 商曲穴取穴與按摩 ★

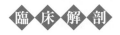

臨床解剖

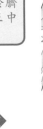

0.5寸
商曲
2寸
肚臍

人體上腹部，於臍中上5寸，前正中線旁開0.5寸。

精確取穴

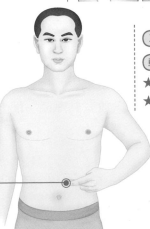

將食指、中指和無名指併攏，掌心朝內，置於腹部，無名指位於肚臍眼處，則食指所在處即是。

功用 運化水濕，清熱降溫

輔助治療的穴位

★腹痛、腹脹　商曲配中脘和大橫
★泄瀉、痢疾　商曲配大腸俞和天樞

自我按摩

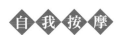

將雙手食指分別扣壓在各自中指上，順時針輕按商曲穴，每天早晚各一次，每次1~3分鐘。

程度	中指折壓法	時間
輕		1~3 分鐘

神封穴～咳嗽氣喘點神封

主治 — 咳嗽 — 氣喘 — 胸脅支滿 — 嘔吐 — 不嗜食

　　本穴名稱出自《針灸甲乙經》，可緩解咳嗽、氣喘等症狀。咳嗽雖為小疾卻不能輕忽，因它將誘發隱藏在人體中的疾患，如氣喘、肺炎等。由於環境中充滿塵蟎與細菌，因此人們在咳嗽時，也極易將空氣中的塵埃、細菌與病毒吸入肺部，進而引發肺部炎症，或導致其他疾患。當出現咳嗽的徵狀時，按壓神封穴除了有止咳效果外，對緩解和治療氣喘作用極佳。

名詞小博士
胸脅支滿：指胸部及脅肋部支撐脹滿。

命名：

　　神，與鬼相對，指穴內物質為天部之氣；封，封堵之意。「神封」意指腎經吸熱上行的經氣在此散熱冷縮。本穴物質為步廊穴傳來的水濕風氣，到達本穴後，水濕風氣勢弱緩行，並散熱冷縮，而大部分冷縮之氣不能循經上行，如同被封堵一般，故名。

部位：

　　位在人體胸部，於第四肋間隙，前正中線旁開2寸處。

主治：

(1) 此穴具有降濁升清的作用。

(2) 長期按摩，對咳嗽、氣喘、胸脅支滿、嘔吐、不嗜飲食、乳癰等疾患，具有良好治療效果。

(3) 神封配肺俞穴、太淵穴，有宣肺理氣、止咳平喘的作用，可治療咳嗽；配肝俞穴、陽陵泉穴，有疏肝利膽、鎮靜止痛的功效，能治療胸脅疼痛。

★ 神封穴取穴與按摩 ★

臨 床 解 剖

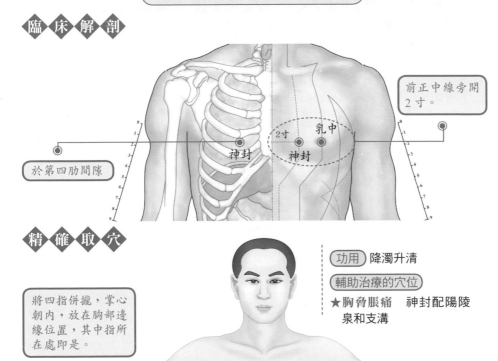

前正中線旁開2寸。

2寸　乳中

神封　　神封

於第四肋間隙

精 確 取 穴

將四指併攏，掌心朝內，放在胸部邊緣位置，其中指所在處即是。

功用　降濁升清

輔助治療的穴位

★胸脅脹痛　神封配陽陵泉和支溝

自 我 按 摩

雙手四指併攏，輕按胸部邊緣的神封穴，一按一放，持續1~3分鐘。

程度	四指壓法	時間
輕	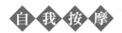	1~3分鐘

俞府穴～久喘止咳良效穴

主治─久喘─肺充血─支氣管炎

「俞」是中國古代「輸」、「腧」二字的簡寫，意思是聚合。「府」則為相會之意。俞府穴是人體足腎經和手心包經交會的地方，是腎氣傳輸聚合之處。據中國古代醫書《針灸銅人》記載，此穴主治咳逆上喘、嘔吐、胸滿不得飲食等症狀。中醫臨床顯示，久咳不止且飲食無法正常下嚥，甚至吃了就想吐，並感到胸滿氣喘時的嚴重患者，按壓此穴可獲得療效。

命名：

俞，通「輸」；府，體內的臟腑。「俞府」意指腎經氣血由此穴回歸體內。本穴是腎經體內經脈和體表經脈在人體上部的交會點，或中穴所傳來的濕熱水氣在本穴散熱冷凝、歸降地部後，由本穴的地部孔隙注入腎經的體內經脈，氣血的流注方向為體內臟腑，故名。亦稱「腧中」。

※注：腎經氣血物質的運行變化是體內氣血由湧泉穴外出體表後，經水汽化上行；自大鐘穴後，即為寒濕水氣吸熱上行；從大赫穴開始，則是受衝脈外傳之熱而使水濕之氣散熱上行；自幽門穴開始，是受胸部外傳之熱上行；在靈虛穴，腎經氣血達到溫度的最高點，從靈虛到俞府的經脈氣血便是降溫吸濕而下行。

部位：

在人體上胸部位，於鎖骨正下方，前正中線旁開2寸處。

主治：

長期按壓對於肺充血、支氣管炎、肋間神經痛、胸膜炎、咳嗽、胸中痛、久喘、嘔吐、不嗜食、呼吸困難等病症，具有調理和保健作用。

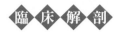

★ 俞府穴取穴與按摩 ★

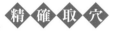
臨床解剖

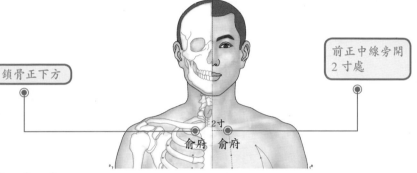

鎖骨正下方

前正中線旁開
2 寸處

2寸
俞府　俞府

精確取穴

正坐或仰臥,舉雙手,用大拇指指尖垂直揉按胸前兩側之鎖骨下穴位即是。

功用　回收體表液體

輔助治療的穴位

★咳嗽、咽痛　俞府配天突、肺俞和魚際

★胃氣上逆之嘔吐　俞府配足三里和合谷

鎖骨

自我按摩

舉雙手,用大拇指指尖垂直揉按胸前兩側之鎖骨下穴位。每天早晚左右(或雙側同時)各3~5分鐘。

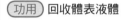

程度	拇指壓法	時間
重		3~5 分鐘

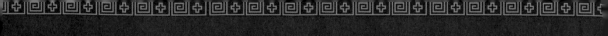

手厥陰心包經經穴

手厥陰心包經是保護心臟的重要經絡，可代心受過，替心承受侵襲。手厥陰心包經起始於胸腔，淺出屬於心包絡，通過膈肌，經歷胸部、上腹和下腹，散絡上、中、下三焦。

在《靈樞‧經脈》中記載關於此經的病候：「手心熱，臂、肘攣急，腋腫；甚則胸脅支滿，心中澹澹大動，面赤，目黃，嬉笑不休。」可見手陰心包經能主治胸部、心血管系統、精神神經系統和本經經脈所經過部位的病症，如心痛、心悸、心胸煩悶、癲狂、嘔吐、熱病、瘧病及肘臂攣痛等症。

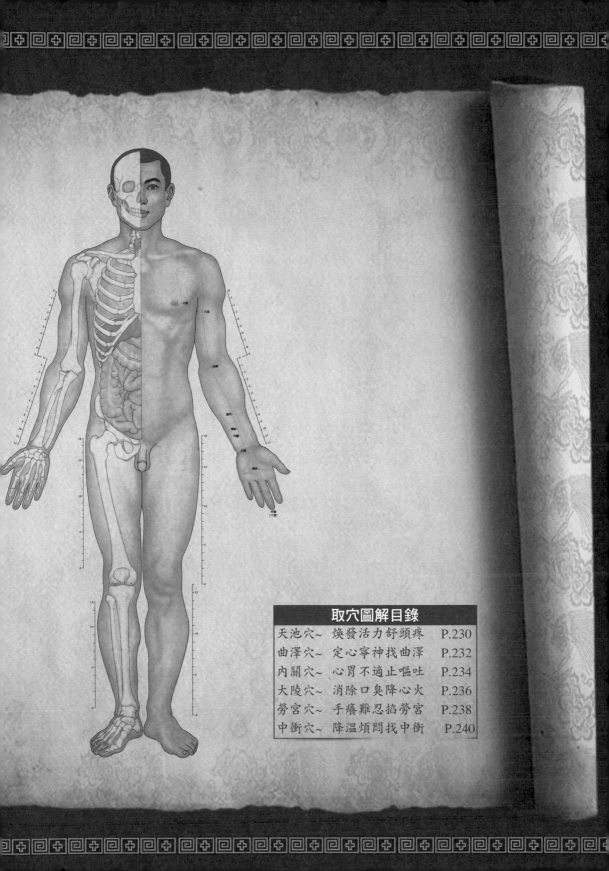

天池穴～煥發活力舒頭疼

主治─胸膈煩滿─頭痛─四肢不舉─腋下腫

天池穴是心包經上的重要穴位之一，據古典醫籍《針灸銅人》記載，此穴能治療胸膈煩滿、頭痛、四肢不舉、腋下腫、上氣、胸中有聲、喉中鳴等疾病。當發現自己容易疲乏、倦怠時，就要留意心臟的問題；因其心臟的泵血能力下降時，流向肌肉的血液就不能滿足其需要，患者時常會感到疲乏倦怠，這些症狀往往易被忽略，難以引起患者的重視；甚至部分患者還可能經常感到身體不適、四肢無力、頭痛，且吸氣時，胸中有雜音或腋窩下出現腫塊。遇到上述情況時，不妨試著按壓天池穴，可使情況獲得好轉。

命名：

天，指天部；池，儲液之池。「天池」意指心包外輸的高溫水氣在此處穴位冷凝為地部經水。此穴位在乳頭外側，而乳頭為人體體表的高地勢處，本穴位居於此，即天部。穴內物質又是心包經募穴膻中穴傳來的高溫水氣，至本穴後散熱冷降為地部經水，穴內的氣血既處高位又為經水，故名「天池」。其亦稱「天會」，意指心包經外輸的高溫水氣在此會合，故名。

部位：

在人體胸部，於第四肋間隙，乳頭外 1 寸，即前正中線旁開 5 寸。

主治：

(1) 長期按壓此穴，對心臟外膜炎、腦充血、腋腺炎、乳房炎、肋間神經痛、目視不明、咳嗽、熱病汗不出等病症，產生良好的調理和保健作用。

(2) 按摩該穴位，還能有效緩解胸悶、心煩、氣喘、胸痛、腋下腫痛、瘧疾等症狀。

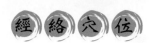

★ 天池穴取穴與按摩 ★

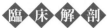

臨床解剖

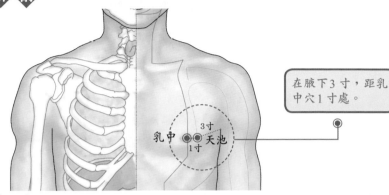

在腋下 3 寸，距乳中穴 1 寸處。

乳中 　 天池
3 寸
1 寸

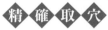

精確取穴

正坐，舉雙手，掌心朝向自己胸前，四指相對，用大拇指指腹向下垂直按壓穴位即是。

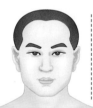

功用　散熱降濁

輔助治療的穴位

★咳嗽　天池配列缺和豐隆
★脅肋痛　天池配支溝

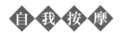

自我按摩

　　用大拇指指腹向下垂直按壓乳頭外 1 寸穴位處，有酸痛感。每天早晚左右（或雙側同時）各按壓一次，每次 1~3 分鐘。

程度	拇指壓法	時間
重		1~3 分鐘

第九章　手厥陰心包經經穴

231

Do acupressure points yourself

曲澤穴～定心寧神找曲澤

主治—心痛—善驚—心神昏亂—心悸

據《針灸甲乙經》記載：「心痛，卒咳逆，曲澤主之，出血則已。」《備急千金要方》云：「曲澤、大陵，主心下鼓鼓，喜驚。」《銅人》中云：「治心痛，善驚身熱，煩渴口乾，逆氣嘔血，風胗，臂肘手腕善動搖。」以上皆為曲澤穴對人體的功效。曲，代表肝；澤，表示滋潤、潤澤。

> **名詞小博士**
> 風胗：蕁麻疹的別名。皮膚上會出現澎疹，是由風疹病毒所引起的。

「曲」解釋為肝的原由是根據《尚書・洪範》記載：「木曰曲直。」因在五行中，肝屬木，而曲直就是曲中有直、剛柔相濟之意，肝木的正常屬性是「堅中有韌」，如同肝所主的「筋」。所以，此穴具有護肝的功效，對於痙攣性肌肉收縮、手足抽搐、心胸煩熱、頭暈腦脹等病症非常有效。據《靈樞・順氣一日分為四時》記載：「病在胃及以飲食不節得病者，取之於合。」合，指合穴，意即曲澤；所以，曲澤穴能治療嘔吐症狀。此外，對曲澤穴刺絡放血則具有開竅祛邪、活血化瘀、疏經通絡的作用。

命名：

曲，隱密；澤，沼澤。「曲澤」指心包經氣血在此匯合。本穴是心包經的穴位，雖然心包經上、下二部經脈的經氣在此匯合並散熱冷降，表現出水的潤下特徵，但是從天泉穴下傳本穴的經水仍然大量汽化水濕，此穴就如同熱帶沼澤一樣生發氣血，故名。

部位：

位於肘橫紋中，於肱二頭肌腱的尺側緣。

主治：

(1) 按摩此穴對心痛、善驚、身熱、煩渴口乾、風胗、肘臂手腕處不自主的抖動，具有一定療效。

(2) 按摩此穴可清煩熱，對心神昏亂、心悸、心肌炎、中暑等症均有療效。

(3) 長期按摩能治療胃痛、嘔吐、泄瀉（急性腸胃炎）等疾病，具有良好的調理和保健作用。

232

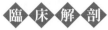

★ 曲澤穴取穴與按摩 ★

臨床解剖

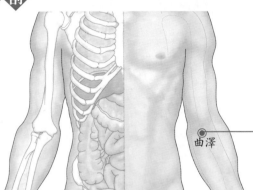

位於人體的肘橫紋中，於肱二頭肌腱的尺側緣。

曲澤

精確取穴

正坐伸肘、掌心向上，微屈約45度。以另一手輕握肘尖，四指在外，彎曲大拇指，用指尖垂直按壓穴位即是。

功用 散熱降濁

輔助治療的穴位

★嘔血　曲澤配神門和魚際

★心胸痛　曲澤配內關和大陵

自我按摩

用大拇指指尖垂直按壓穴位，有酸、脹、痛的感覺。每天早晚，左右各按壓一次，每次1~3分鐘。

程度	拇指壓法	時間
重	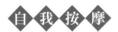	1~3 分鐘

第九章　手厥陰心包經經穴

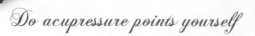

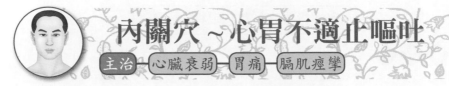

內關穴～心胃不適止嘔吐

主治─心臟衰弱─胃痛─膈肌痙攣

《針灸甲乙經》云：「心憺憺而善驚恐，心悲，內關主之。」《備急千金要方》言：「凡心實者，則心中暴痛，虛則心煩，惕然不能動，失智，內關主之。」《針灸大成》也記載：「主手中風熱，失志，心痛，目赤，支滿肘攣。實則心暴痛瀉之，虛則頭強補之。」內關穴也是心包經上的重要穴位之一。此穴對因飲食不潔、飲酒過度、嘔吐不止或者有嘔意等各種原因所導致的身體不適，皆有良好療效。經常按摩內關，還可治療心腦血管和消化系統方面的疾病。

命名：

內，內部；關，關卡。「內關」是指心包經的體表經水由此穴注入體內。本穴物質是間使穴傳來的地部經水，流至本穴後，由本穴的地部孔隙從地之表部注入心包經的體內經脈，心包經體內經脈經水的汽化之氣，無法從本穴的地部孔隙外出體表，有如被關卡阻擋一般，故名。亦稱「陰維」。

部位：

在人體前臂掌側，腕橫紋上2寸，在橈側腕屈肌腱與掌長肌腱之間。

主治：

(1) 對於因懷孕嘔吐、暈車、手臂疼痛、頭痛、眼睛充血、噁心想吐、胸肋痛、上腹痛、腹瀉、痛經等症狀，具有明顯的緩解作用。

(2) 長期按壓對心絞痛、精神異常、風濕疼痛、胃痛、中風、哮喘、偏癱、偏頭痛、產後血暈、憂鬱症，具有明顯改善和調理作用。

(3) 長期按壓還能治療失眠、心悸等症。

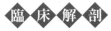

★ 內關穴取穴與按摩 ★

臨 床 解 剖

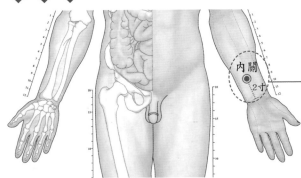

位於前臂正中央，腕橫紋上 2 寸，在橈則腕屈肌腱與掌長肌腱之間。

內關

2寸

精 確 取 穴

將右手三手指併攏，無名指放在左手腕橫紋上，這時右手食指和左手手腕交叉點的中點，即是內關穴。

功用　疏導水濕

輔助治療的穴位

★痛經　內關配三陰交和素髎

★落枕　內關配外關

★腹痛　內關配公孫

★胃脘痛、嘔吐、呃逆　內關配中脘、足三里

★上肢不遂、手震顫　內關配外關、曲池

★胸悶　內關配建里

自 我 按 摩

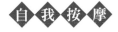

用拇指指尖垂直掐按穴位，有酸、脹、微痛的感覺。每天早晚掐按1~3分鐘，先左後右。

程度	拇指壓法	時間
重		1~3 分鐘

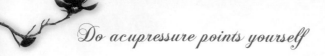
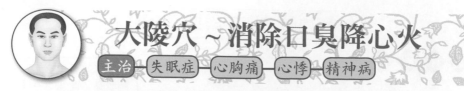

大陵穴～消除口臭降心火

主治─失眠症─心胸痛─心悸─精神病

《針灸甲乙經》記載：「熱病煩心而汗不止，肘攣腋腫，善笑不休，心中痛，目赤黃，小便如血，欲嘔，胸中熱，苦不樂，太息，喉痹嗌乾，喘逆，身熱如火，頭痛如破，短氣胸痛，大陵主之。」《銅人》也指出：「治熱病汗不出，臂攣腋腫，善笑不休，心懸若饑，心痛掌熱，喜悲泣驚恐。」《玉龍歌》中甚至還有「心胸之病大陵瀉，氣攻胸腹一般針」之句子，從古典醫書對大陵穴的詳細記述可知其穴對主治熱病、精神病有療效。此外，每天持續按壓大陵穴，可有效改善口臭等症狀。

命名：

大，與小相對；陵，丘陵、土堆的意思。「大陵」意指隨心包經經水沖刷下行的脾土物質在此堆積。本穴物質為內關穴下傳的經水與脾土的混合物，到達本穴後，脾土物質堆積如山，好比丘陵一般，故名。亦稱為「心主」、「鬼心」。「心主」意指穴內氣血以氣為主；「鬼心」則指脾土中的水濕在此穴位汽化為天部之氣，故得此名。

本穴向外輸出的是脾土中的汽化之氣，為心包經經氣的重要輸出之地；此外，本穴脾土中生發的乾熱之氣，其性同於心包經氣血，為重要輸出之源，故為心包經俞穴。在五行中，此穴位屬土。

部位：

位於人體的腕掌橫紋的中點處，於掌長肌腱與橈側腕屈肌腱之間。

主治：

(1) 本穴具有清心降火、消除口臭的特效。

(2) 經常按摩，能治療失眠、心胸痛、心悸、精神病等症。

(3) 長期按壓對嘔吐、胃痛、胃炎、扁桃腺炎、頭痛、肋間神經痛、腕關節及周圍軟組織疾患等，具有良好的調理和保健作用。

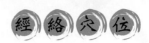

★ 大陵穴取穴與按摩 ★

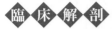 臨 床 解 剖

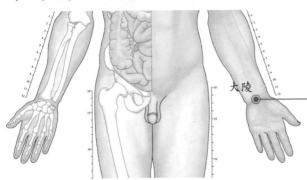

位於人體的腕掌橫紋的中點處，於掌長肌腱與橈側腕屈肌腱之間。

大陵

精 確 取 穴

正坐、手平伸、掌心向上，輕握拳，用另一手握其握拳的手腕處。四指在外，彎曲大拇指，以指尖（或指甲尖）垂直掐按穴位。

功用 燥濕生氣

輔助治療的穴位

★心絞痛、失眠　大陵配勞宮

★腹痛、便祕　大陵配外關和支溝

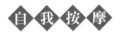 自 我 按 摩

用拇指指尖（或指甲尖）垂直掐按穴位，有刺痛感。每天早晚各掐按一次，每次1~3分鐘，先左後右。

程度	拇指壓法	時間
重		1~3 分鐘

第九章　手厥陰心包經經穴

237

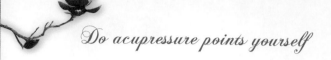

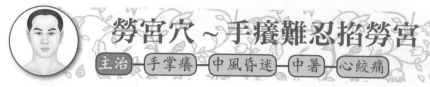

勞宮穴～手癢難忍掐勞宮

主治　手掌癢　中風昏迷　中暑　心絞痛

《針灸甲乙經》記載：「風熱善怒，中心喜悲，思慕噓唏，善笑不休，勞宮主之。」、「衄不止，嘔吐血，氣逆，噫不止，嗌中痛，食不下，善渴，舌中爛，掌中熱，欲嘔，勞宮主之。」；「口中腫腥臭，勞宮主之。」在《聖惠方》言：「小兒口有瘡蝕齦爛，臭穢氣衝人，灸勞宮二穴，各一壯。」《醫宗金鑒》云：「主治痰火胸痛，小兒瘡及鵝掌風等症。」藉此指出勞宮穴對人體的療癒作用。上述所提及的「鵝掌風」，意指染上此疾患之人，手掌和手背將奇癢無比且越抓越癢，使人難以忍受。此時，只要稍微用力按壓勞宮穴，就能快速止癢。經常點壓，還能控制人體血壓，使其恢復正常。

命名：

勞，勞作之意；宮，指宮殿。「勞宮」指心包經的高熱之氣在此穴帶動脾土中的水濕汽化為氣。本穴物質為中衝穴傳來的高溫乾燥之氣，行至本穴後，高溫之氣傳熱於脾土，使脾土中的水濕隨之汽化，穴內的地部脾土未受其氣血之生反而輸出其濕，如人的勞動付出般，故名。其亦稱「五里」、「鬼路」、「掌中」。「五里」意指穴內氣血場的覆蓋範圍如同五里之廣；「鬼路」則指穴內氣血來自於地部；「掌中」是為本穴位於手掌，二指穴內氣血來自掌中，故得此名。

部位：

在人體的手掌心，於第二、三掌骨之間偏於第三掌骨，握拳屈指的中指尖處。

主治：

(1) 此穴能治療各種搔癢症狀，尤其是手掌癢，例如鵝掌風。

(2) 長期按壓對於中風昏迷、中暑、心絞痛、嘔吐、口瘡、口臭、歇斯底里、精神病、手掌多汗症、手指麻木等，具有調理和保健效果。

★ 勞宮穴取穴與按摩 ★

臨 床 解 剖

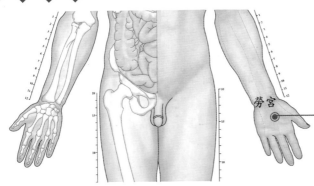

位於人體手掌心，於第二、三掌骨之間偏於第三掌骨，中指所對應之掌心位置即是。

勞宮

精 確 取 穴

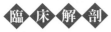

手平伸，微屈約45度，掌心向上，輕握掌，四指彎向掌心，中指所對應的掌心位置即是勞宮穴。

功用 鎮靜安神，清熱解毒

輔助治療的穴位

★中暑昏迷　勞宮配水溝、十宣、曲澤和委中

★口瘡、口臭　勞宮配金津、玉液和內庭

自 我 按 摩

正坐，手平伸，掌心向上。以另一手輕握，四指置手背，彎曲大拇指，用指甲尖垂直掐按。每天早晚左右各掐按一次，每次1~3分鐘，先左後右。

程度	拇指壓法	時間
重	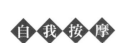	1~3 分鐘

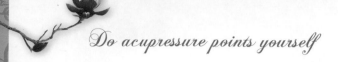
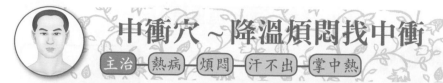

中衝穴～降溫煩悶找中衝

主治─熱病─煩悶─汗不出─掌中熱

據《針灸甲乙經》記載：「中衝穴在手中指之端，去爪甲（《素問》王冰注：去爪甲角）如韭葉陷者中」；《針灸大全》中說中衝在「手指端內廉」；《素問·繆刺論》還有「刺中指爪甲上與肉交者」的說法。由此可知，古人據此斷定中衝穴在中指橈側指甲角，並認為《針灸甲乙經》中「在手中指之端」的「端」字，是指末端而非尖端。

根據研究顯示，指甲內皮若出現了皺紋，表示肝腎功能開始衰弱。因其肝腎具有排泄人體廢物、毒素的功能，所以肝腎機能出現衰退，必須格外小心。經常按摩中指指甲角左下方的中衝穴，可使衰弱的肝腎機能得以康復。

命名：

中，與外相對，指穴內物質來自體內心包經；衝，衝射之狀。「中衝」意思指體內心包經的高熱之氣從此穴衝出體表。本穴物質為體內心包經的高熱之氣，因由體內外出體表時呈衝射之狀，故得此名。由於本穴物質是來自體內心包經的高熱之氣，且由本穴的地部孔隙而出，所以是心包經井穴。在五行中，此穴屬木；因本穴物質為體內心包經外出體表的高熱之氣，外出體表後急速散熱降溫，所行為天之中下部而不能上行天之天部，表現出木的生發特性，故屬木。

部位：

在人體手中指末節尖端中央。

主治：

(1) 對熱病、煩悶、汗不出、掌中熱、身如火痛、煩滿舌強具有明顯療效。

(2) 長期按壓能有效治療中風、舌強腫痛等病症，對身體及肝腎功能具有良好的調理作用。

★ 中衝穴取穴與按摩 ★

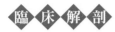
臨 床 解 剖

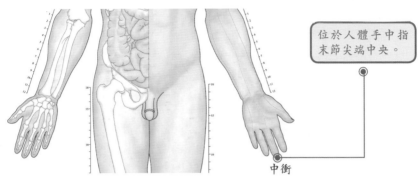

位於人體手中指末節尖端中央。

中衝

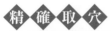
精 確 取 穴

手平伸,掌心向上,微屈45度。用另一手輕握,四指輕扶指背,彎曲大拇指,以指甲尖垂直掐按中指端的正中穴位即是。

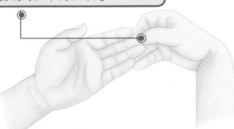

功用 蘇厥開竅,清心瀉熱

輔助治療的穴位

★中風昏迷、舌強不語　中衝配水溝、太衝、勞宮和曲澤

★小兒驚風　中衝配大椎、合谷和外關

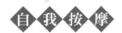
自 我 按 摩

　　用大拇指指甲尖,垂直掐按中指端的正中穴位,有刺痛感。每天早晚左右各掐按一次,每次1~3分鐘,先左後右。

程度	拇指壓法	時間
重		1~3分鐘

手少陽三焦經經穴

手少陽三焦經又可稱為「耳脈」，其分佈於人體體側，如同一扇門的門軸，起始於無名指末端的關衝穴，上行小指與無名指之間，沿手背出於前臂伸側的兩骨之間，向上通過肘尖，沿上臂外側循行通過肩部，進入缺盆穴，分佈於膻中。

本經穴主治「氣」方面所發生的病症：自汗出，眼睛外眥痛，面頰腫，耳後、肩部、上臂、肘彎、前臂外側發生病痛、無名指運動不靈活等。透過不同穴道按壓，可達到舒緩效果。

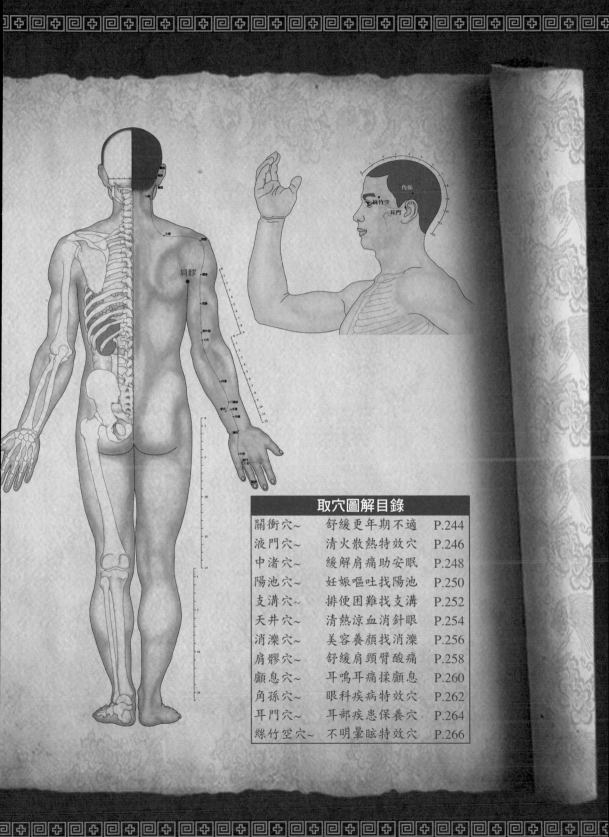

關衝穴～舒緩更年期不適

主治—喉炎—口乾—頭痛

此穴位名出自《靈樞‧本輸》，屬手少陽三焦經。《針灸大辭典》中云：「手少陽經承接手厥陰之經氣，失會於無名指外側端，即本穴所居處，故本穴可謂手少陽經之關界、要衝，故名。」藉此說明關衝穴對人體的作用。本穴不僅治療各種頭、面部之疾病，且對中年女性的更年期症狀還具有調節作用。

女性平均從40歲左右開始，就會逐漸出現生理性退化、體內雌激素分泌減少的情況，全身受雌激素控制的皮膚、黏膜、骨素、內臟、肌肉、血管、神經等組織和器官也會衰退，並出現多種更年期症狀，如心慌氣短、胸悶不適、心律不整、血壓波動、情緒易受影響、煩躁不安、消沉抑鬱、焦慮、恐懼、失眠、多疑、注意力不集中、性慾減退等。此時，女性朋友只要每天持續按壓關衝穴，便能緩解更年期的症狀。

命名：

關，關卡的意思；衝，衝射之狀。「關衝」意指三焦經體內經脈的溫熱水氣由此外衝體表經脈，而陰性水液便被阻擋於內。本穴物質為來自三焦經體內經脈外衝而出的溫熱水氣，液態物則由於壓力不足不能外出體表，故名。因本穴是三焦經體內與體表經脈的交接處，氣血物質由本穴的地部孔隙而連通，所以是三焦經井穴。在五行中，此穴屬金。

部位：

位於無名指尺側，距指甲角0.1寸。

主治：

(1) 對喉炎、口乾、頭痛，胸中氣噎不嗜食、臂肘痛不能舉、目生翳膜、視物不明等，具有明顯療效。

(2) 長期按壓，對結膜炎、耳聾、頰腫、前臂神經痛、五指疼痛，熱病等疾患，具有良好的調理和保健作用。

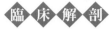

★ 關衝穴取穴與按摩 ★

臨 床 解 剖

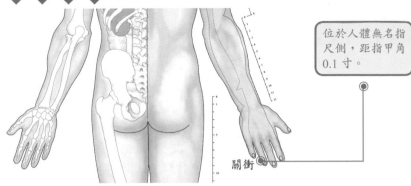

位於人體無名指尺側，距指甲角0.1寸。

關衝

精 確 取 穴

正坐，舉臂屈肘，掌心朝下，放在自己的胸前；用一手四指輕抬另一手的四指端，彎曲大拇指，以指甲尖掐按無名指指甲旁穴位即是。

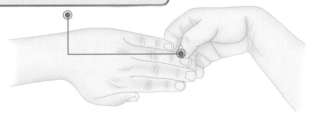

功用　散熱生氣

輔助治療的穴位

★中暑、昏厥　關衝配內關和人中

自 我 按 摩

彎曲大拇指，以指甲尖掐按無名指指甲旁穴位。每天早晚各掐按一次，每次1~3分鐘，先左後右。

程度	拇指壓法	時間
重	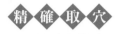	1~3分鐘

液門穴～清火散熱特效穴

主治 — 咽喉腫痛 — 眼睛赤澀 — 齲齒

　　據《醫宗金鑒》云：「從關衝上行手小指次指岐骨間陷中，握拳取之，液門穴也。」由此可知液門穴的位置。另外，液門穴對孩童不適症也有療效；由於孩童免疫系統不成熟，對環境變化的適應能力較差，故對外界病毒的抵抗力弱，特別容易感冒發燒，輕則鼻塞、流清鼻涕、咳嗽、食慾不振，重則高燒到40度以上，甚至出現咽喉、扁桃體紅腫等症狀。根據中醫穴位的治療原理，直接掐按孩子的液門穴，將能使情況迅速好轉。

命名：

　　液，液體，指經水；門，出入的門戶。「液門」指人體三焦經經氣在本穴散熱冷降，化為地部經水。此穴物質為關衝穴傳來的涼濕水氣，當到達本穴後，會快速散熱冷卻，其冷卻後的水濕歸降地部，因此名為「液門」。

　　從關衝穴傳來的涼濕水氣因散熱冷降為地部經水後，所生之水的量很少，故本穴為三焦經滎穴。因其本穴物質為關衝穴傳來的涼濕水氣，在本穴的變化為散熱冷降，故表現出水的潤下特徵，在五行中，此穴屬水。

部位：

　　在人體的手背部，於第四、五指之指縫間，掌指關節前的凹陷處。

主治：

(1) 此穴具有清火散熱的特殊功能，對於頭痛、目眩、咽喉腫痛、眼睛赤澀、齲齒等病症，均有明顯療效。

(2) 長期按壓可有效治療耳聾、耳鳴、手指腫痛、手臂疼痛等病症。

(3) 對喉痺、瘧疾、感冒發燒等疾患，具有迅速緩解的作用。

★ 液門穴取穴與按摩 ★

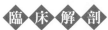

臨 床 解 剖

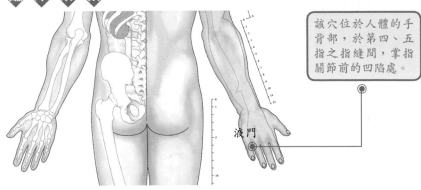

該穴位於人體的手背部，於第四、五指之指縫間，掌指關節前的凹陷處。

液門

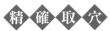

精 確 取 穴

正坐、伸手屈肘向自己胸前，掌心向下；輕握拳，用另一手輕扶小指側掌心處，彎曲大拇指，用指尖或指甲尖垂直掐按穴位即是。

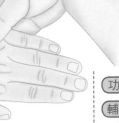

功用 降濁升清

輔助治療的穴位

★喉痛　液門配魚際

自 我 按 摩

用拇指指尖或指甲尖垂直掐按穴位，有酸脹感。每天早晚掐按一次，每次1~3分鐘，先左後右。

程度	拇指壓法	時間
重		1~3 分鐘

第十章　手少陽三焦經經穴

247

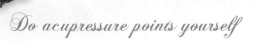
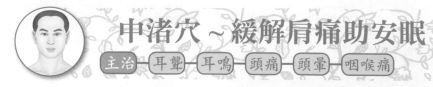

中渚穴～緩解肩痛助安眠

主治—耳聾—耳鳴—頭痛—頭暈—咽喉痛

　　此穴位名出自《靈樞‧本輸》，別名「下都」，是手少陽三焦經的經穴。《醫宗金鑒》云：「關衝穴，在手四指外側端，去爪甲角如韭葉許，是其穴也。從關衝上行手小指次指岐骨間陷中，握拳取之，液門穴也。從液門上行一寸陷中，中渚穴也。」藉此闡明中渚穴位置。另外，當婦女面臨更年期時，其伴隨之症狀如頭暈、目眩、焦慮、耳鳴、失眠等，經按壓中渚穴後，可對更年期綜合症進行調理。

命名：

　　中，與外相對，指本穴內部；渚，水中小塊陸地或水邊。「中渚」意指隨三焦經氣血揚散的脾土塵埃在此穴囤積。本穴物質為液門穴傳來的水濕之氣，到達本穴後，隨水濕風氣揚散的脾土塵埃在此冷降歸地，並形成了經脈水道旁的小塊陸地，故名。

　　因為三焦經氣血溫度不高，所行之地無外界提供的充足熱能使其水液汽化上升，氣血物質在此穴的變化主要是散熱冷降，只有少部分水氣吸熱上行才能保證三焦經經脈的氣血暢通，本穴猶如三焦經經脈氣血的輸出之地，所以是三焦經俞穴，在五行中屬木。

部位：

　　在人體手背部位，液門穴後1寸，於第四、五掌骨間。

主治：

(1) 此穴位對耳聾、耳鳴、頭痛、頭暈、咽喉痛、失眠等具有療效。

(2) 對治療前額疼痛，有止痛效果。

(3) 長期按壓對落枕、肩背疼痛、肋間神經痛、手指不能屈伸等症狀，都有良好的調理和保健作用。

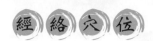
★ 中渚穴取穴與按摩 ★

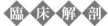
臨　床　解　剖

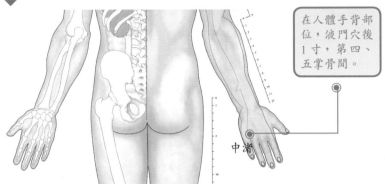

在人體手背部位，液門穴後1寸，第四、五掌骨間。

中渚

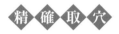
精　確　取　穴

正坐，手平伸內屈，肘向自己胸前，掌心向內，掌背向外。將另一手拇指置於掌心，其餘四指併攏置於掌背，食指指尖置於液門穴處，則無名指指尖所在位置即是中渚穴。

功用　傳遞氣血，生發風氣

輔助治療的穴位

★耳鳴、耳聾　中渚配角孫
★嗌痛　中渚配支溝和內庭

自　我　按　摩

輕握拳，用另一手大拇指置於掌心，另一手四指置掌背，彎曲食指，以其指頭側邊垂直揉穴位，有酸、脹、痛的感覺。每天早晚揉按一次，每次各1~3分鐘，先左後右。

程度	食指壓法	時間
重		1~3分鐘

第十章　手少陽三焦經經穴

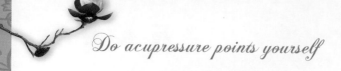

陽池穴～妊娠嘔吐找陽池

主治 — 妊娠嘔吐 — 耳鳴 — 耳聾 — 眼睛紅腫

　　根據《醫宗金鑒》記載陽池的人體部位可知：「從中渚由四指本節直上，行手表腕上，陷中、陽池穴也。」此外，本穴能有效治療女性身體發冷的症狀，尤其在秋冬季節，容易出現手腳冰冷、腰寒等疾患，按摩手腕背上的陽池穴可得到緩解。

　　陽池穴支配人體全身血液循環及荷爾蒙分泌的重要穴位，只要刺激此穴可使血液循環得以暢通，並且平衡體內荷爾蒙的分泌，使身體暖和，進而消除發冷症狀。除了按摩陽池穴，還可將關衝、命門兩處穴位和「手心」加以配合，增加穴位的刺激，以達到較佳的治療效果。此外，對妊娠中的女性來說，按摩陽池穴，還可緩解妊娠嘔吐的現象。

命名：

　　陽，指天部陽氣；池，指屯物之器。「陽池」意指三焦經氣血在本穴吸熱後，化為陽熱之氣。此穴物質為中渚穴傳來的弱小水濕之氣，到達本穴後，受外部的傳入之熱，此水氣吸熱脹散而化為陽熱之氣，如同陽氣的生發之池一樣，故名。亦稱「別陽」、「發陽」。「別陽」指三焦經的陽氣由此別走厥陰心包經；「發陽」則指三焦經在此生發陽氣，故名。

部位：

　　在人體的手腕部位，即腕背橫紋上，前對中指和無名指的指縫。

主治：

(1) 此穴能治妊娠嘔吐、女性汗毛過長。

(2) 按摩此穴對腕關節及周圍軟組織風濕等疾患、腕痛無力、肩臂痛不得舉等症狀具有療效。

(3) 此穴可治療耳鳴、耳聾、眼睛紅腫、咽喉腫痛。

(4) 長期按壓此穴，對糖尿病、子宮不正等疾患具有調節、改善作用。

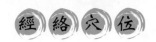

★ 陽池穴取穴與按摩 ★

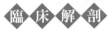

臨床解剖

位於人體手腕部位，即腕背橫紋上，前對中指、無名指指縫。或在腕背橫紋中，於指伸肌腱的尺側緣凹陷處。

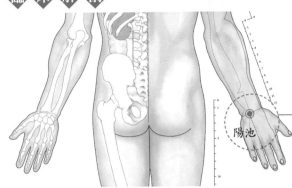

陽池

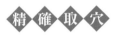

精確取穴

正坐，手平伸，屈肘向內，翻掌，掌心向下；用另一手輕握手腕處，四指在下，大拇指在上，彎曲大拇指，以指尖垂直揉按腕橫紋中點穴位處即是。

功用　生發陽氣，溝通表裡

輔助治療的穴位

★前臂疼痛麻木　陽池配外關和曲池
★糖尿病　陽池配胃管下俞、脾俞和太谿

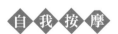

自我按摩

彎曲大拇指，以指尖垂直揉按腕橫紋中點穴位處，有酸痛感。每天早晚各一次，先左後右，每次各1~3分鐘。

程度	拇指壓法	時間
重		1~3 分鐘

第十章　手少陽三焦經經穴

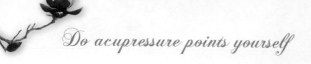

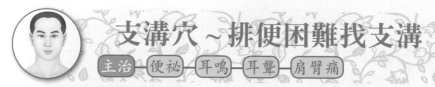

支溝穴～排便困難找支溝

主治—便祕—耳鳴—耳聾—肩臂痛

《醫宗金鑒》談支溝的人體定位為：「從外關上行一寸，兩骨間陷中，支溝穴也。」並且，它還是治療便祕的有效穴位。前述已介紹如大橫等治療便祕的穴位，而支溝亦為其特效穴。

此外，老年人因代謝機能減退，致使排便更加困難，過度用力排便容易誘發心肌梗塞和腦中風的危險，宜多加注意。懷孕中的女性，其腸道乾燥，排便也不順暢，若服用藥物恐有傷害胎兒之可能；欲解除便祕的煩惱，除了養成良好的生活習慣、調整飲食外，經常按摩支溝穴和大腸俞穴，可刺激腸胃蠕動，消除便祕。

命名：

支，指樹枝的分叉；溝，溝渠。「支溝」意指三焦經氣血在本穴吸熱擴散。此穴物質為外關穴傳來的陽熱之氣，水濕較少，到達本穴後，又進一步吸熱脹散為高壓之氣，並按其自身的陽熱特性，循三焦經經脈渠道向上、向外而行，擴散之氣如同樹的分叉般，故名。亦稱「飛虎」、「飛處」，其皆指穴內氣血的運行為風行之狀，且穴內陽氣到達應去之處，故名。

因本穴物質為吸熱後上行天部的陽熱之氣，其運行時的上行變化表現出火的炎上特徵，故在五行中，此穴屬火。

部位：

人體的前臂背側，於陽池穴與肘間的連線上，腕背橫紋上3寸，尺骨與橈骨之間。

主治：

(1) 經常按摩可有效治療便祕。

(2) 長期按壓對耳鳴、耳聾、肩臂痛、心絞痛、肋間神經痛、乳汁分泌不足、產後血暈等病症，具有良好的調理和保健作用。

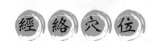

★ 支溝穴取穴與按摩 ★

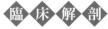
臨 床 解 剖

位於人體的前臂背側，於陽池穴與肘尖的連線上，腕背橫紋上3寸，尺骨與橈骨之間。

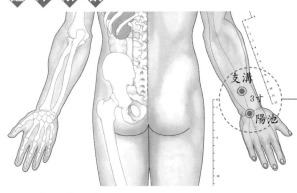

支溝
3寸
陽池

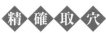
精 確 取 穴

正坐，手平伸，屈肘，掌心向自己，肘臂彎曲約成90度。用另一手輕握手腕下，大拇指在內側，四指彎曲置於外側，食指指尖在陽池穴上，小指指尖所在處即是該穴。

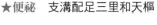
功用 傳遞氣血，生發風氣

輔助治療的穴位
★胸脅疼痛　支溝配陽陵泉和外關
★便祕　支溝配足三里和天樞

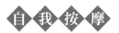
自 我 按 摩

用一手輕握另一手腕，大拇指在內側，四指在手外側，中指指尖垂直下壓揉按穴位，會有酸痛感。每天早晚各揉按一次，先左後右，每次各1~3分鐘。

程度	中指折疊法	時間
重		1~3 分鐘

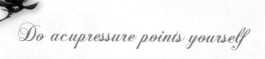

天井穴～清熱涼血消針眼

主治—偏頭痛—扁桃腺炎—蕁麻疹

此穴位名出自《靈樞·本輸》，屬手少陽三焦經。《醫宗金鑑》云：「從四瀆斜外上行，肘外大骨尖後，肘上一寸，兩筋叉骨罅中，屈肘拱胸取之，天井穴也。」並且，在中醫臨床上也顯示此穴對針眼有療效。

所謂的「針眼」就是醫學上稱之的「麥粒腫」，意即由葡萄球菌侵入眼瞼皮脂腺所引起，會在眼皮睫毛間長出長形如豆粒的小疙瘩，此時按壓天井穴不僅能調理麥粒腫，也是清熱涼血的重要穴位。

命名：

天，天部的意思；井，孔隙通道。「天井」是指三焦經吸熱上行的水濁之氣在此穴聚集。其穴內物質為四瀆穴傳來的水濕之氣，到達本穴後呈聚集之狀，接著散熱冷縮，並從天之上部降至天之下部，氣血的運行變化就如同從天井的上部下落到底部一樣，故名。

本穴為三焦經天部之氣的會合之處，故為三焦經合穴。因其穴內物質為天部的水濕雲氣，在本穴為聚集之狀，有土的不動之義，故在五行中屬土。

部位：

位於人體的手臂外側，屈肘時，於肘尖直上1寸凹陷處。

主治：

(1) 此穴具有清熱涼血的作用，對治療麥粒腫、淋巴結核有特效。

(2) 長期按摩對肘關節及周圍軟組織疾患，偏頭痛、頸痛、項痛、肩痛、背痛、扁桃腺炎、蕁麻疹等病症，具良好的調理和保健作用。

★ 天井穴取穴與按摩 ★

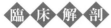
臨 床 解 剖

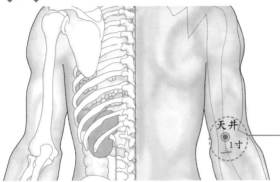

位於人體的臂外側，屈肘時，為肘尖直上 1 寸四陷處。

天井
1寸

精 確 取 穴

正坐，手平伸，屈肘，前臂垂直地面，掌心向內。用另一手輕握肘下，四指在下，大拇指在上，用中指或食指指尖垂直向上壓肘尖下的凹陷處即是。

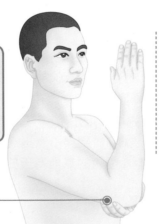

功用 行氣散結，安神通絡

輔助治療的穴位

★偏頭痛　天井配率谷
★精神恍惚　天井配巨闕和心前。
★瘰氣　天井配天突

自 我 按 摩

　　用一手輕握另一手肘下，彎曲中指或食指，以指尖垂直向上按摩肘尖下穴位，有酸、脹、麻的感覺。每天早晚按壓一次，每次左右各1~3分鐘。

程度	中指折疊法	時間
重		1~3 分鐘

消濼穴 ~ 美容養顏找消濼

主治—頭痛—頸項強痛—臂痛—齒痛—癲疾

據《針灸甲乙經》、《銅人明堂》等醫典記戴:「清冷淵二穴,在肘上二寸,伸肘舉臂取之;消濼二穴,在肩下臂外,開腋斜肘分下行。」葉霖所著《痧疹輯要》之〈引種〉篇云:「此即泰西牛痘法也,由清冷淵、消濼等穴引出命門伏毒。」、「其清冷淵、消濼二穴,在肘上外,正三焦經脈處也。」藉此說明消濼穴是人體三焦經上的重要穴位及其療效。經常按摩既可治療氣鬱胸悶,還具有減肥效果。

命名:

消,溶解、消耗的意思;濼,水名,指湖泊。「消濼」意指三焦經經氣在此冷降為地部經水。本穴物質為清冷淵穴傳來的滯重水濕雲氣,到達本穴後,水濕雲氣消解並化雨降地,降下之雨在地表形成湖泊,故名。

消濼亦稱「臑窌」。臑,指動物的前肢,前為陽,後為陰,此指穴內氣血為天部之氣;窌,地窖的意思。「臑窌」意指穴內的天部之氣在此化為地部經水。或稱「臑交」,此指穴位內的氣血為天部之氣,故名。「臑俞」亦為本穴之別稱。

部位:

位在臂外側,於清冷淵與臑會連線中點處。

主治:

(1) 按摩此穴能除濕降濁、清熱安神、活絡止痛。

(2) 經常按摩能有效治療頭痛、頸項強痛、臂痛、齒痛、癲疾等疾患。

(3) 每天持續按壓,具有減肥美容的效果。

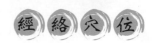
★ 消濼穴取穴與按摩 ★

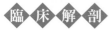
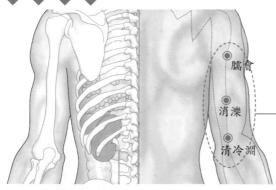

臑會

消濼

清冷淵

> 在臂外側，於清冷淵與臑會連線中點處。

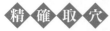
精 確 取 穴

正立，雙手下垂，先用左手手掌置於右手後臂中間位置，再將右手掌置於左手後臂中間位置，左右手四指向手臂施壓，其中指所在處即是。

功用 除濕降濁

輔助治療的穴位

★肩臂痛、上肢不遂和肩周炎　消濼配肩髎、肩髃、臑會和清冷淵

雙手交叉，一手掌心置於另一手手臂上，四指併攏向消濼穴施壓，一壓一放，每次3~5分鐘，早晚各一次。

程度	四指壓法	時間
重		3~5 分鐘

第十章　手少陽三焦經經穴

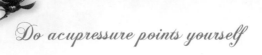

肩髎穴～舒緩肩頸臂酸痛

主治 ─ **臂痛** ─ **肩重不能舉** ─ **脅肋疼痛**

此穴位出自《針灸甲乙經》。其《針灸甲乙經》云：「在肩端臑上，斜舉臂取之。」《循經考穴編》云：「臑會之上，舉臂有空。」《針灸集成》記載：「在肩髃後一寸三分，微下些。」由此可知，上述文獻皆指出了本穴在人體的具體位置；此外，針對肩頸部位不適也具有療效。經年累月久坐辦公室的上班族，或者長時間使用電腦的現代人，沒有足夠的運動和休息，因而患有不同程度的肩關節炎、肩周炎等；甚至有些人在肩頸周圍還有骨質增生症，按摩本穴將使病情得到舒緩和改善。

> **名詞小博士**
> 骨質增生症：俗稱「骨刺」。因骨頭退化、變形而突長的刺狀物。在腰椎最常見，常引起疼痛與關節活動不靈活等症狀。

命名：

肩，指穴在肩部；髎，孔隙的意思。「肩髎」意指三焦經經氣在此穴位化雨冷降歸於地部。本穴物質為臑會穴傳來的天部陽氣，至本穴後，因散熱吸濕化為寒濕的水濕雲氣，其氣冷降後歸於地部，冷降的雨滴就像從孔隙中漏落般，故名。

部位：

位在人體肩部，肩髃穴後方，當手臂外展時，於肩峰後下方所呈現之凹陷處。

主治：

(1) 按摩此穴位，具有祛風濕、通經絡的作用。

(2) 對臂痛不能舉、脅肋疼痛等症狀，有明顯的緩解和治療作用。

(3) 現代中醫臨床常用該穴治療肩關節周圍炎、中風偏癱等疾患。

(4) 長期按摩對蕁麻疹、腦血管後遺症、胸膜炎、肋間神經痛等有明顯療效。

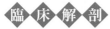

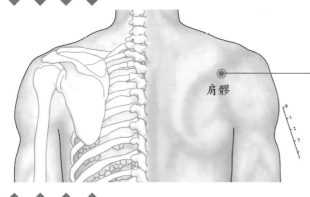

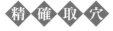

★ 肩髎穴取穴與按摩 ★

臨 床 解 剖

肩髎

位於人體肩部，肩髃穴後方，當手臂外展時，於肩峰後下方所呈現之凹陷處即是。

精 確 取 穴

站立，將兩手臂伸直，肩峰後下方會有凹陷，肩髎穴便位於此處。

功用 升清降濁

輔助治療的穴位

★肩臂痛　肩髎配曲池和肩髃

★肩背疼痛　肩髎配天宗、曲垣

★上肢不遂、肩周炎　肩髎配肩井、
　天池、養老

自 我 按 摩

站立，用左手去摸右臂肩峰，右手摸左臂肩峰，以拇指、食指和中指拿捏穴位，每天早晚各一次，每次3~5分鐘。

程度	拿捏法	時間
重		3~5 分鐘

第十章 手少陽三焦經經穴

259

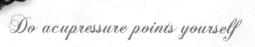

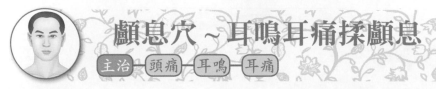

顱息穴～耳鳴耳痛揉顱息

主治—頭痛—耳鳴—耳痛

　　此穴位名出自《針灸甲乙經》，別名顱囟。屬手少陽三焦經。《醫宗金鑒》云：「從瘈脈行耳後上間青絡脈中，顱息穴也。」《靈樞・經脈》云：「息，休息也、又氣息也。穴在顱側睡眠著枕處。以其有關於息，故名『顱息』。有謂穴下有動脈，與呼吸相應，考之未確。或臨病時乃現歟？願針灸同道隨時留意。所治為耳鳴、喘息、瘈、癇、胸脅痛、吐嘔。」由此可知該穴在人體的部位和作用；此外，對治療耳鳴也具有明顯效果。

> **名詞小博士**
> 瘈：為「瘛」的異體字。指瘛瘲，中醫上稱為一種小兒驚風的症狀。發作時，手足時伸時縮，不停搐動。

命名：

　　顱，頭蓋骨的意思、腎主之水，指天部的冷降水氣；息，停息之意。「顱息」意指三焦經的天部之氣在此收引冷降。穴內物質為角孫傳來的天部水濕之氣，到達本穴後，進一步散熱冷降，如同風停氣止之狀，故名。亦稱「顱囟」，指天部的冷降水氣在此穴位由天之上部降至天之下部，故名。

部位：

　　在頭部，當角孫與翳風之間，沿耳輪連線的上、中1/3 的交點處。

主治：

(1) 按摩此穴，具有通竅聰耳、瀉熱鎮驚的作用。

(2) 對於頭痛、耳鳴、耳痛、耳聾、耳腫流膿、中耳炎、視網膜出血、小兒驚癇、嘔吐涎沫等症狀，具有明顯的緩解和治療作用。

(3) 能治療呼吸系統的疾病，如喘息、哮喘，並對其他如身熱、脅肋痛等病症也有調理、改善的作用。

★ 顱息穴取穴與按摩 ★

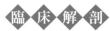
臨 床 解 剖

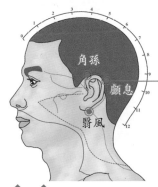

角孫

顱息

翳風

位於人體頭部,當角孫與翳風之間,沿耳輪連線的上、中 1/3 的交點處。

精 確 取 穴

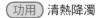

站立,將食指和中指併攏,平貼於耳後根處,食指指尖所在處即是。

功用 清熱降濁

輔助治療的穴位

★小兒驚癇、嘔吐涎沫 顱息配太衝

★偏頭痛、頭風病 顱息配天衝、腦空、風池和太陽。

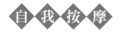
自 我 按 摩

將食指與中指併攏,輕貼於耳後根處,順時針按摩 1~3 分鐘,每天早晚各一次。

程度	二指壓法	時間
輕		1~3 分鐘

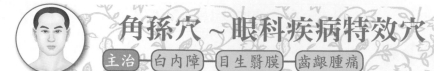

角孫穴～眼科疾病特效穴

主治　白內障　目生翳膜　齒齦腫痛

　　據《醫宗金鑒》中云：「從顳顬上行，耳上上間，髮際下開口有空，角孫穴也。」《靈樞・脈度》云：「經脈為裡、支而橫者為絡，絡之別者為孫。」《針灸大成》謂：「耳廓中間，開口有空，治齦腫、目翳、齒齲、項強等症。」以上文獻皆是記載角孫穴的人體位置及療效，該穴能治療各種眼病、齒齦腫痛與脖子僵硬等症。隨著年紀漸長，老年人的視力開始衰退，並容易罹患白內障、目生翳膜等眼病，且會伴隨齒齦腫痛的症狀。透過按摩該穴，將產生調理、改善和治療的功效。

命名：

　　角，耳朵、腎的意思，此指穴內物質為天部的收引之氣；孫，火的意思，角為之水，則孫為之火（根據中醫理論，腎之子為肝，肝之子為火），指穴內物質為天之天部的氣態物。

　　「角孫」意指天之天部的收引冷降之氣從此處穴位匯入三焦經。此外，該穴是三焦經經脈中的最高點，因三焦經無氣血傳至本穴，於是穴內的氣血呈空虛之狀，足太陽膀胱經外散的寒濕水氣挾帶足少陽膽經的外散水濕風氣匯入穴內，其氣血既處火所在的天之天部，又表現出腎水的潤下特徵，故名。

部位：

　　在人體頭部，折耳廓向前，於耳尖直上入髮際處。

主治：

(1) 按摩該穴具有吸濕、降濁、明目的作用。

(2) 長期按摩對於白內障、目生翳膜、齒齦腫痛等疾病，具有明顯療效。

(3) 還能有效治療咀嚼困難、口腔炎、唇燥、嘔吐等症狀，對人體產生保健和調理作用。

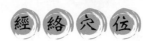

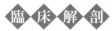

★ 角孫穴取穴與按摩 ★

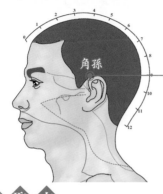

角孫

位於人體頭部，折耳廓向前，於耳尖直上入髮際處。

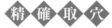

正坐，舉兩手，用大拇指指腹由後向前將耳翼折曲，並順勢而上滑向耳翼尖所到之處，兩中指指尖恰好相連於頭頂正中線上，拇指所在位置即是該穴。

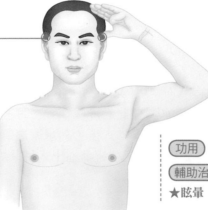

功用　吸濕降濁

輔助治療的穴位

★眩暈　角孫配足臨泣

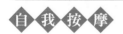

用大拇指指腹揉按穴位，有脹痛感。每天早晚各揉按一次，每次左右（或雙側同時）各1~3分鐘。

程度	拇指壓法	時間
重		1~3 分鐘

耳門穴～耳部疾患保養穴

主治—耳流膿汁—重聽—無所聞—耳鳴

有道是：「穴在耳前，猶如耳之門戶。」此穴位名出自《針灸甲乙經》。《針灸甲乙經》云：「在耳前起肉，當耳缺者。」作為耳部要穴，可治療諸多耳部疾患。據中國古典醫書記載，此穴可醫治耳鳴、耳聾、眩暈、牙痛、口噤、唇吻強、頭頷痛、腰痛等症。現代中醫臨床顯示，利用該穴醫治中耳炎、顳頷關節功能紊亂症、梅尼爾氏症等具有療效。此外，雙耳若因意外事故，不斷流膿、流水、生瘡，或者耳如蟬鳴、耳鳴、重聽、無所聽聞等，只要按摩此穴，就能緩解症狀。

> **名詞小博士**
> 梅尼爾氏症：病名。一種內耳淋巴分泌失衡，約三成病例與中耳炎、梅毒、頭部受傷及過敏有關。

命名：

耳，指穴位內氣血作用的部位為耳；門，指出入的門戶。「耳門」意指三焦經經氣中的滯重水濕在此處冷降後，由耳孔流入體內。穴內物質為角孫穴傳來的水濕之氣，到達本穴後，其水濕之氣化雨冷降為地部經水，並循耳孔流入體內，此穴猶如三焦經氣血出入耳朵的門戶，故得此名。

部位：

在人體的頭部側面，耳朵前處，耳珠上方稍前的缺口陷中，微張口時取穴。即聽宮穴的上方。

主治：

(1) 對耳流膿汁、重聽、無所聞、耳鳴、耳道炎等症狀，具有迅速緩解的作用。

(2) 長期按壓對下頷關節炎、上牙疼痛等病症，具有調理、改善和保健作用；並能有效治療耳聾、唇吻強、聾啞，以及其他常見的耳部疾病等，本穴是治療多種耳疾的重要首選穴。

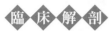

★ 耳門穴取穴與按摩 ★

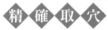

臨 床 解 剖

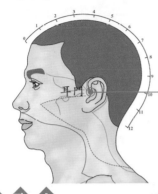

耳門

位於人體頭部側面的耳前處，耳珠上方稍前缺口陷中，微張口時取穴。即聽宮穴的稍上方。

精 確 取 穴

正坐，舉雙手，指尖朝上，掌心向內，輕扶頭，四指放在偏頭處。大拇指指尖摸至耳珠上缺口前，輕張嘴，其指尖垂直揉按凹陷中即是該穴。

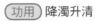
功用　降濁升清

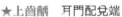
輔助治療的穴位

★牙痛　耳門配絲竹空
★上齒齦　耳門配兌端

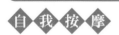
自 我 按 摩

大拇指指尖垂直揉按耳門穴，有脹痛感。每天早晚各揉按一次，每次左右（或雙側同時）各1~3分鐘。

程度	拇指壓法	時間
重		1~3 分鐘

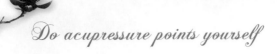
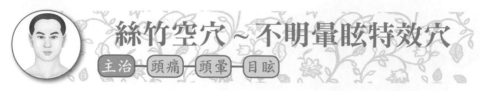

絲竹空穴～不明暈眩特效穴

主治 — 頭痛 — 頭暈 — 目眩

本穴名稱出自《針灸甲乙經》，屬於手少陽三焦經。「絲竹」在此指眉毛，「空」則為孔竅。據《備急千金要方》云：「目疾：絲竹空、前頂。」《針灸大成》謂：「宜瀉不宜補。」、「吐涎：絲竹空、百會。」《勝玉歌》云：「目內紅腫：絲竹空、攢竹。」上述醫典皆詳細記述該穴的作用，其不但是醫治眼部疾病的重要穴位，且無論是高血壓、低血壓、腦充血、腦貧血，還是因風寒等各種原因而造成的頭痛、頭暈、目眩等症狀，只要按壓該穴，便能迅速止痛、止暈。經常按摩，對人體還具有良好的保健和調理功效。

命名：

絲竹，在古代指絃樂器，是八音之一，此指氣血的運行就像聲音飄然而至；空，空虛的意思。「絲竹空」意指穴外天部的寒濕水氣從此穴匯入三焦經後冷降歸地。本穴是三焦經終點之穴，由於口禾髎穴傳到此穴的氣血極為虛少，穴內氣血呈空虛之狀，穴外天部的寒濕水氣因而匯入穴內，有如天空中的聲音飄然而至，故名。亦稱「巨窌穴」，意指穴內氣血為地部水液，即該穴天部大範圍的水濕之氣皆化雨冷降，故名。另有「目窌穴」的別稱。

部位：

在人體面部，於眉梢凹陷處。

主治：

(1) 按摩該穴能有效治療各種頭痛、頭暈、目眩、目赤疼痛等疾患。

(2) 對眼球充血、睫毛倒生、視物不明、眼瞼跳動等症狀，也具有明顯的療效。

(3) 長期按壓，可使顏面神經麻痹、牙齒疼痛、癲癇等病症得到調理和改善。

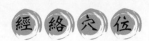

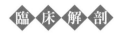

★ 絲竹空穴取穴與按摩 ★

臨 床 解 剖

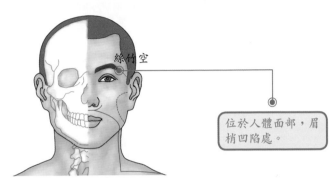

絲竹空

位於人體面部，眉梢凹陷處。

精 確 取 穴

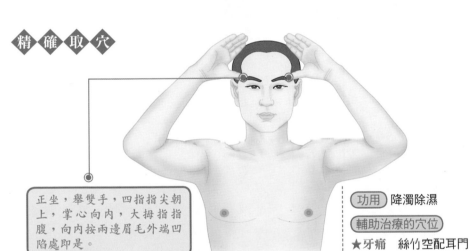

正坐，舉雙手，四指指尖朝上，掌心向內，大拇指指腹，向內按兩邊眉毛外端凹陷處即是。

功用 降濁除濕

輔助治療的穴位

★牙痛 絲竹空配耳門

自 我 按 摩

大拇指指腹向內揉按兩邊眉毛外端凹陷之穴位，有酸、脹、痛的感覺。每天早晚一次，每次左右各1~3分鐘。

程度	拇指壓法	時間
輕		1~3 分鐘

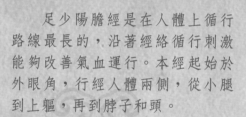

第十一章

足少陽膽經經穴

足少陽膽經是在人體上循行路線最長的，沿著經絡循行刺激能夠改善氣血運行。本經起始於外眼角，行經人體兩側，從小腿到上軀，再到脖子和頭。

《靈樞·經脈》中，記載有關此經的病候：「口苦，善太息，心脅痛，不能轉側，甚者面微有塵，體無膏澤，足外反熱，是為陽厥。」由此可知，此經主治胸脅、肝膽病症、熱性病、神經系統疾病和頭側部、眼、耳、咽喉等症，以及本經脈所經過部位之不適症等。

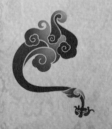

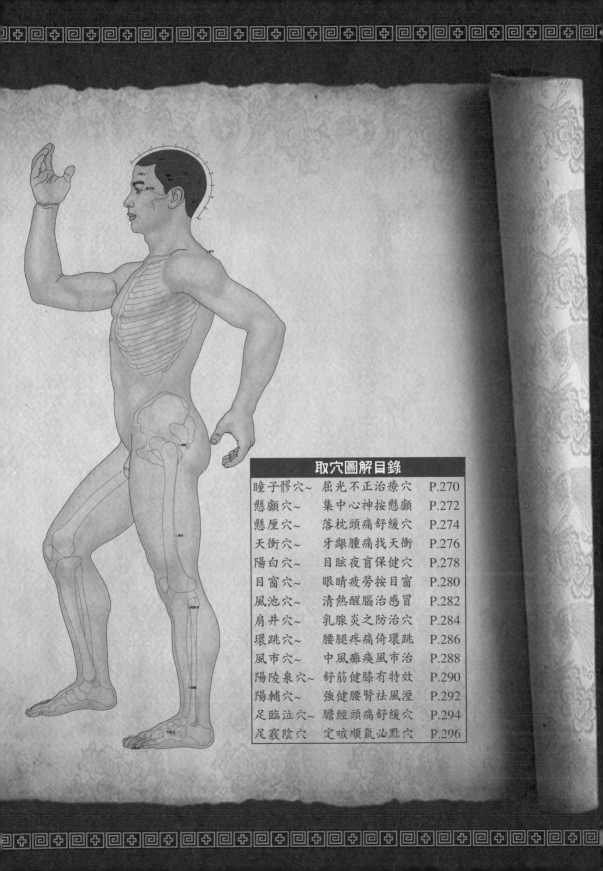

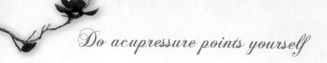

瞳子髎穴～屈光不正治療穴

主治—目赤—腫痛—角膜炎—屈光不正

瞳子髎，此經穴名出自《針灸甲乙經》：「手太陽，手足少陽之會。」別名後曲、魚尾、太陽、前關，屬足少陽膽經。《銅人》中記載：「治青盲目無所見，遠視疏疏，目中膚翳，白膜，目外眥赤痛。」《類經圖翼》中云：「一云兼少澤，能治婦人乳腫。」從上述醫書記載可知，古代醫家已對此穴作用頗有研究。此外，瞳子髎穴對於美容也具有功效；人們由於衰老、疲乏、忙碌等原因，使眼角自然而然地出現魚尾紋。除了意味著皮膚鬆弛、青春已去，也間接反應出身體機能的衰老。不過，每天只要持續按摩瞳子髎，且手法正確，將能有效消除或減少魚尾紋的產生，是為美容穴。

命名：

瞳子髎，指人體眼珠中的黑色部分，為腎水所主之處，此指穴內物質為腎水特徵的寒濕水氣；髎，孔隙的意思。「瞳子髎」指穴外天部的寒濕水氣在此匯集後冷降歸地。本穴為膽經頭面部的第一穴，膽及其所屬經脈主半表半裡，在上焦主降，在下焦主升，本穴的氣血物質是匯集頭面部的寒濕水氣後，從天部冷降至地部，而冷降的水滴細小如同從孔隙中散落般，故名。亦稱「太陽」、「前關」、「後曲」。

部位：

在人體面部，眼睛外側約1公分處。

主治：

(1) 經常按摩能治療眼部疾病，如目赤腫痛、角膜炎、屈光不正、青光眼等。

(2) 長期按壓對頭痛、三叉神經痛、顏面神經痙攣，以及麻痺等病症，具有調理和保健作用。

名詞小博士
屈光不正：從視光學上來說，眼在休息狀態下，平行光線不能在視網膜成焦點者，稱為屈光不正。即指近視、遠視、散光等不正常的屈光狀態。

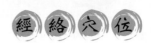

★ 瞳子膠穴取穴與按摩 ★

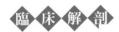

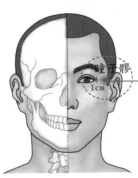

瞳子膠

1cm

> 該穴位於面部，眼睛外側1公分處。

功用 降濁去濕

輔助治療的穴位

★目生內障　瞳子膠配合谷、頭臨泣和晴明

★婦人乳腫　瞳子膠配少澤

精 確 取 穴

> 端坐，兩手屈肘朝上，五指朝天，掌心向著自己。以兩手大拇指置於頭部側邊，其拇指相對用力垂直按壓即是該穴。

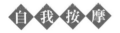

　　兩手大拇指相對用力垂直揉按瞳子膠穴，有酸、脹、痛的感覺。每天早晚各揉按一次，每次左右（或雙側同時）各1~3分鐘。

程度	拇指壓法	時間
重		1~3 分鐘

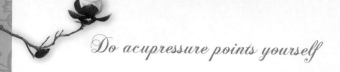

懸顱穴～集中心神按懸顱

主治—面腫—目外眥痛—齒痛

懸顱穴之穴名出自《靈樞・寒熱病》，屬足少陽膽經，亦稱「髓中」。《針灸甲乙經》中記載：「熱病頭痛，身重，懸顱主之。」《銅人》云：「治熱病，偏頭痛，引目外眥急，身熱，煩滿，汗不出，齒痛，面皮赤痛。」《類經圖翼》中也說：「主治頭痛齒痛，偏頭痛引目，熱病汗不出。」由此可知懸顱穴對人體病症之療效。此外，現今孩子常出現注意力不集中的狀況，在學習時常容易分心；根據中醫臨床顯示，經常按摩懸顱穴能幫助孩子減緩注意力不集中的情形。

命名：

懸，吊掛的意思；顱，在古代指人的頭蓋骨，此指穴內氣血為寒濕水氣。「懸顱」意指膽經的天部之氣在此散熱後吸附水濕。本穴物質為頷厭穴傳來的溫熱風氣，至本穴後散熱冷縮，並吸附天部中的寒濕水氣，穴內氣血如同天部中的水濕雲層般，故名。亦稱「髓孔」、「米嚙」。「髓孔」意指穴內氣血為寒濕水氣；「米嚙」則指穴內氣血為天部中聚集的水滴，故名。

部位：

在人體的頭部鬢髮上，於頭維穴與曲鬢穴弧形連線的中點處。

主治：

(1) 按摩該穴能集中注意力。

(2) 長期按摩可有效治療偏頭痛、面腫、目外眥痛、齒痛等疾患。

(3) 懸顱配絲竹空、太陽、風池，可疏風明目，治療目外眥痛；配人中，則可通經消腫。

★ 懸顱穴取穴與按摩 ★

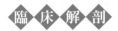

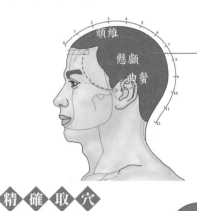

位於人體的頭部鬢髮上，於頭維穴與曲鬢穴弧形連線的中點處。

（功用）降濁除濕

（輔助治療的穴位）

★偏頭痛　懸顱配頷厭

★熱病頭痛　懸顱配曲池和合谷。

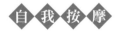

正坐，將食指和中指併攏，掌心向內，食指指尖置於額角髮際，中指所在處即是該穴。

自 我 按 摩

將食指和中指置於懸顱穴上輕輕揉按，每天早晚各一次，每次1~3分鐘。

程度	二指壓法	時間
輕		1~3分鐘

懸厘穴 ~ 落枕頭痛舒緩穴

主治 — 偏頭痛 — 面腫 — 目外眥痛

懸厘穴穴名出自《針灸甲乙經》，《銅人》云：「針三分，灸三壯。」《素注》：「針三分，留七呼。」主治面皮赤腫，煩心食不下嚥，偏頭痛，熱病汗不出，目銳眥赤痛等症；此外，本穴針對落枕也有療效。

「落枕」是指人在睡覺時，頭部位置不當，或者枕頭過高，或者肩部受風，以至於脖子疼痛、難以轉動。欲緩解落枕所帶來的不適，只要按壓懸厘穴，就能迅速緩解症狀。此外，懸厘穴還能有效治療頭痛，以提高工作與學習的效率。

命名：

懸，吊掛；厘，治理。「懸厘」意指膽經氣血在此穴降濁分清。本穴物質為懸顱穴冷降下傳的水濕之氣，到達本穴後，滯重的寒濕水氣進一步下行，小部分清氣由此穴外輸頭的各部位，對天部的水濕風氣有治理作用，故名。因其在本穴匯集的氣血當中，既有手少陽的上行之氣，又有足陽明的下行之氣，故為手足少陽陽明之會。

部位：

該穴位於人體的頭部鬢髮上，於頭維穴與曲鬢穴弧形連線的上 3/4 與下 1/4 交點處。

主治：

(1) 具有清熱解表、消腫止痛的功效。

(2) 每天持續按摩能有效治療偏頭痛、面腫、目外眥痛、耳鳴、上齒疼痛等疾患。

(3) 懸厘配束骨穴能治療癲癇。

★ 懸厘穴取穴與按摩 ★

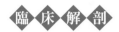

臨 床 解 剖

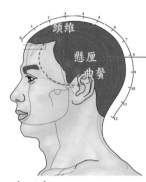

位於人體的頭部鬢髮上，當頭維與曲鬢弧形連線的上 3/4 與下 1/4 交點處。

精 確 取 穴

功用 降濁除濕

輔助治療的穴位

★ 熱病偏頭痛　懸厘配鳩尾

正坐，將食指、中指和無名指併攏，掌心向內，食指指尖置於額角髮際，無名指所在處即是該穴。

自 我 按 摩

將食指和中指置於懸厘穴上輕輕揉按，每天早晚各一次，每次1~3分鐘。

程度	二指壓法	時間
輕	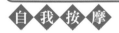	1~3 分鐘

第十一章 足少陽膽經經穴

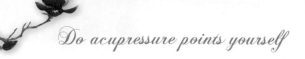

天衝穴～牙齦腫痛找天衝

主治—頭痛—齒齦腫痛—癲癇

　　此穴位名稱出自《針灸甲乙經》，在《備急千金要方》作「天衝」，屬足少陽膽經。關於本穴的具體位置，在中國古代醫書中有多種說法，例如《針灸甲乙經》中稱本穴「在耳上如（稍）前三分」；《銅人腧穴針灸圖經》曰：「耳後入髮際二寸。」《循經考穴編》中云：「在耳平後三分，入髮際二寸。」《醫學入門》云：「承靈後一寸半。」以上皆闡明天衝在人體的取穴位置。

　　此外，在《足少陽膽經穴位分寸歌》中道出：「天衝率後三分許，衝斜下寸浮白懸。」《素問‧氣府論》王冰注：「足太陽、少陽之會」，可知天衝穴是一個交會穴。作為足少陽膽經上的重要穴位，有止痛作用。當頭痛或者牙齦腫痛時，只需要輕輕按壓天衝穴，便能迅速緩解不適。

命名：

　　天，指天部氣血；衝，指氣血運行為沖射之狀。「天衝」意指膽經經氣吸熱後脹散，並由本穴沖射於天之各部。其穴內物質為率谷穴傳來的水濕之氣，至本穴後，因受穴外傳入之熱，水濕之氣脹散，且沖射於膽經之外的天部，故名。亦稱「天衢」，意指穴內氣血向外輸出的狀態。因其膽經氣血由此穴位向天之各部傳輸，故名。

部位：

　　本穴位在頭部，於耳根後緣直上入髮際2寸，率谷穴後的0.5寸處。

主治：

(1) 經常按摩具有益氣補陽的作用。

(2) 能有效治療頭痛、齒齦腫痛、癲癇、驚恐、癭氣等疾患。

★ 天衝穴取穴與按摩 ★

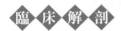

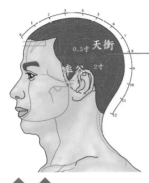

位於人體頭部，於耳根後緣直上入髮際2寸，率谷穴後之0.5寸。

功用 益氣補陽

輔助治療的穴位

★頭痛　天衝配目窗和風池

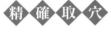

正立，雙手抬起，掌心朝外，將食指、中指和無名指併攏平貼於耳尖後，食指位於耳尖後髮際，其無名指所在處即是該穴。

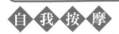

將四指併攏輕按於天衝穴，每天早晚左右（或雙側同時）各揉按一次，每次1~3分鐘。

程度	四指壓法	時間
輕		1~3 分鐘

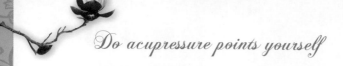

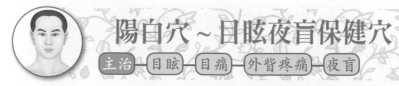

陽白穴～目眩夜盲保健穴

主治—目眩—目痛—外眥疼痛—夜盲

此穴位名出自《針灸甲乙經》。《針灸甲乙經》云：「足少陽、陽維之會」；《素問‧氣府論》王冰注：「足陽明、陰維之會」；《針灸大成》云：「手足陽明、少陽、陽維五脈之會」，以此說明陽白穴的經絡位置。據古代醫書記載，此穴能治療頭痛、頭風、目眩、目赤腫痛、眉目間痛、夜盲、近視、遠視、眼瞼瞤動、頸脖僵硬不可轉動、背寒不得溫等病症。在近代中醫臨床中，還利用本穴治療面癱、三叉神經痛、眶上神經痛、眼瞼下垂等多種疾病；經常按摩，對眼部保健有明顯療效。

命名：

陽，天部之意，此指氣；白，明亮清白。「陽白」意指膽經的濕冷水氣在本穴吸熱後脹散。穴內物質是本神穴傳來的天部濕冷水氣，由於在下行的過程中不斷吸熱，水濕之氣還未進入本穴就已受熱脹散，並化為陽熱風氣，傳輸於頭之各部，穴內的天部層次變得明亮清白，故名。因其本穴吸熱脹散的陽熱風氣不只上傳至足少陽膽經的頭臨泣穴，同時還外走陽維脈，故此穴是足少陽陽維的交會點。

部位：

在人體面部，瞳孔的直上方，距離眉毛上緣約 1 寸處。

主治：

(1) 本穴能治療大部分的眼部疾病，具有明目祛風的作用。

(2) 對頭痛、視物模糊、眶上神經痛、面神經麻痺、眼瞼下垂、夜盲、眼瞼搔癢、嘔吐、惡寒等病症，具有良好的調理、改善、治療和保健作用。

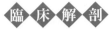

★ 陽白穴取穴與按摩 ★

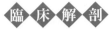

臨 床 解 剖

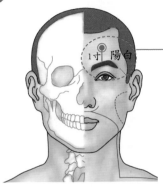

1寸　陽白

位於前額部，在瞳孔直上，眉上1寸處。

精 確 取 穴

功用　生氣壯陽

輔助治療的穴位

★目赤腫痛、視物昏花、上瞼下垂　陽白配太陽、睛明和魚腰

正坐，舉兩手肘尖，頂放於桌面上，輕握拳，將大拇指指尖貼於眉峰正上方，其指尖正上方即是該穴。

自 我 按 摩

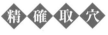

以大拇指彎曲的指節處，由內而外輕刮穴位處，有特殊的酸痛感。每天早晚各一次，每次左右（或雙側同時）各1~3分鐘。

程度	拇指壓法	時間
輕		1~3 分鐘

第十一章　足少陽膽經經穴

279

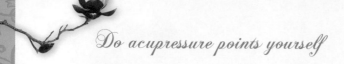

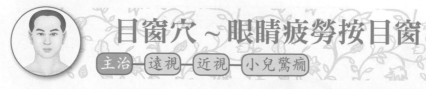

目窗穴～眼睛疲勞按目窗

主治—遠視—近視—小兒驚癇

此穴位名出自《針灸甲乙經》，別名至營，屬足少陽膽經。《針灸甲乙經》中云：「在臨泣後一寸」，《神應經》和《針灸大成》中說：「在臨泣後一寸半」。根據古代醫書記載，此穴能治療頭痛、頭眩、目痛、遠視不明、青盲、白膜覆瞳子、頭面浮腫、上齒齲腫等疾患。在現代中醫臨床中，常利用此穴治療近視，平常只要多按目窗穴，對視力保健即有功效。此外，本穴還能緩解眼睛疲勞、酸澀，使眼睛變得炯炯有神，恢復光彩。

命名：

目，肝之所主，此指穴內物質為肝木之性的風氣；窗，氣體交換的通道。「目窗」意指膽經氣血在該穴吸熱後化為陽熱風氣。穴內物質為頭臨泣穴傳來的微弱水濕之氣，到達本穴後，因受穴外所傳之熱影響，微弱的水濕之氣吸熱脹散，並化為陽熱風氣而傳於穴外，故名。亦稱「至榮」、「至宮」。前者指穴內的陽熱風氣充實飽滿；後者則指穴內氣血為飽滿的衛外之氣，故名。

由於本穴氣血為飽滿的陽熱風氣，因此一方面循膽經上行正營穴，另一方面上行並交於陽維脈所在的天部層次，故為足少陽陽維之交會處。

部位：

位在人體頭部，於前髮際上1.5寸，頭正中線旁開2.25寸處。

主治：

(1) 按摩該穴具有補氣壯陽的作用。

(2) 經常按摩對頭痛、目眩、目赤腫痛、遠視、近視、面部浮腫、上齒齲腫、小兒驚癇，具有明顯療效。

★ 目窗穴取穴與按摩 ★

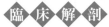臨 床 解 剖

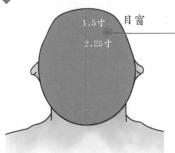

1.5寸　目窗
2.25寸

位在人體的頭部，於前髮際上1.5寸，頭正中線旁開2.25寸處。

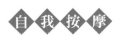精 確 取 穴

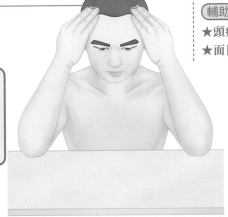

端坐於桌旁，略微低頭，臂肘置於桌上，掌心向內，小指平貼於髮際處，其中指所在處即是。

功用　補氣壯陽

輔助治療的穴位

★頭疼　目窗配關衝和風池
★面目浮腫　目窗配陷谷

自 我 按 摩

用食指和中指輕按目窗穴，每天早晚各一次，每次左右（或雙側同時）各1~3分鐘。

程度	二指壓法	時間
輕		1~3 分鐘

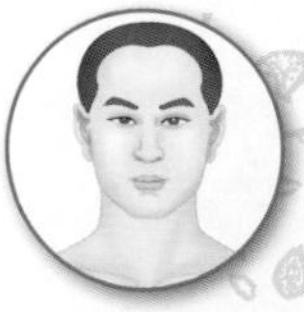

風池穴～清熱醒腦治感冒

主治－感冒－頭痛－頭暈－中風

此穴位最早見於《靈樞 · 熱病》，其有云：「風為陽邪，其性輕揚，頭頂之上，惟風可到，風池穴在顳顬（腦空）後髮際陷者中，手少陽、陽維之會，主中風偏枯，少陽頭痛，乃風邪蓄積之所，故名風池。」《針灸甲乙經》中說它「在顳顬後髮際陷者中」；《素問 · 氣府論》王冰注：「在耳後陷者中，按之引於耳中。」《醫學入門》云：「耳後一寸半，橫俠風府。」依其古代醫典記述，頭痛、眩暈、熱病汗不出、瘧、中風不語、癭氣、頸項強痛、目不明、目泣出、目赤痛、眼目生花、耳病、鼽衄、痙攣不收等疾病，按摩此穴可獲得治療。

命名：

風，指穴內物質為天部的風氣；池，屯居水液之器，此指穴內物質富含水濕。「風池」意指有經氣血在此穴位化為陽熱風氣。穴內物質為腦空穴傳來的水濕之氣，至本穴後，受外部之熱，水濕之氣脹散並化為陽熱風氣，接著輸散於頭頸各部，故名。亦稱「熱府」，指本穴氣血的變化為受熱膨脹。

因其本穴吸熱脹散的陽熱風氣不僅傳輸膽經，也輸向陽維脈所在的天部層次，故為足少陽陽維之交會處。

部位：

位於人體後頸部，後頭骨下，兩條大筋外緣陷窩中，相當於耳垂齊平。

主治：

(1) 具有醒腦明目、快速止痛、保健調理的功效。

(2) 長期按摩對感冒、頭痛、頭暈、中風、熱病、頸項強痛、眼病、鼻炎、耳鳴、耳聾、咽喉疾患、腰痛等，具有調理、保健功效。

(3) 每天按摩，對高血壓、腦震盪、面肌痙攣和蕁麻疹也具有治療效果。

★ 風池穴取穴與按摩 ★

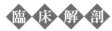臨　床　解　剖

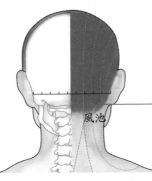

位於後頸部，後頭骨下，兩條大筋外緣陷窩中，相當於耳垂齊平。

風池

功用　壯陽益氣

輔助治療的穴位

★ 偏正頭痛　風池配合谷和絲竹空

★ 目痛不能視　風池配腦戶、玉枕、風府和上星

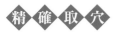精　確　取　穴

正坐，舉臂抬肘，肘約與肩同高，屈肘向頭，雙手置於耳後，掌心向內，指尖朝上，四指輕扶頭（耳上）兩側，大拇指指腹之所在位置即是。

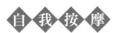自　我　按　摩

　　用大拇指指腹，由下往上揉按穴位，有酸、脹、痛的感覺，重按時鼻腔會出現酸脹感。每天早晚各揉按一次，每次左右（或雙側同時）各約1~3分鐘。

程度	拇指壓法	時間
重		1~3分鐘

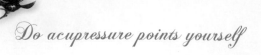

肩井穴~乳腺炎之防治穴

主治—頭頸強痛—頸項不得轉動—肩背疼痛

《針灸甲乙經》云:「在肩上陷者中,缺盆上,大骨前。」《太平聖惠方》云:「在肩上陷罅中,缺盆上,大骨前一寸半,以三指按之,當其中指下陷者中是也。」《針灸玉龍經》云:「在肩端上缺盆盡處。」以上皆是記載肩井穴人體定位的古籍文獻;且肩井為一特殊穴位,按摩本穴時,若施力太重,將會導致人體半身麻痺,手不能舉,甚至令人昏暈。因此在防身術中,就有「重擊肩井穴」的招式,以達到防身自衛的目的。

此外,輕揉慢按穴位,能緩解工作壓力、肩頸僵硬,以疏通經絡血脈。據古代醫書記述,肩井穴能治療「肩背痹痛,臂不舉,頸項不得轉動,中風氣塞,涎上,不語,氣逆,翻胃,嘔吐,咳逆上氣,瘰癧,虛勞,產後乳汁不下,乳癰,婦人產暈,難產」等疾患,對人體保健極有益處。

命名:

肩,指穴位在肩部;井,指地部孔隙。「肩井」是指膽經的地部水液從此穴流入地之地部。本穴物質為膽經上部經脈下行而至的地部經水,到達本穴後,經水由其地部孔隙流入地之地部,故名。亦稱「肩解」、「膊井」。

部位:

位於人體肩上,大椎與肩峰端連線的中點,即乳頭正上方與肩線交接處。

主治:

(1) 按摩此穴位對肩背痹痛、手臂不舉、頸項強痛等疾病,具有特殊療效。

(2) 長期按摩對乳癰、中風、瘰癧、難產、乳腺炎、功能性子宮出血、產後子宮出血、神經衰弱、半身不遂、腦貧血、腳氣、狐臭等症狀,具有緩解、調理、治療和保健作用。

★ 肩井穴取穴與按摩 ★

臨 床 解 剖

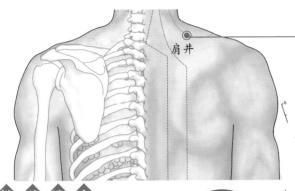

肩井

位於肩上，大椎與肩峰端
連線的中點，即乳頭正上
方與肩線交接處。

精 確 取 穴

功用 疏導水液

輔助治療的穴位

★腳氣酸痛　肩井配足三里和
陽陵泉

正坐，交抱雙手，掌心
向下，放在肩上，以中
間三指放在肩頸交會
處，中指指腹所在位置
即是該穴。

自 我 按 摩

以中間三指放在肩頸交
會處，用中指指腹向下揉
按，會有特殊酸麻、脹痛的
感覺。每天早晚各按壓一
次，每次左右（或雙側同時）
各約1~3分鐘。

程度	中指壓法	時間
重		1~3 分鐘

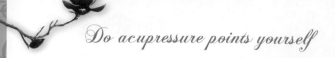

環跳穴～腰腿疼痛倚環跳

主治—腰胯疼痛—下肢痿痺等腰腿病

《針灸甲乙經》云：「在髀樞中。側臥，伸下足，屈上足取之。」《神應經》云：「即硯子骨下宛中也。」《素問‧氣府論》王冰注：「足少陽，太陽二脈之會。」以上為環跳穴人體定位的醫籍文獻。古代醫書記載，環跳穴可治療「偏風，半身不遂，髀樞痛不可舉，腰脅相引急痛，髀筋瘈脛，腰胯痛不得轉側，冷風濕痺，痺不仁，股膝酸痛，脛痛不可屈伸，足麻痺，風疹」等疾病。當遇到腰痛的情況時，只要輕按背部痛點和環跳穴，可達到迅速止痛的效果。

> **名詞小博士**
> 硯子骨：即股骨，指大腿裡的骨頭。是全身最長的骨，約占身長的四分之一。

命名：

環，一種圓形而中間有孔的玉器，或者一串連環中的某一節，此指穴內物質為天部肺金特性的涼濕之氣；跳，跳動的意思，陽之健，指穴內陽氣健盛。「環跳」意指膽經水濕在此大量汽化為天部陽氣。本穴物質為肩膠穴傳來的地部水濕，至本穴後，水濕滲入穴內豐滿的肌肉中並汽化為天部的陽氣，穴內陽氣健盛，故名。亦稱「臏骨」、「髖骨」、「分中」、「環各」、「髀樞」、「髀厭」。

部位：

在人體的股外側部，側臥屈股，於股骨大轉子最凸點與骶骨裂孔連線的外 1/3 與中 1/3 的交點處。

主治：

(1) 對腰痛、背痛、腿痛、坐骨神經痛等疾病有特效。
(2) 長期按摩對下肢麻痺、腰部肌炎、大腿肌炎、膝部肌炎、風疹、腳氣等症狀，具有良好的調理、改善、醫治和保健作用。

★ 環跳穴取穴與按摩 ★

臨 床 解 剖

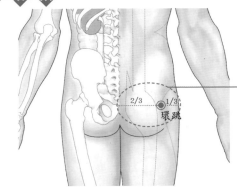

2/3 1/3
環跳

側臥屈股，股骨大轉子最凸點與骶骨裂孔連線的外1/3與中1/3交點處。

精 確 取 穴

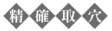

自然站立，或側臥，伸下足，屈上足，同側手插腿臀上，四指在前，大拇指指腹所在位置即是該穴。

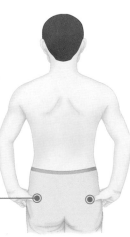

功用 運化水濕

輔助治療的穴位

★下肢痹痛　環跳配陰門、陽陵泉和委中

★風疹　環跳配風池和曲池

自 我 按 摩

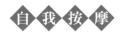

同側手插腿臀上，四指在前，用大拇指指腹稍出力按摩。每次左右各按壓3~5分鐘。先左後右或先按健側，再按患側。

程度	拇指壓法	時間
重		3~5 分鐘

第十一章 足少陽膽經經穴

287

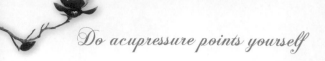

風市穴～中風癱瘓風市治

主治 ─ 中風半身不遂 ─ 下肢痿痺 ─ 遍身搔癢

《肘後備急方》中記載：「此穴在兩髀外，可平倚垂手，直掩髀上，當中指頭大筋上，捻之，自覺好也。」《針灸玉龍經》云：「在膝外廉上七寸，垂手中指盡處是穴。」在古代醫書中，還記載本穴對「風痺疼痛，半身不遂，腳氣，腰腿酸痛，兩膝攣痛，足脛頑麻，足膝無力，尿床，渾身搔癢」等疾患具有良好療效。

在現代中醫臨床中，還利用本穴治療患者的坐骨神經痛、股外側皮神經痛、下肢癱瘓、蕁麻疹、腳冷、痺痛、風濕關節炎、膝腿酸軟無力、腰重起坐難等疾患，透過風市穴的按摩皆可改善其症狀。

命名：

風，風氣；市，集市。「風市」意指膽經經氣在此穴散熱冷縮後，化為水濕風氣。本穴物質為環跳穴傳來的天部涼濕水氣，到達本穴後，涼濕水氣進一步散熱縮合變為天部的水濕雲氣，並由本穴的天部層次橫向向外傳輸，此穴就如同風氣的集散之地，故名。

部位：

在人體大腿外側的中線上，於膕橫紋上7寸，或者直立垂手時，中指指尖的所在部位。

主治：

(1) 長期按摩具有祛風濕，利腿足的作用。

(2) 對腳痛、腿膝酸痛、腰重起坐難等病症，具有特殊療效。

(3) 長期按壓能有效治療下肢神經麻痺、腳氣、股外神經炎、全身搔癢、半身不遂等疾患。

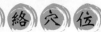
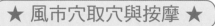 ★ 風市穴取穴與按摩 ★

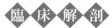 臨 床 解 剖

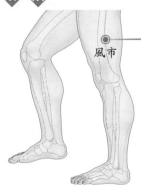

風市

位於大腿外側部的中線上，膕橫紋上7寸。

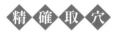 精 確 取 穴

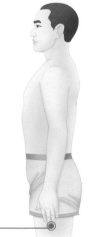

功用 運化水濕

輔助治療的穴位

★中心型類風濕 風市配風池、大杼、大椎、命門、關元、腰陽關、十七椎

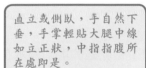

直立或側臥，手自然下垂，手掌輕貼大腿中線如立正狀，中指指腹所在處即是。

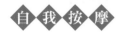 自 我 按 摩

以中指指腹垂直下壓穴位，有酸、脹、麻等感覺。每次各按壓1~3分鐘。先左後右，或兩側同時揉按。

程度	中指壓法	時間
重		1~3 分鐘

陽陵泉穴～舒筋健膝有特效

主治—抽筋—麻痺—腰腿疲勞—胃潰瘍

　　針對陽陵泉的人體位置有以下記載，《靈樞‧本輸》云：「在膝外陷者中也。」《針灸甲乙經》云：「在膝下一寸，外廉陷者中。」《針灸問對》云：「膝下二寸。」《動功按摩秘訣》云：「在膝外高骨下各一指。」此穴為傳統中醫針灸經絡的八大會穴之一，有「筋會陽陵」之說。長期筋骨僵硬、酸痛，容易抽筋的人，平時多按壓此穴，將能得到改善。

　　古代醫書還記載本穴對「膽病、善太息、口苦、嘔宿汁、心下澹澹、脅下痛脹、吐逆、喉鳴、諸風、頭面腫、頭痛、眩暈、遺尿、髀痺引膝股外廉痛、不仁、痙攣急、筋軟、筋疼、膝伸不得屈、冷痺、半身不遂、腳冷無血色、膝腫麻木、草鞋風」等病有良好的醫治效果。

> 名詞小博士
> 草鞋風：指腳踝腫痛。

命名：

　　陽，陽氣；陵，土堆；泉，源源不斷。「陽陵泉」指膽經的地部經水在此穴大量汽化。膝陽關穴飛落下傳的經水和膽經膝下部經脈上行而至的陽熱之氣交會後，隨膽經上揚的脾土塵埃吸濕沉降於地，膽經上部經脈落下的經水也滲入脾土中，脾土固化於穴周，其中的水濕則大量汽化，如同脾土塵埃的堆積之場和脾氣的生發之地，故名。亦稱「筋會」、「陽陵」。

部位：

　　在人體膝蓋斜下方，小腿外側的腓骨小頭稍前的凹陷中。

主治：

(1) 能疏泄肝膽、清利濕熱、舒筋健膝。

(2) 長期按壓對胃潰瘍、肝炎、膽石病、高血壓、肋間神經痛、肩關節痛、膝關節痛、下肢麻木癱瘓、膽絞痛、膽囊炎、膽道蛔蟲、足內翻、耳鳴、耳聾等疾病，具有良好的改善、醫治和保健作用。

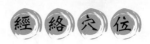

★ 陽陵泉穴取穴與按摩 ★

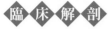
臨　床　解　剖

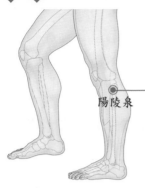

陽陵泉

位於人體的膝蓋斜下方，小腿外側之腓骨小頭稍前凹陷中。

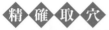
精　確　取　穴

正坐，垂足，約呈90度，上身稍前俯，用左手手掌輕握右腳膝蓋前下方，四指向內，大拇指指腹所在處即是該穴。

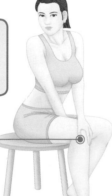

功用　降濁除濕

輔助治療的穴位

★半身不遂　陽陵泉配曲池
★胸脅痛　陽陵泉配足三里邾上廉

自　我　按　摩

彎曲大拇指，指腹垂直揉按穴道，有酸、脹、痛的感覺。每次左右各1~3分鐘，先左後右。

程度	拇指壓法	時間
重		1~3 分鐘

陽輔穴～強健腰腎袪風溼

主治 — 關節疼痛 — 目外眥痛 — 缺盆穴中痛

陽輔穴的具體位置，在古代醫書中已有詳細介紹。據《靈樞・本輸》云：「外踝之上，輔骨之前，及絕骨之端也。」《針灸甲乙經》云：「在足外踝上四寸，輔骨前，絕骨端，如前三分。」《素問・刺腰痛論》王冰注作：「如後五分。」《針灸集成》云：「在光明、懸鐘二穴之中，微向外。」古代醫書更記載此穴具有醫治「寒熱酸痛、四肢不舉、腋下腫、瘰癧、喉痺、酸痺不仁、腰痛、諸風、口苦、脅痛。頭熱如火、足冷如冰」等疾患，是為保健人體的特效穴。

命名：

陽，指陽氣；輔，輔佐的意思。「陽輔」意指膽經的水濕之氣在此穴吸熱上行。穴內物質為懸鐘穴外散而來的濕冷水氣，到達本穴後，因受外界之熱而升溫上行，本穴具有輔佐膽經氣血向上蒸升的作用，故名。

此外，因其吸熱後上行的陽氣在本穴只是流行而過，動而不居，故為膽經經穴。本穴物質為懸鐘穴傳來的涼濕水氣在此吸熱蒸升，其表現出火的炎上特徵，故在五行中屬火。

部位：

在人體的小腿外側，於外踝尖上4寸，腓骨前緣稍前方。

主治：

(1) 經常按摩具有袪風濕、利筋骨、瀉膽火的作用；並對腰腎功能不佳、膝下浮腫、痙攣、關節疼痛、痛無常處等症狀，有特殊療效。

(2) 長期按摩對偏頭痛、高血壓、全身神經痛、下肢癱瘓、腳氣等疾患，都具有良好的治療和保健作用。

★ 陽輔穴取穴與按摩 ★

臨 床 解 剖

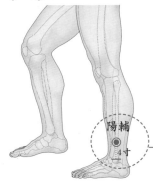

位於人體的小腿外側，於外踝尖上4寸，腓骨前緣稍前方。

陽輔
4寸

精 確 取 穴

功用 化陽益氣

輔助治療的穴位

★下肢痿痹癱之足內翻畸型
　陽輔配飛揚和金門

正坐，垂足，稍向前俯身，左手掌心向前，四指在內，大拇指在外。從腳跟上向前抓住小腿跟部，大拇指指腹所在處即是該穴。

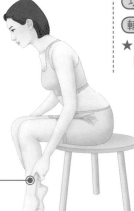

自 我 按 摩

用大拇指指腹揉按穴位，有酸、脹、痛的感覺。每次各1~3分鐘，先左後右。

程度	拇指壓法	時間
重		1~3分鐘

第十一章 足少陽膽經經穴

293

足臨泣穴～膽經頭痛舒緩穴

主治—膽經頭痛—腰痛—肌肉痙攣—眼疾

　　在古代醫書中，對足臨泣穴進行了諸多介紹。如《針灸甲乙經》云：「胸痹心痛，不得息，痛無常處，臨泣主之。」《大成》云：「乳腫痛，足臨泣。」《類經圖翼》云：「主治胸滿氣喘，目眩心痛，缺盆中及腋下馬刀瘍，痹痛無常。」《醫宗金鑒》更言其能治「中風手足舉動難，麻痛發熱，筋拘攣，頭風腫痛連腮項，眼赤而疼合頭眩」等。根據古籍醫書記載，此穴對頭痛、頭眩、目澀、身痹、寒熱、胸肋支滿、喘氣、心痛不得、乳腫、腋下腫、手足中風不舉、痛麻發熱拘攣、筋牽、腿疼、眼腫赤疼、齒痛、耳聾、咽腫、項腫連腮、浮風搔癢、月經不調等疾患，能產生良好療效。

命名：

　　足，指穴位在足部；臨，居高臨下的意思；泣，眼淚。「足臨泣」指膽經的水濕風氣在此化雨冷降。本穴物質為丘墟穴傳來的水濕風氣，到達本穴後，水濕風氣化雨冷降，氣血的運行變化就像淚水滴落一般，故名。

部位：

　　位在足背的外側，第四趾和小趾蹠骨的夾縫中。

主治：

(1) 此穴對頭痛、目外眥痛、目眩、瘰癧、脅肋痛、瘧疾、中風偏癱、痹痛不仁、足跗腫痛、膽經頭痛、腰痛、肌肉痙攣、眼疾、結膜炎、膽囊炎、中風、神經官能症等疾病，具有良好療效。

(2) 經常按摩還能治療女性乳房疾病，如乳腺炎、乳腺增生、頸淋巴結結核、退乳等。

(3) 足臨泣配丘墟、解谿、崑崙，具有通經活絡、消腫止痛的作用，可治療足跗腫痛；配風池、太陽、外關，有祛風、活絡、止痛的作用，可舒緩偏頭痛。

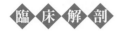

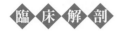經　絡　穴　位

★ 足臨泣穴取穴與按摩 ★

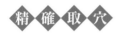臨　床　解　剖

位於足背外側，第四趾關節後方，小趾伸肌腱的外側凹陷處。

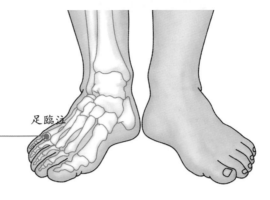

足臨泣

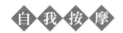精　確　取　穴

正坐，垂足，抬左足翹置於座椅上，伸左手輕握左腳趾，四指在下，彎曲大拇指，用指甲垂直輕輕掐按穴位。

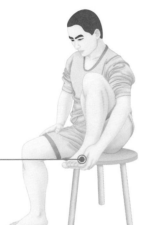

功用 運化風氣，冷降水濕

輔助治療的穴位

★痹證　足臨泣配三陰交

★月事不利　足臨泣配三陰交和中極

自　我　按　摩

用大拇指指腹揉按穴位，有酸、脹、痛的感覺。每次各1~3分鐘，先左後右。

程度	拇指壓法	時間
重		1~3 分鐘

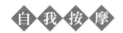

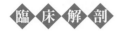 第十一章　足少陽膽經經穴

295

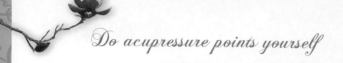

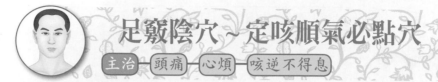

足竅陰穴～定咳順氣必點穴

主治－頭痛－心煩－咳逆不得息

關於本穴位置，據《靈樞‧本輸》云：「足小趾次趾之端也。」《針灸甲乙經》云：「去爪甲如韭葉。」《醫學入門》云：「足第四趾端外側。」當感到胸下肋部位疼痛，且不斷咳嗽，甚至有上氣不接下氣的感覺時，可按摩足竅陰穴來幫助止痛、定咳，並有順氣的作用。在古代醫書中，關於該穴的作用有不少記載：「可治療脅痛不得息、咳而汗出、手足厥冷、煩熱、轉筋、頭痛、喉痹、舌卷乾、耳聾、耳鳴、癰疽、膽寒不得臥、夢魘、肘臂不舉」等病症，對人體健康產生調養功效。

命名：

足，指穴位在足部；竅，空竅之意；陰，指穴內物質為陰性水液。「足竅陰」意指膽經經水由此穴回流體內的空竅之處。本穴為膽經體內與體表經脈的交會點，由於膽經體表經脈的氣血物質為地部經水，位於高位，因此循本穴的地部孔隙回流體內，故名。因其本穴有地部孔隙連通體內，故為膽經井穴。在五行中，此穴屬金。

部位：

位於人體的第四趾末節外側，距趾甲角0.1寸。

主治：

(1) 按摩該穴具有瀉熱、利脅、通竅的作用。

(2) 對於偏頭痛、目眩、目赤腫痛、耳聾、耳鳴、喉痹、胸脅痛、足跗腫痛、多夢、熱病，具有良好療效。

(3) 按摩此穴，能治療腦貧血、膽道蛔蟲症。

(4) 足竅陰配太衝、太谿、內關、太陽、風池、百會，可治療神經性頭痛、高血壓、肋間神經痛、胸膜炎、急性傳染性結膜炎、神經性耳聾等。

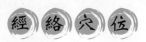

★ 足竅陰穴取穴與按摩 ★

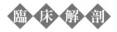

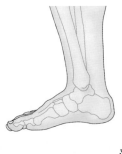

位於腳背第四趾末節外側,距趾甲角0.1寸。

足竅陰

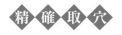

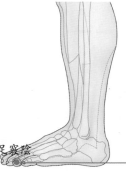

正坐垂足,抬左足翹置於座椅上,伸左手輕握左腳趾,四指在下,彎曲大拇指,用指甲垂直輕輕掐按穴位即是。

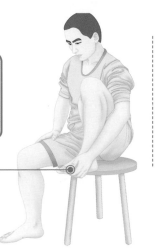

功用 溝通內外經脈氣血

輔助治療的穴位

★神經性頭痛 足竅陰配太衝、太谿、內關、太陽、風池和百會

★膽道疾患 足竅陰配陽陵泉、期門、支溝和太衝。

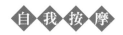

用大拇指指腹揉按穴位,有酸、脹、痛的感覺。每次各1~3分鐘,先左後右。

程度	拇指壓法	時間
重		1~3分鐘

297

第十二章

足厥陰肝經經穴

足厥陰肝經循行路線不長，且穴位雖不多但對身體卻產生良好的保健作用。起始於腳大拇趾內側趾甲邊緣，向上到腳踝，沿著腿的內側往上走，在腎經和脾經的中間，最後到達肋骨邊緣。

在《靈樞・經脈》中有關此經的病症記載：「腰痛不可以俯仰，丈夫㿗疝，婦人少腹腫，甚則嗌乾，面塵脫色。」主治胸脅、肝膽病、熱性病、神經系統病症和頭側部、眼、耳、咽喉不適，以及本經脈所經部位之病症等皆有療效。

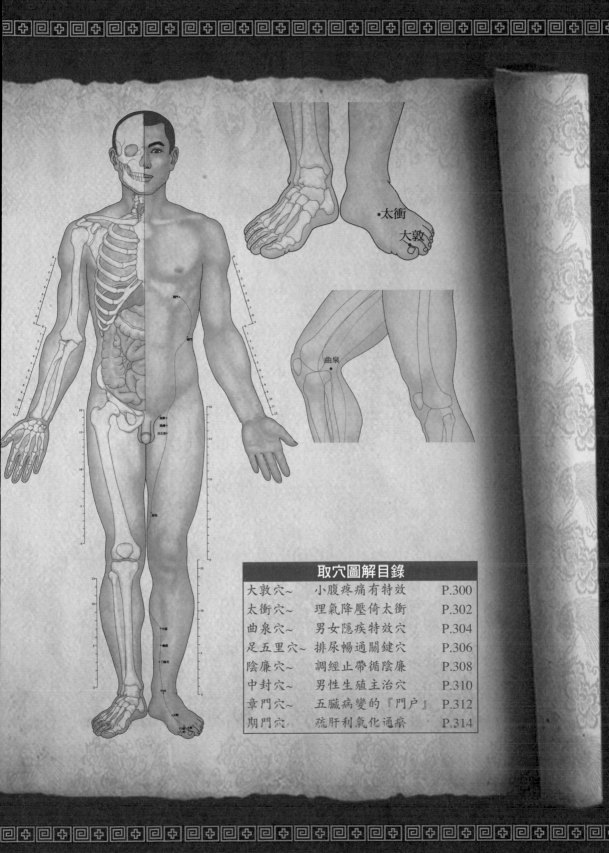

太衝

大敦

曲泉

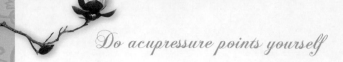

大敦穴～小腹疼痛有特效

主治 — 目眩 — 腹痛 — 肌肋痛 — 冷感症

《靈樞·本輸》稱此穴的人體位置在「足大趾之端及三毛之中也」；《針灸甲乙經》云：「去爪甲如韭葉及三毛中。」《針經摘英集》云：「在足大趾外側端。」《針灸集成》云：「足大趾爪甲根後四分，節前。」據中國醫典記載，大敦穴對治療「昏厥、卒疝暴痛、臍腹痛、腹脹、小腹中熱、石淋、尿血、小便難、遺尿、遺精、陰腫痛、囊縮、陰挺、崩漏、脅下若滿、眩冒、善寐、目不欲視、卒心痛、太息、噦噫、大便閉結、癲狂、小兒驚風、手足拘急、足腫」等疾患，可產生良好效果。男性與女性因疝氣所引起的陰囊小腹疼痛、陰挺腫痛等，按壓大敦穴將能產生止痛、調理和醫治的作用。

> **名詞小博士**
> 石淋：主要是因濕熱蘊結下焦，使尿中雜質凝結，屬於泌尿性結石。

命名：

大敦，大樹敦的意思，此指穴內氣血的生發特性。本穴物質為體內肝經外輸的溫熱水液，本穴又是肝經之穴，水液由穴內的地部孔隙外出體表後蒸升擴散，表現出春天般的生發特性，猶如大樹敦在春天生發新枝一樣，故名。亦稱「水泉」、「大訓」、「大順」。

部位：

在人體足部，大拇趾（靠第二趾一側）甲根邊緣約2公分處。

主治：

(1) 此穴具有疏肝治疝、理血、清神的作用。

(2) 對疝氣、縮陰、陰中痛、月經不調、血崩、尿血、癃閉、遺尿、淋疾、癲狂、癇症、小腹疼痛等，具有良好療效。

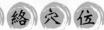
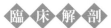
★ 大敦穴取穴與按摩 ★

臨 床 解 剖

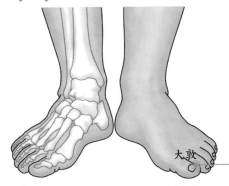

在人體足部，大拇趾（靠第二趾一側）甲根邊緣約2公分處。

大敦

精 確 取 穴

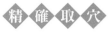

正坐垂足，屈曲左膝，抬左足置於椅上，用左手輕握左腳趾，四指在下，彎曲大拇指，以指甲尖垂直掐按穴位即是。

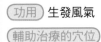

功用 生發風氣

輔助治療的穴位

★癲狂和中風　大敦配內關和水溝
★梅核氣　大敦配膻中、天突和間使

自 我 按 摩

用大拇指指腹揉按穴位，有酸、脹、痛的感覺。每次各揉按3~5分鐘，先左後右。

程度	拇指壓法	時間
重		3~5 分鐘

301

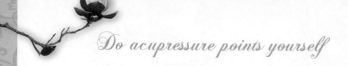

太衝穴～理氣降壓倚太衝

主治—頭痛—眩暈—高血壓—解怒氣

據《靈樞‧本輸》記載：「行間上二寸陷者之中也。」《針灸甲乙經》云：「在足大趾本節後二寸，或曰一寸五分陷者中。」以上皆為太衝於人體的取穴位置。

中醫認為，肝為「將軍之官」，主怒。因此，人在生氣發怒時，體內能量往往走肝經路線。太衝穴作為肝經上的穴位，便會出現異常現象；例如，有人會出現壓痛感；有的則是溫度或者色澤發生變化，對外界更加敏感；甚至部份人的軟組織張力會產生異常；故經常生氣、動怒的人，可經常按摩太衝穴，能有效化解心中怒氣、疏解情緒，消除心胸的不適之感。

命名：

太，大的意思；衝，衝射之狀。「太衝」意指肝經的水濕風氣在此穴向上衝行。本穴物質為行間穴傳來的水濕風氣，到達本穴後，因受熱脹散化為急風衝散穴外，故名。亦稱「大衝」。由於穴內物質為熱脹的風氣，在本穴為輸出之狀，故為肝經俞穴，在五行中屬土。

部位：

在足背側，第一、二趾蹠骨連接部位中。用手指沿拇趾和次趾的夾縫向上移壓，至能感覺到動脈時就是該穴。

主治：

(1) 按摩該穴，具有平肝、理血、通絡之作用，能使頭痛、眩暈、高血壓、失眠、肝炎等症狀得到調理和緩解。

(2) 長期按壓對月經不調、子宮出血、乳腺炎、腎臟炎、腸炎、淋病、便祕等病症，具有改善和保健作用。

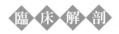

★ 太衝穴取穴與按摩 ★

臨 床 解 剖

位於人體腳背部第一、二趾蹠骨結合部之前凹陷處。

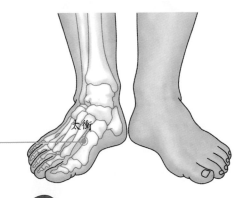

太衝

精 確 取 穴

正坐垂足，屈左膝，舉腳置座椅上，將左手掌朝下置於腳背，彎曲中指，其指尖所在位置即是該穴。

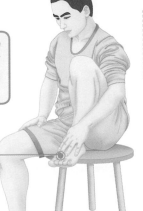

功用 平肝、理血、通絡

輔助治療的穴位

★頭痛、眩暈　太衝配合谷

自 我 按 摩

以食指和中指指尖垂直由下往上揉按，有特殊脹、酸、疼痛感。每次各按揉3~5分鐘，先左後右。

程度	二指壓法	時間
輕	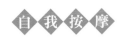	3~5 分鐘

第十二章　足厥陰肝經經穴

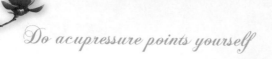

曲泉穴 ~ 男女隱疾特效穴

主治 ─ 子宮脫垂 ─ 陰道炎 ─ 前列腺炎 ─ 遺精陽萎

民間流傳一首歌謠:「痛經陰挺少腹痛,陰癢遺精苦難言,針灸按摩曲泉穴,治病療疾又延年。」上述歌詞為對曲泉穴的人體治療效果進行了詳實描述。傳統中醫理論認為,曲泉穴是治療痛經、少腹疼痛、子宮脫垂、陰道搔癢、外陰癢痛、前列腺炎、遺精、膝關節疼痛、疝氣、大腿內側疼痛的常用穴位;經常按摩,對上述症狀具有明顯療效。此外,長期按壓還能養生保健,益壽延年,為一全身保健的有效穴位。

命名:

曲,隱密;泉,泉水。「曲泉」意指肝經的水濕雲氣在此穴聚集。其穴內物質為膝關穴傳來的水濕之氣,到達本穴後呈聚集之狀,大量水濕就像隱藏在天部之中,故名。本穴為肝經氣血的會合之處,故為肝經合穴。因本穴物質為肝經的水濕之氣會合而成,性寒濕潤下,表現出腎經氣血的潤下特徵,故本穴在五行中屬水。

部位:

位在人體膝內側,屈膝,於膝關節內側端,股骨內側髁的後緣,半腱肌、半膜肌止端的前緣凹陷處。

主治:

(1) 經常按摩對月經不調、痛經、白帶、陰挺、陰癢、產後腹痛、遺精、陽萎、疝氣、小便不利、頭痛、目眩、癲狂、膝臏腫痛、下肢痿痹等症狀,具有明顯療效。

(2) 曲泉配丘墟、陽陵泉,可治療膽道疾患;配肝俞、腎俞、章門、商丘、太衝,可治療肝炎;配復溜、腎俞、肝俞,可治療由於肝腎陰虛引起的眩暈、翳障眼病;配歸來、三陰交,則可治療由肝鬱氣滯所引起的痛經和月經不調。

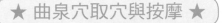★ 曲泉穴取穴與按摩 ★

臨 床 解 剖

位於膝關節內側面橫紋內側端，股骨內側髁的後緣，半腱肌、半膜肌止端的前緣凹陷處。

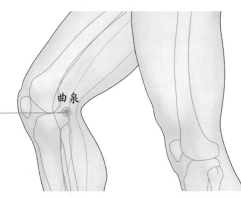

曲泉

精 確 取 穴

屈膝正坐，手掌置於腿的外側，拇指置於膝蓋上，四指併攏置於膝內側橫紋端凹陷處，中指指尖所在位置即是該穴。

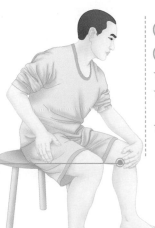

功用｜清利濕熱，通調下焦

輔助治療的穴位

★膽道疾患　曲泉配丘墟、陽陵泉

★肝炎　曲泉配肝俞、腎俞、章門、商丘、太衝

★心腹疼痛、乳房脹痛、疝痛　曲泉配支溝、陽陵泉

自 我 按 摩

四指併攏由下往上揉按，有特殊脹、酸、疼痛的感覺。每次各3~5分鐘，先左後右，或兩側同時揉按。

程度	四指壓法	時間
輕	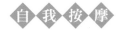	3~5分鐘

第十二章　足厥陰肝經經穴

305

足五里穴～排尿暢通關鍵穴

主治─ 小便不通 ─ 睪丸腫痛 ─ 嗜臥 ─ 四肢倦

此穴位名出自《針灸甲乙經》，原名「五里」；在《聖濟總錄》中名「足五里」，屬足厥陰肝經。《針灸甲乙經》云：「在陰廉下，去氣衝三寸，陰股中動脈。」《針方六集》云：「在陰廉下一寸。」《千金翼方》云：「在陰廉下二寸。」《針灸集成》云：「橫直髀關。」以上皆為古籍記載足五里穴的人體位置，其所載分寸有誤，應為氣衝穴直下3寸，大腿根部，恥骨結節的下方，長收肌的外緣即是。

此穴是人體的重要穴位，既能治療像陰囊濕疹、睪丸腫痛等生殖系統疾病，對尿瀦留、遺尿等相關泌尿系統疾患也有療效；針對股內側不適、少腹脹滿疼痛、倦怠、胸飛氣短等症狀，也能產生療效。

命名：

足，指穴位在足部；五里，指此穴氣血的作用範圍像五里般廣大。本穴物質為陰廉穴傳來的冷降水濕及水濕風氣中的脾土塵埃，到達本穴後，由天部歸降地部，覆蓋的範圍如同五里之廣，故名。亦稱「五里」、「股五里」。

部位：

在大腿內側，於氣衝穴直下3寸，大腿根部，恥骨結節的下方，長收肌的外緣。

主治：

(1) 按摩此穴具有行氣提神、通利水道的作用。

(2) 對少腹脹痛、小便不通、陰挺、睪丸腫痛、嗜臥、四肢倦怠、瘰癧，具有良好療效。

(3) 長期按摩還能有效治療陰囊濕疹、尿瀦留、遺尿、陰部癢濕、股內側痛、胸悶氣短等疾患。

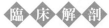
★ 足五里穴取穴與按摩 ★

臨 床 解 剖

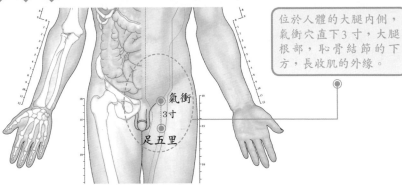

位於人體的大腿內側，
氣衝穴直下3寸，大腿
根部，恥骨結節的下
方，長收肌的外緣。

氣衝
3寸
足五里

精 確 取 穴

正坐垂足，將手平放於
大腿根部，掌心向著腿
部，四指併攏，食指指
尖所在處即是。

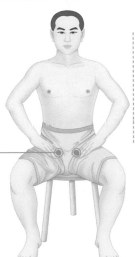

功用　固化脾土，除濕降濁

輔助治療的穴位

★ 嗜臥欲動搖　足五里配三陽絡、
天井和厲兌。

自 我 按 摩

四指併攏，由下往上揉
按，有特殊脹、酸、疼痛的
感覺。每次各3~5分鐘，先
左後右，或兩側同時揉按。

程度	拇指壓法	時間
重	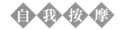	3~5分鐘

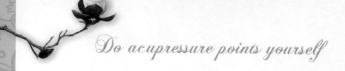

陰廉穴～調經止帶循陰廉

主治 — 月經不調 — 少腹疼痛 — 股內側痛 — 下肢攣急

此穴位名出自《針灸甲乙經》。明代汪機撰錄的《針灸問答》云：「陰廉穴在羊矢下，氣衝相去二寸壇，羊矢氣衝旁一寸，股內橫紋有核見。」清代劉清臣在《醫學集成》云：「陰廉，羊矢下斜裡三分直上去氣衝二寸動脈陷中，羊矢在陰旁股內，約文縫中皮肉間，有核如羊矢相似。」《聖濟總錄》云：「陰廉二穴，在羊矢下，去氣衝二寸動脈中，治婦人絕產，若未經生產者，可灸三壯即有子，針入八分，留七呼。」除說明陰廉在人體的取穴位置外，針對女性月經不調、赤白帶下也都有良好療效。

命名：

陰，陰性水濕；廉，收廉。「陰廉」意指肝經的水濕風氣在此穴散熱、吸濕、冷縮。其穴內物質為急脈穴擴散而至的水濕風氣，到達本穴後，這股水濕風氣散熱、吸濕、冷縮，並聚集在穴內，於是本穴就如同肝經水濕的收廉之處，故名。

部位：

位在人體大腿內側，於氣衝穴直下2寸，大腿根部，恥骨結節的下方，長收肌外緣。

主治：

(1) 經常按摩有調經止帶、通利下焦的作用。

(2) 按摩此穴可治療生殖系統疾病，對月經不調、赤白帶下、陰部搔癢、陰腫、疝痛等症態，有改善調理、醫治保健的作用。

(3) 長期按摩對少腹疼痛、腰腿疼痛、下肢痙攣等疾患，具有明顯療效。

(4) 陰廉配曲骨、次髎、三陰交，可治療由濕熱下注所引起的月經不調、白帶多、陰門搔癢、股癬等疾病；配腎俞、大赫、命門、太谿，能治療女性、男性不育症。

★ 陰廉穴取穴與按摩 ★

臨 床 解 剖

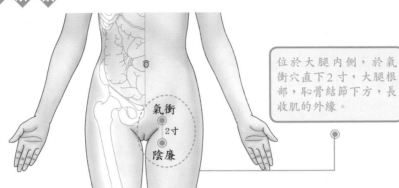

位於大腿內側，於氣
衝穴直下2寸，大腿根
部，恥骨結節下方，長
收肌的外緣。

氣衝
2寸
陰廉

精 確 取 穴

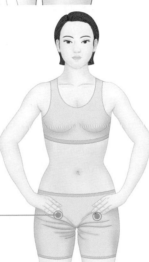

正立，兩手叉於腿部，
掌心向腿，四指併攏平
貼於小腹部，小指剛好
在腿根部，大拇指位於
腿外側，無名指指尖所
在位置即是該穴。

功用 收引水濕

輔助治療的穴位

★濕熱下注之月經不調　陰廉
　配曲骨、次髎和三陰交
★膀胱炎、膀胱結石　陰廉配
　委中、次髎和膀胱俞

自 我 按 摩

　　四指併攏，由下往上揉
按，有特殊脹、酸、疼痛的
感覺。每次各3~5分鐘，先
左後右，或兩側同時揉按。

程度	四指壓法	時間
重	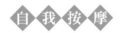	3~5分鐘

中封穴～男性生殖主治穴

主治－陰莖痛－遺精－小便不利－黃疸

據《針灸甲乙經》記載：「身黃時有微熱，不嗜食，膝內內踝前痛，少氣，身體重，中封主之。」《千金翼方》云：「治失精筋攣，陰縮入腹相引痛，灸中封五十壯。」《醫宗金鑒》云：「主治夢泄遺精，陰縮、五淋、不得尿、鼓脹、瘦氣。」《聖濟總錄》中說：「中封二穴，金也，在足內踝前一寸，仰足取之陷中，伸足乃得之，足厥陰脈之所行也，為經，治瘧，色蒼蒼振寒，少腹腫，食快快繞臍痛，足逆冷不嗜食，身體不仁，寒疝引腰中痛，或身微熱，針入四分，留七呼，可灸三壯。」依其上述醫典記載，中封針對各種男科疾病有特效。

命名：

中，正中之意；封，封堵。「中封」意指肝經風氣在此穴勢弱緩行，並化為涼性水氣。本穴物質為太衝穴傳來的急勁風氣，由於本穴位處足背的轉折處，急勁風氣行至中封後，因經脈通道彎曲而受挫，急行風氣變得緩行勢弱，如同被風堵住般，故名。亦稱「懸泉」。

部位：

在人體的足背側，距足內踝1寸處，商丘穴與解谿穴連線之間，脛骨前肌腱的內側凹陷處。

主治：

(1) 長期按摩對疝氣、陰莖痛、遺精、小便不利、黃疸、胸腹脹滿、腰痛、足冷、內踝腫痛等症，具有良好的療效。

(2) 中封配解溪、崑崙，具有活血消腫的作用，能治療內踝腫痛；配氣海、中極，有利水通淋的作用，可治療小便不利；配大赫、志室，有固攝精關的作用，可治療遺精。

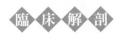

★ 中封穴取穴與按摩 ★

臨床解剖

在人體的足背側，距足內踝1寸處，商丘穴與解谿穴連線之間，脛骨前肌腱的內側凹陷處。

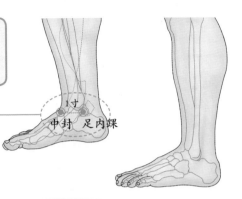

1寸　中封　足內踝

精確取穴

功用　息風化氣

輔助治療的穴位

★黃疸、瘧疾　中封配膽俞、陽陵泉、內庭和太衝

★陰莖痛、遺精　中封配足三里和陰廉

正坐，將右腳置於左腿上，左手掌從腳後跟處握住，四指在腳後跟，大拇指位於足內踝外側，則大拇指所在處即是。

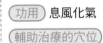

自我按摩

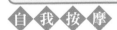

用大拇指指腹揉按穴位，有酸、脹、痛的感覺。每次各3~5分鐘，先左後右。

程度	拇指壓法	時間
重		3~5分鐘

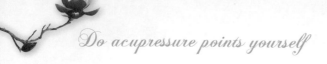

章門穴～五臟病變的『門戶』

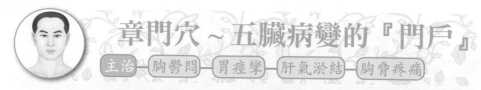

主治—胸鬱悶—胃痙攣—肝氣淤結—胸脅疼痛

《針灸甲乙經》記載：「腰痛不得轉側，章門主之。」《千金方》云：「主飲食不化，入腹不出，熱中不嗜食，若吞而聞食臭傷飽，身黃痛羸瘦。」《類經圖翼》云：「主治兩脅積氣如卵石，臟脹腸鳴，食不僅經，胸脅痛。」《聖齊總錄》曰：「章門二穴，脾之募……治腸鳴盈盈然食不化，脅痛不得臥，煩熱口乾不嗜食，胸脅支滿喘息，心痛，腰痛不得轉側，傷飽身黃羸瘦，賁豚腹腫脊強，四肢懈墮，善恐少氣，厥逆肩臂不舉……」以上醫學古籍皆詳細記載了章門穴對人體的療癒作用，意即心胸鬱悶、脹滿、煩熱、口乾、厭食、面黃肌瘦、身體虛弱、全身無力等情況，皆可透過按壓本穴使情況得到改善。

命名：

章，大木材的意思；門，出入的門戶。「章門」意指肝經的強勁風氣在此穴風停氣息。穴內物質為急脈穴傳來的強勁風氣，到達本穴後，強勁風氣風停氣息，如同由此進入門戶一般，故名。

部位：

在人體的側腹部，於第十一肋游離端的下方。

主治：

(1) 對腹痛、腹脹、腸鳴、泄瀉、嘔吐、神疲肢倦、胸脅疼痛、黃疸、痞塊、小兒疳積、腰脊疼痛等症狀，具有明顯療效。

(2) 長期按摩對肝氣鬱結、胃痙攣、肝脾腫大、肝炎、腸炎、泄瀉等疾患，具有治療、調理和改善作用。

(3) 章門配天樞、脾俞、中脘、足三里，可治療由肝脾不和所引起的腹脹、痞塊、脅痛、泄瀉、消瘦等症狀；配腎俞、肝俞、水道、京門、陰陵泉、三陰交、陽谷、氣海，可治療肝硬化腹水、腎炎。

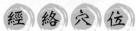

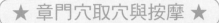 ★ 章門穴取穴與按摩 ★

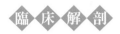 臨 床 解 剖

位於側腹部，於第十一肋游離端的下方。

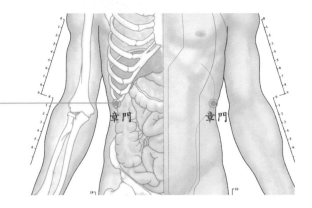

章門　章門

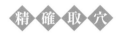 精 確 取 穴

正坐或仰臥，雙手掌心向下，指尖朝下，放在雙乳下，肋骨上。用大拇指、食指直下掌根魚際處揉按穴位即是。

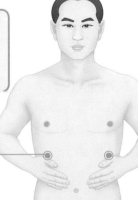

功用　降濁固土

輔助治療的穴位

★蕁麻疹　章門配足三里

★肝脾不和之腹脹　章門配大樞、脾俞、中脘和足三里

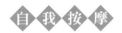 自 我 按 摩

用大拇指、食指直下掌根魚際處揉按穴位，有脹痛感。每次左右（或雙側同時）各1~3分鐘。

程度	拇指壓法	時間
輕		1~3 分鐘

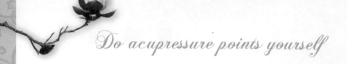

期門穴～疏肝利氣化通瘀

主治 — 胸脅脹滿疼痛 — 嘔吐 — 呃逆 — 吞酸 — 腹脹

《針灸甲乙經》云：「足太陽、厥陰、陰維之會。」《千金方》云：「主喘逆臥不安，咳脅下積聚。」《銅人》云：「治胸中煩熱，賁豚上下，目青而嘔，霍亂瀉痢，腰堅硬，大喘不得安臥，脅下積氣。」《大成》云：「胸連脅痛，期門、章門、丘墟、行間、湧泉。」《聖濟總錄》云：「期門二穴……女子產後餘疾，食飲不下，胸脅支滿，心中切痛善噫……」上述古籍皆說明了期門穴對人體的療效與作用。若因瑣事不順而動氣，或者因氣候變化而氣鬱不舒，按壓本穴可達到緩解和治療效果。

命名：

期，期望、約會；門，出入的門戶。「期門」指天之中部的水濕之氣從此穴輸入肝經。本穴為肝經最上穴，下部章門穴無物外傳，使得本穴處於氣血物質的空虛狀態。但是，本穴因其位於人體前正中線及側正中線的中間位置，既不陰又不陽，既不高亦不低，既無熱氣在此冷降，也無經水在此停住，故為肝經募穴，儘管穴內氣血空虛，卻募集不到氣血物質，只有期望等待，故名為「期門」，亦稱「肝募」。

部位：

在人體胸部，於乳頭直下，第六肋間隙，前正中線旁開4寸。

主治：

(1) 按摩此穴位有疏肝利氣、化積通瘀的作用，能治療肋間神經痛、肝炎、肝腫大、膽囊炎、胸脅脹滿等疾患。

(2) 長期按摩對腹脹、嘔吐、乳痛等症狀，具有良好的緩解、改善作用。

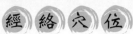
★ 期門穴取穴與按摩 ★

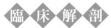
臨 床 解 剖

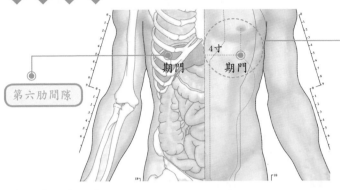

4寸

期門　期門

第六肋間隙

位在人體胸部，於乳頭直下，前正中線旁開4寸。

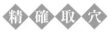
精 確 取 穴

正坐，舉雙手，掌心向下，指尖相對，放在雙乳下，肋骨上；大拇指、食指直下掌根魚際處所按穴位即是。

功用　募集天之中部的水濕風氣

輔助治療的穴位

★疝氣　期門配大敦

★膽囊炎、膽結石　期門配肝俞、公孫、內關、中脘和太衝

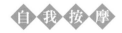
自 我 按 摩

用大拇指、食指直下掌根魚際處，揉按穴位，有脹痛感。每次左右（或雙側同時）各揉按3~5分鐘。

程度	拇指壓法	時間
輕		3~5 分鐘

第十二章 足厥陰肝經經穴

315

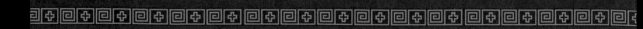

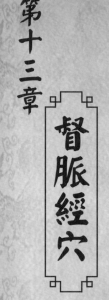

第十三章 督脈經穴

　　人體奇經八脈之一。督脈總督一身之陽經，六條陽經都與督脈交會於大椎，其有調節陽經氣血的作用，故稱為「陽脈之海」。主生殖機能，特別是男性部分。督脈起於胞中，下出會陰，後行於腰背正中，循脊柱上行，經項部至風府穴，進入腦內，再回出上至頭項。

　　沿頭部正中線，經頭頂、額部、鼻部、上唇，到唇系帶處。該經脈發生病變，主要表現為脊柱強直、角弓反張（背肌強直性痙攣，使頭和下肢後彎，狀似弓形）、頭重痛、項強、眩暈、癲癇、癃閉、遺溺、痔疾、婦女不孕等，皆有療效。

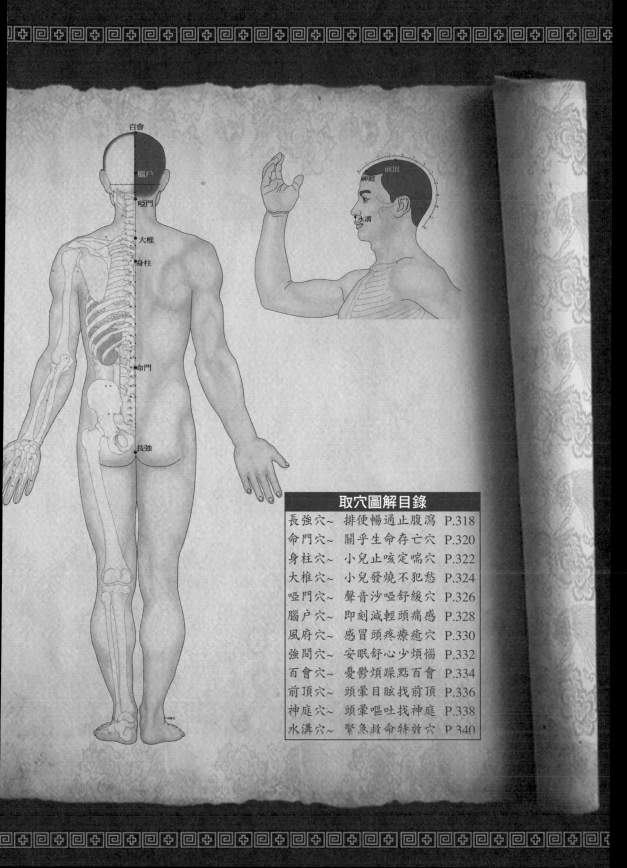

百會

腦戶

啞門

大椎

身柱

命門

長強

前頂
神庭
水溝

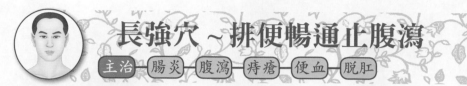

長強穴～排便暢通止腹瀉

主治—腸炎—腹瀉—痔瘡—便血—脫肛

根據文獻記載，《聚英》中云：「足少陰、少陽結會，督脈別走任脈。」《銅人》曰：「針入三分，抽針以太痛為度……灸然不及針。」《類經圖翼》云：「一經驗治少年注夏羸瘦，灸此最效。」由此可知，古代醫師早已發現長強穴在人體中的治療作用。針對便祕，除了之前介紹的天樞穴、足三里穴以外，長強穴也能解決這項困擾。本穴不僅能促進直腸收縮，使排便通暢，還能有效治療便祕，對人體內部腸胃排毒具有調理作用。

命名：

長，長久；強，強盛。「長強」是指胞宮中的高溫高壓水濕之氣由此穴外輸體表。本穴為督脈之穴，其氣血物質來自胞宮，溫壓較高，向外輸出時既強勁又飽滿，且源源不斷，故名。

部位：

屬督脈的第一穴道，在人體的尾骨端下，於尾骨端與肛門連線的中點處。

主治：

(1) 按摩此穴能促進直腸收縮，使排便暢通，還能治療便祕，並且能迅速止腹瀉。

(2) 長期按壓具有通任督、調腸腑的作用，對腸炎、腹瀉，痔瘡、便血、脫肛等疾患，都具有良好的治療效果。

(3) 並對陰囊濕疹、引產、陽萎、精神分裂、癲癇、腰神經痛等病症，具有調理和改善功能。

(4) 長強配承山，有清熱通便、活血化瘀的作用，能治療痔疾、便祕；配小腸俞穴，有行氣通腑、分清泌濁的作用，可治療大小便困難、淋症；配身柱穴，有行氣通督、治療脊背疼痛；配百會穴，有通調督脈、益氣升陽，治療脫肛、頭昏的作用。

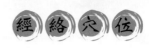
★ 長強穴取穴與按摩 ★

臨 床 解 剖

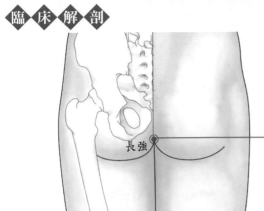

長強

位於尾骨端下,當尾骨端與肛門連線的中點處。

精 確 取 穴

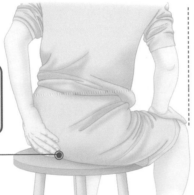

正坐,上身前俯,伸左手至臀後,中指所在位置即是該穴。

功用 向體表輸送陽熱之氣

輔助治療的穴位

★痔瘡 長強配二白、陰陵泉、上巨虛和三陰交

★脫肛、痔瘡 長強配二白和百會

自 我 按 摩

以中指和食指著力揉按穴道,會有酸脹感,並向體內和四周擴散。每次各1~3分鐘,先左後右。

程度	二指壓法	時間
輕		1~3 分鐘

第十三章 督脈經穴

319

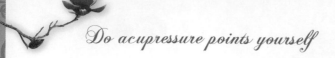

命門穴～關乎生命存亡穴

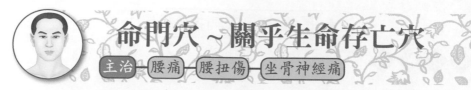

主治－腰痛－腰扭傷－坐骨神經痛

醫史記載，雷公問岐伯：「十二經各有一主，主在何經？」岐伯答：「腎中之命門為十二經之主也。」雷公不同意。岐伯答：「……人非火不生，命門屬火，先天之火也……人身先生命門而後生心……十二經非命門不生……故心得命門，而神明應物也；肝得命門，而謀慮也；膽得命門，而決斷也；胃得命門，而受納也；脾得命門，而轉輸也；肺得命門，而治節也；大腸得命門，而傳導也；小腸得命門，而布化也；腎得命門，而作強也……是十二經為主之官，而命門為十二官之主……」岐伯的這段話概括闡述人體命門的重要意義，且命門為五臟六腑之本，對腎氣不足、精力減弱，有固本培元的功效。

命名：

命，人的根本；門，出入的門戶。「命門」指人體脊骨中的高溫高壓陰性水液由此穴外輸督脈。本穴因其位於腰背正中部，內連脊骨，在人體重力場中其位置低下，脊骨內的高溫高壓陰性水液由此穴外輸體表督脈，本穴外輸的陰性水液有維繫督脈氣血流行不息的作用，是人體生命之本，故名。亦稱「屬累」、「精宮」。

部位：

在人體腰部，於後正中線上，第二腰椎棘突下凹陷處，指壓時會有強烈的疼痛感。

主治：

(1) 按摩此穴對腎氣不足、精力衰退，有固本培元的作用，對腰痛、腰扭傷、坐骨神經痛有明顯療效。

(2) 經常按摩能治療陽萎、遺精、月經不調、頭痛、耳鳴、四肢冷等疾患。

(3) 長期按壓能治療小兒遺尿。

★ 命門穴取穴與按摩 ★

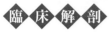

臨 床 解 剖

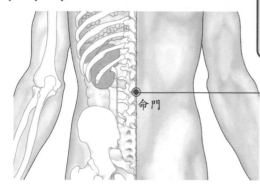

命門

在第二腰椎棘突下（兩側肋弓下緣、連線中點，一般與肚臍正中相對）即肚臍正後方處即是。

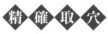

精 確 取 穴

正坐，伸兩手至背腰後，大拇指在前，四指在後。左手中指指腹所在處即是該穴。

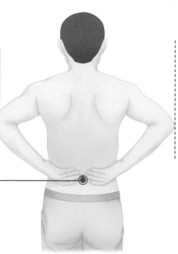

功用 接續督脈氣血

輔助治療的穴位

★ 遺精、早洩 命門配腎俞和人谿

★ 破傷風抽搐 命門配百會、筋縮和腰陽關

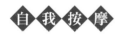

自 我 按 摩

雙手中指同時出力揉按穴位，有酸、脹、疼痛的感覺。每次左右手中指在下各3~5分鐘，先左後右。

程度	中指折疊法	時間
重		3~5 分鐘

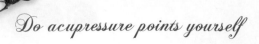

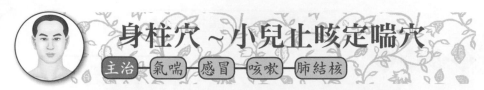

身柱穴～小兒止咳定喘穴

主治—氣喘—感冒—咳嗽—肺結核

顧名思義，「身柱」就是指身體的支柱。當遇到因腦力不足而眩暈，或者中氣不足而喘息，或者大氣下陷而脫肛，或者督脈之氣升舉無力而腰背疼痛時，按壓身柱穴就能迅速緩和症狀，並提高身體免疫力和保健，具有益智健腦的功效。此外，本穴還能通治小兒多數疾病。由於幼兒臟腑嬌嫩，身體機能發展尚未健全，特別是肺和脾臟的功能較弱，因此容易罹患感冒、發熱、咳嗽、哮喘、腹瀉、消化不良等疾病，此時按摩兒童的身柱穴將能產生防治作用。

命名：

身，身體；柱，支柱。「身柱」意指督脈氣血在此穴吸熱後，化為強勁飽滿之狀。其穴內物質為神道穴傳來的陽氣，到達本穴後，此氣因受體內外傳之熱而進一步脹散，其氣充斥穴內，並快速循督脈傳送，使其經脈通道充脹，如皮球充氣而堅，可承受負重一般，故名。

部位：

在人體後背部，於後正中線上，第三胸椎棘突下凹陷處。

主治：

(1) 經常按摩對氣喘、感冒、咳嗽、肺結核，以及因咳嗽導致的肩背疼痛等疾患，具有特殊的療效。

(2) 能有效治療虛勞喘咳、支氣管炎、肺炎、百日咳，並且對療瘡腫毒有特效。

(3) 長期按壓對脊背強痛、小兒抽搐、癲病、熱病、中風不語等病症，具有調理和保健作用。

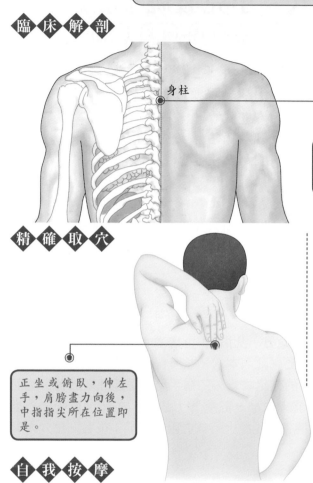

★ 身柱穴取穴與按摩 ★

臨 床 解 剖

身柱

位於背部，在後正中線上，第三胸椎棘突下凹陷中。

精 確 取 穴

正坐或俯臥，伸左手，肩膀盡力向後，中指指尖所在位置即是。

功用 補氣壯陽

輔助治療的穴位

★癲狂癇　身柱配水溝、內關、豐隆和心俞

★肺熱、咳嗽　身柱配風池、合谷和大椎

★疔瘡毒　身柱配靈台、合谷、委中

自 我 按 摩

把食指疊加在中指指背上用力揉按，有刺痛感。每次各3~5分鐘，先左後右。

程度	中指折疊法	時間
重		3~5 分鐘

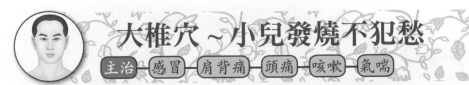

大椎穴～小兒發燒不犯愁

主治 — 感冒 — 肩背痛 — 頭痛 — 咳嗽 — 氣喘

據《針灸甲乙經》記載，此穴是「三陽、督脈之會」；《類經圖翼》云：「又治頸癭、灸百壯，及大椎兩邊相去各一寸半少垂下，各三十壯。」《千金方》云：「凡灸瘰者，必先問其病之所先發者先灸之。從頭項發者，於未發前預灸大椎尖頭，漸灸過時止；從腰脊發者，灸腎俞百壯；從手臂發者，灸三間。」《普濟》云：「灸以年為壯。」由此可知，大椎對肩背痛、頸瘤等有療效。此外，根據中醫臨床指出，針對孩童身體因病變而引起的高燒不退，刮按大椎穴具有迅速退燒的作用。

> **名詞小博士**
> 頸癭：指長在脖子上的囊狀瘤。

命名：

大，多的意思；椎，錘擊之器，此指穴內的氣血物質實而非虛。「大椎」意指手足三陽的陽熱之氣由此處匯入本穴，並與督脈的陽氣上行頭頸。本穴物質一為督脈陶道穴傳來的充足陽氣，二為手足三陽經外散於背部陽面的陽氣，穴內陽氣充足滿盛，如椎一般堅實，故名。亦稱「百勞」、「上杼」。前者指穴內氣血為人體各條陽經上行氣血匯聚而成；後者則指穴內氣血為堅實飽滿之狀。

部位：

位於人體的頸部下端，第七頸椎棘突下凹陷處。

主治：

(1) 按摩此穴有解表通陽、清腦寧神的作用，能快速退燒。

(2) 可治療感冒、肩背痛、頭痛、咳嗽、氣喘、中暑、支氣管炎、濕疹、血液病等疾患。

(3) 長期按摩和針灸此穴，還能有效治療體內寄生蟲、扁桃腺炎、尿毒症等。

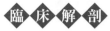

★ 大椎穴取穴與按摩 ★

臨床解剖

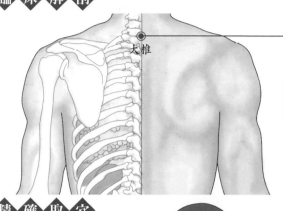

大椎

位於人體的頸部下端，第七頸椎棘突下凹陷處。

精確取穴

功用 益氣壯陽

輔助治療的穴位

★虛損、盜汗、勞熱　大椎配肺俞
★預防流行性腦脊髓膜炎　大椎配曲池

正坐或俯臥，伸左手由肩上反握對側頸部，虎口向下，四指扶右側頸部，指尖向前，大拇指指腹所在處即是該穴。

自我按摩

大拇指指尖向下，用指腹（或指尖）揉按穴位，有酸痛、脹麻的感覺。每次各1~3分鐘，先左後右。

程度	拇指壓法	時間
輕	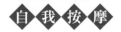	1~3 分鐘

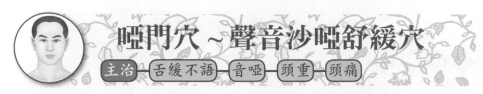

啞門穴～聲音沙啞舒緩穴

主治─舌緩不語─音啞─頭重─頭痛

據《針灸甲乙經》記載，啞門穴是「督脈、陽維之會」，並說其「不可灸，灸之令人喑」;《聖濟》云:「腦後啞門穴，不可傷，傷即令人啞。宜針人中、天突二穴，可二分。」《大成》云:「仰頭取之。」依據上述古籍可知，啞門穴對人體的重要性，假使按摩或針灸方法錯誤，將會引起失聲等後遺症。針對喉嚨不適，稍微按壓穴位即能緩和，但須注意力道，以免傷及健康。

命名：

啞，發不出聲的意思，指陽氣在此開始衰敗；門，出入的門戶。「啞門」意指督脈陽氣在此處散熱冷縮。穴內物質為大椎穴傳來的陽熱之氣，到達本穴後，因其熱散而收引，陽氣的散熱收引太過則使人不能發聲，故名「啞門」，即失語之意。亦稱「舌厭」、「橫舌」、「舌黃」、「舌腫」。

部位：

位於項部，於後髮際正中直上0.5寸，第一頸椎下。

主治：

名詞小博士
屍厥：指突然昏倒
不醒人事，有如昏
死一般，故名。

(1) 按摩該穴能有效治療舌緩不語、音啞、頭重、頭痛、頸項強急、脊強反折、中風屍厥、癲狂、癲癇、歇斯底里、衄血、重舌、嘔吐等疾患。

(2) 長期按摩對失眠、精神煩躁、鼻出血、癱瘓也具有明顯療效。

(3) 啞門配關衝，有通陽開竅的作用，能治舌強不語；配風府、合谷，有醒腦開竅的作用，能治喑啞；配通天、跗陽，有散寒去濕的作用，能治療頭重和頭痛。

★ 啞門穴取穴與按摩 ★

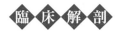臨 床 解 剖

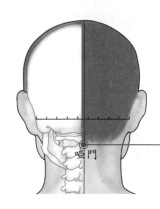

位於項部，於後髮際正中直上0.5寸，第一頸椎下。

啞門

精 確 取 穴

正坐，伸右手過頸，置於後腦處，掌心向頭，扶住後腦勺，四指指尖向頭頂，大拇指指腹所在處即是該穴。

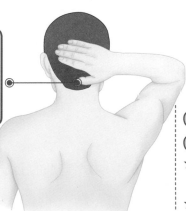

功用 益氣壯陽

輔助治療的穴位

★癲狂、癲癇　啞門配百會、人中、豐隆和後溪

★中風失語、不省人事　啞門配風池和風府

自 我 按 摩

大拇指指尖向下，用指腹（或指尖）揉按穴位，有酸痛、脹麻的感覺。每次各3~5分鐘，先左後右。

程度	拇指壓法	時間
輕		3~5 分鐘

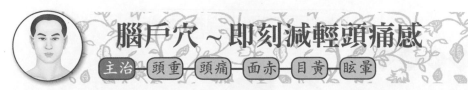

腦戶穴～即刻減輕頭痛感

主治—頭重—頭痛—面赤—目黃—眩暈

據《針灸甲乙經》記載，此穴是「督脈、足太陽之會」；《內經・素問》云：「刺頭中脈戶，入腦立死。」《聚英》曰：「引銅人，禁灸，灸之令人啞，或灸七壯，妄灸令人瘖。」以上文獻說明了利用本穴治療疾患時要特別小心，尤其是進行針灸時，若不慎讓針刺進腦髓，病人會立刻死亡，宜多加注意。此外，因超時負荷工作、身體疾患或壓力所引起的頭痛，透過按摩腦戶穴能達到緩和效果。

命名：

腦，大腦的意思；戶，出入的門戶。「腦戶」指督脈氣血在此變為天之下部的水濕雲氣。其穴內物質為風府穴傳來的水濕風氣和膀胱經外散而至的寒濕水氣，到達本穴後，二氣相合變為天之下部的水濕雲氣，此氣隨人體所受風寒冷降歸地後併入於腦，故名。亦稱「匝風」、「會額」、「合顱」、「仰風」、「會顱」、「迎風」。

部位：

位在人體頭部，風府穴上1.5寸，枕外隆凸的上緣凹陷處。

主治：

(1) 按摩該穴位能治療頭暈、項強、失音、癲癇等症。

(2) 長期按摩對頭重、頭痛、面赤、目黃、眩暈、面痛、音啞、項強、癲狂癇症、舌本出血、癭瘤等疾患有良好療效。

(3) 腦戶配膽俞、意舍、陽綱，有疏肝瀉膽、清熱去濕的作用，能治目黃、脅痛、食慾不振；配通天、消濼、天突，有行氣散結的作用，能治癭瘤。

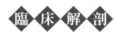
★ 腦戶穴取穴與按摩 ★

臨 床 解 剖

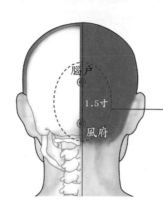

腦戶

1.5寸

風府

位於人體頭部,風府穴上1.5寸,枕外隆凸的上緣凹陷處。

精 確 取 穴

正坐,伸兩手過頸,置於後腦處,掌心向頭,扶住後腦勺,四指指尖向頭頂,大拇指指腹所在處即是該穴。

功用 降濁升清

輔助治療的穴位

★頭重痛 腦戶配通天和腦空

★癲狂癇 腦戶配人中、太衝和豐隆

自 我 按 摩

大拇指指尖相互疊加向下,用指腹(或指尖)揉按,有酸痛、脹麻的感覺。每次各3~5分鐘。

程度	拇指壓法	時間
重	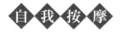	3~5 分鐘

329

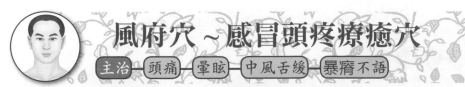

風府穴～感冒頭疼療癒穴

主治—頭痛—暈眩—中風舌緩—暴瘖不語

據《針灸甲乙經》記載，此穴是「督脈、陽維之會」；《聚英》曰：「項後入髮際一寸，大筋內宛宛中，疾言其肉立起，言休立下。」《資生經》曰：「風府者，傷寒所自起，壯人以毛裹之，南人怯弱者，亦以帛護其項。」《銅人》云：「禁不可灸，不幸使人失喑。」《扁鵲心書》云：「但此穴入針，人即昏倒，其法向右耳入三寸，則不傷大筋而無暈，乃千金妙法也。」以上描述既指出風府的性質，也道明它對人體健康與其針灸攸關性命的特殊性；因此在針灸本穴治療疾病時，須小心謹慎。若罹患風寒感冒、頭痛等，尤其是感到後腦疼痛、頸項肩背僵硬、頭不能回顧時，只要按壓一下風府穴，便能迅速止痛、祛風，且療效顯著。

> **名詞小博士**
> 暴瘖：又稱急喉，以嘶啞失音為主要症狀；主要好發冬春季節，尤以大量使用喉嚨者易發作。

命名：

風，穴內氣血為風氣；府，府宅之意。「風府」是指督脈之氣在此吸濕化風。其穴內物質為啞門穴傳來的天部陽氣，至本穴後，此氣散熱吸濕並化為天部橫行的風氣。本穴為天部風氣的重要生發之源，故名「風府」。亦稱「舌本」、「鬼穴」。

部位：

位於人體的後頸部，兩風池穴連線的中點，頸頂窩處。

主治：

(1) 按摩此穴能治療頭痛、眩暈、暴瘖不語、咽喉腫痛、感冒、發燒等症。

(2) 長期按壓對癲狂、癇症、癔病、中風不語、悲恐驚悸、半身不遂、眩暈、頸項強痛、目痛、鼻出血，都具有良好療效。

★ 風府穴取穴與按摩 ★

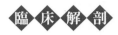臨 床 解 剖

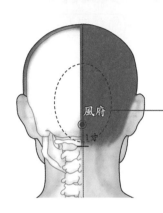

位於項部，於後髮際正中直上1寸，枕外隆凸直下，兩側斜方肌之間凹陷處。

風府

1寸

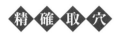精 確 取 穴

功用 散熱吸濕

輔助治療的穴位

★足不仁　風府配腰俞
★癲狂、多言　風府配崑崙

正坐或俯臥，伸左手過頸，置於後腦處，掌心向頭，扶住後腦勺，四指指尖向頭頂，大拇指指尖所在位置即是該穴。

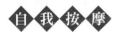自 我 按 摩

大拇指指尖相互疊加向下，用指腹（或指尖）揉按，有酸痛、脹麻的感覺。每次1~3分鐘。

程度	拇指壓法	時間
重		1~3分鐘

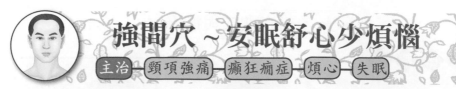

強間穴～安眠舒心少煩惱

主治 ── 頸項強痛 ── 癲狂癇症 ── 煩心 ── 失眠

此穴位名出自《針灸甲乙經》，別名大羽，屬督脈。現代人常因工作壓力大、經濟負擔重，及因作息不良的生活方式，導致夜間失眠。尤其是許多上班族，經常為了工作而通宵達旦、加班與應酬，致使睡眠嚴重不足，影響學習和工作效率。若遇此種情況，可按壓強間穴助眠。此外，在現代中醫臨床中，針對如血管性頭痛、神經性頭痛等也有緩解效果。

命名：

強，強盛的意思；間，二者之中的意思。「強間」意指督脈氣血在此吸熱後，化為強勁的上行陽氣。穴內物質為腦戶穴傳來的水濕風氣，到達本穴後，因受顱腦的外散之熱影響，水濕之氣吸熱後化為天部強勁的陽氣，並循督脈上行，故名。亦稱「大羽」，其指本穴上傳的陽氣中夾帶一定的水濕，故名。

部位：

位在頭部，於後髮際正中直上4寸，即腦戶穴上1.5寸處。

主治：

(1) 長期按壓穴位，能治療頭痛、目眩、頸項強痛、癲狂癇症、煩心、失眠等疾患。

(2) 對於腦膜炎、神經性頭痛、血管性頭痛、歇斯底里等，也具有明顯的治療、調理和保健作用。

(3) 強間配陰郄，有行氣活血、除煩的作用，可治療心痛。

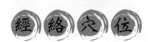
★ 強間穴取穴與按摩 ★

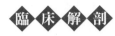

臨 床 解 剖

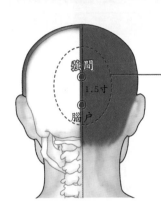

強間

1.5寸

腦戶

位於人體頭部，於後髮際正中直上4寸，即腦戶穴上1.5寸。

功用 升陽益氣

輔助治療的穴位

★頭痛、目眩　強間配後溪和至陰

★頭痛難忍　強間配豐隆

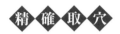

精 確 取 穴

正坐或俯臥，伸雙手過頸，置於後腦處，掌心向頭，扶住後腦勺，四指指尖併攏向頭頂，中指指尖所在位置即是該穴。

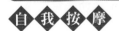

自 我 按 摩

用中指和食指指腹揉按穴位，有酸痛、脹麻的感覺。每次揉按1~3分鐘。

程度	二指壓法	時間
輕		1~3 分鐘

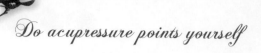

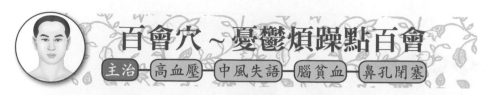

百會穴～憂鬱煩躁點百會

主治—高血壓—中風失語—腦貧血—鼻孔閉塞

此穴位名首次出現於《針灸甲乙經》，屬督脈，別名「三陽五會」。《采艾編》云：「三陽五會，五之為言百也。」意指人體百脈於此處交會。由於是百脈之會的地方，自然也是百病所主之處，因此本穴可治療人體多種病症，是中醫臨床上常用的穴位之一。《聖濟》云：「凡灸頭頂，不得過七壯，緣頭頂皮薄，灸不宜多。」《普濟》云：「北人始生子，則灸此穴，蓋防他日驚風也。」《類經圖翼》云：「若灸至百壯，停三、五日後，繞四畔用三棱針出血，以丹花水淋之，令氣宣通，否則恐火氣上壅，令人目暗。」若長期感到憂鬱不安、情緒不佳，甚至時常出現頭昏、腦脹、胸悶、失眠的話，只要按壓本穴，可產生調理和保健作用。

命名：

百，數量詞，多的意思；會，交會。「百會」指手足三陽經及督脈的陽氣在此交會。本穴在人的頭頂，於人的最高處，因此人體各經上傳陽氣都交會於此，故名。亦稱「頂中央」、「三陽五會」、「天滿」、「天蒲」、「三陽」、「五會」、「巔上」。

部位：

位於人體頭部，於前髮際正中直上5寸，或在頭頂正中線與兩耳尖端連線的交點處。

主治：

(1) 具有開竅寧神的作用，能治療失眠、神經衰弱。

(2) 長期按壓有平肝息風的作用，能治療頭痛、眩暈、休克、高血壓、中風失語、腦貧血、鼻孔閉塞等疾患。

(3) 長期按壓還有升陽固脫的作用，能治療脫肛、子宮脫垂等病。

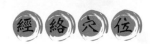

★ 百會穴取穴與按摩 ★

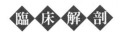

百會

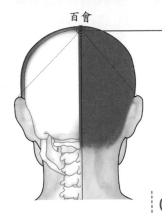

位於人體頭部，於前髮際正中直上5寸，或在頭頂正中線與兩耳尖端連線的交點處。

功用 升陽舉陷，益氣固脫

輔助治療的穴位

★中風失音不能言語　百會配天窗

★小兒脫肛　百會配長強和大腸俞

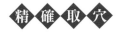

正坐，舉雙手，虎口張開，大拇指指尖碰觸耳尖，掌心向頭，四指朝上。雙手中指在頭頂正中相碰觸的位置即是該穴。

自我按摩

先左手中指按壓在穴位上，右手中指按在左手中指指甲上，雙手中指交疊，同時向下用力揉按穴位，有酸脹、刺痛的感覺。每次各1~3分鐘。

程度	二指壓法	時間
輕		1~3分鐘

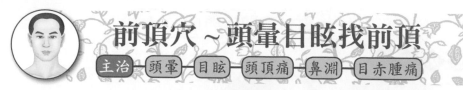

前頂穴 ～ 頭暈目眩找前頂

主治 — 頭暈 — 目眩 — 頭頂痛 — 鼻淵 — 目赤腫痛

此穴位名最早見於《針灸甲乙經》。《普濟》中云:「大腫極,即以三棱針刺之,繞四方一寸以下,其頭腫痛立瘥。覆以鹽末,生麻油揩髮際下。」前頂是人體頭部的重要穴位之一,能治療偏頭痛等疾患。平時按揉此穴,具有迅速止痛的作用。

名詞小博士
立瘥:指疾病痊癒之意。

命名:

前,前部的意思;頂,頂撞。「前頂」意指前方督脈的上行之氣在此被頂撞而不能上行。本穴物質來自於百會穴傳來的天部陽氣和顱會穴傳來的天部水濕之氣。百會穴傳來的陽氣至本穴時散熱冷縮,而顱會穴的水濕之氣上行至本穴時則吸熱蒸升,二氣在此穴相會後,降行的氣血頂住了上行的氣血,故名。

部位:

在人體頭部,於前髮際正中直上3.5寸,即百會穴前1.5寸處。

主治:

(1) 長期按摩能治療癲癇、頭暈、頭頂痛、鼻淵、目赤腫痛、小兒驚風等疾病。

(2) 現代中醫臨床中,經常利用本穴治療高血壓、鼻炎、中風後引起的偏癱等疾病。

(3) 前頂配百會,有清熱瀉火的作用,能治療目暴赤腫、頭痛、眩暈等不適;配五處,可治療頭風目眩;配攢竹、人中,有熄風鎮靜、清熱寧神的作用,可治療小兒急驚風。

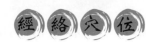

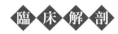

★ 前頂穴取穴與按摩 ★

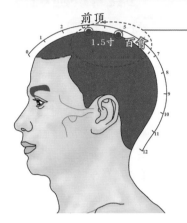

前頂

1.5寸 百會

位於人體頭部，於前髮際正中直上3.5寸，即百會穴前1.5寸。

精 確 取 穴

正坐，舉雙手過頭，掌心朝下，手掌放鬆，指尖下垂，約成瓢狀，中指指尖觸碰處即是穴位。

| 功用 | 補益肺氣，傳導水濕 |

輔助治療的穴位

★ 風眩、偏頭痛　前頂配後頂和頷厭

★ 面腫虛浮　前頂配人中

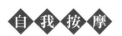

先左手中指按壓在穴位上，右手中指按在左手中指指甲上，雙手中指交疊，同時向下用力揉按，有酸脹、刺痛的感覺。每次各1~3分鐘。

程度	中指壓法	時間
輕		1~3分鐘

337

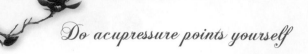

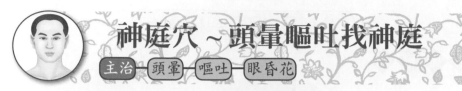

神庭穴～頭暈嘔吐找神庭

主治—頭暈—嘔吐—眼昏花

據《針灸甲乙經》記載，此穴位為「督脈、足太陽、陽明之會」；《普濟》云：「歧伯曰：『凡欲療風，勿令灸多，緣風性輕，多即傷，惟宜灸七壯，至二十壯；禁針，針即發狂』。」《類經圖翼》云：「灸三壯，禁刺，刺之令人癲狂，面腫，目失明。」在中醫古籍中，載述著關於「頭暈、嘔吐、眼昏花，神庭一針病如抓」的文獻，意即若罹患了重感冒，甚至是遇到暈車、暈船等徵兆，或在其他情況下出現頭暈、嘔吐的症狀，都可藉由按摩神庭穴，達到保健和調理作用。

命名：

神，天部之氣；庭，庭院，此指聚散之所。「神庭」意指督脈的上行之氣在此聚集。本穴物質為來自胃經的熱散之氣和膀胱經的外散水濕，在本穴為聚集之狀，如同督脈天部氣血的匯聚之地，故名。亦稱「天庭」。因其本穴物質主要為足陽明提供的濕熱水氣和足太陽提供的外散水濕，故為足太陽陽明之交會處。

部位：

在人體頭部，於前髮際正中直上0.5寸處。

主治：

(1) 按摩此穴，能治療頭暈、嘔吐、眼昏花等症狀。

(2) 能治療鼻流清涕、急性鼻炎、淚腺炎、驚悸不得安寐等疾患。

(3) 長期按摩對前額的神經痛、失眠、癲癇等病症，也具有良好的調節改善作用。

★ 神庭穴取穴與按摩 ★

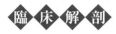
臨床解剖

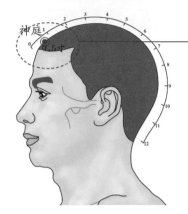

神庭

位於人體頭部，於前
髮際正中直上0.5寸。

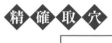
精確取穴

正坐，舉雙手過頭，
掌心朝下，手掌自然
彎曲，指尖下垂，約
成瓢狀。中指指尖觸
碰處爲其所在穴位。

功用 除濕化濕

輔助治療的穴位

★目淚出　神庭配行間

★中風不語　神庭配顖會

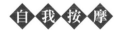
自我按摩

　以左右手中指指尖垂
直，相併置於穴位上，指背
輕觸，用雙手中指指尖揉按
（或指甲尖掐按）。每次3~5
分鐘。

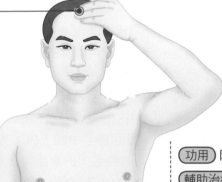

程度	中指壓法	時間
重		3~5 分鐘

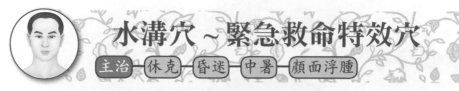

水溝穴～緊急救命特效穴

主治 — 休克 — 昏迷 — 中暑 — 顏面浮腫

《針灸甲乙經》云：「督脈、手、足陽明之會。」《銅人》云：「風水面腫，針此一穴，出水盡即頓愈。」《類經圖翼》云：「《千金》：『此穴為鬼市，治百邪癲狂，此當在第一次下針。凡人中惡，先掐鼻下是也。鬼擊卒死者，須即灸之。』」根據中醫臨床研究指出，因心臟病突然發作、缺氧、中風而眩暈、昏迷、不醒人事，只須以指甲尖稍微用力掐按患者的水溝穴，即可進行急救，故被稱為中國傳統醫學中的急救要穴。

命名：

水，指穴內物質為地部經水；溝，水液的渠道。「水溝」意指督脈的冷降水液在此循地部溝渠下行。其穴內物質為素髎穴傳來的地部經水，在本穴的運行為循督脈下行，本穴的微觀形態如同地部的小溝渠，故名。亦稱「人中」、「鬼客廳」、「鬼宮」、「鬼市」、「鬼排」。

上述提及之別名裡，「人中」是指本穴位在頭面之天、地、人三部中的人部，即鼻唇溝中部。而「鬼客廳」中的「鬼」是指與天相對，指穴內物質為地部經水。「客廳」則為接待客人的廳堂也，意即本穴位處督脈，督脈氣血以陽氣為主，地部經水稀少，本穴氣血則為地部經水，地部經水如同督脈氣血的賓客一般，故名。

部位：

位於人體上唇上中部，人中溝的上 1/3 與中 1/3 的交點，指壓時有強烈疼痛感。

主治：

(1) 具有開竅清熱、寧神志、利腰脊的作用，能治療休克、昏迷、中暑、顏面浮腫、暈車、暈船、失神、急性腰扭傷等疾患。

(2) 長期按摩對口臭、口眼部肌肉痙攣等疾患，具有良好的調理作用；並能治療牙關緊閉、口眼歪斜、癃病、精神分裂症等。

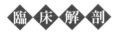

★ 水溝穴取穴與按摩 ★

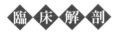
臨　床　解　剖

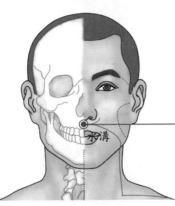

位於人體面部,當人中溝的上1/3與中1/3交點處。

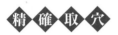
精　確　取　穴

功用 分流督脈經水,通經活絡

輔助治療的穴位

★昏迷急救　水溝配百會、十宣和湧泉

★中暑　水溝配委中和尺澤

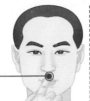

正坐,伸左手(或右手),置面前,五指朝上,掌心朝內,彎曲食指置於鼻溝中上部即是。

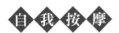
自　我　按　摩

彎曲食指,以指尖揉按穴位,有特別刺痛的感覺。每次各1~3分鐘,先左後右。

程度	二指壓法	時間
重		1~3分鐘

第十四章

任脈經穴

任脈是人體的奇經八脈之一，與全身所有陰經相連，身體的精血、精液都由任脈所主，也被稱為「陰脈之海」。本經起始於胞中，下出會陰，經陰阜，沿腹部和胸部正中線上行，經過咽喉，到達下唇內，環繞口唇，並向上分行至兩目下。其治療病症以下焦、產育為主。

《素問‧骨空論》：「任脈為病，男子內結七疝，女子帶下，瘕聚。」本經主治遺尿、遺精、腹脹痛、胃痛、呃逆、舌肌麻痹、各種疝氣病、女子帶下、小腹結塊等症。

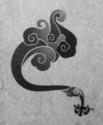

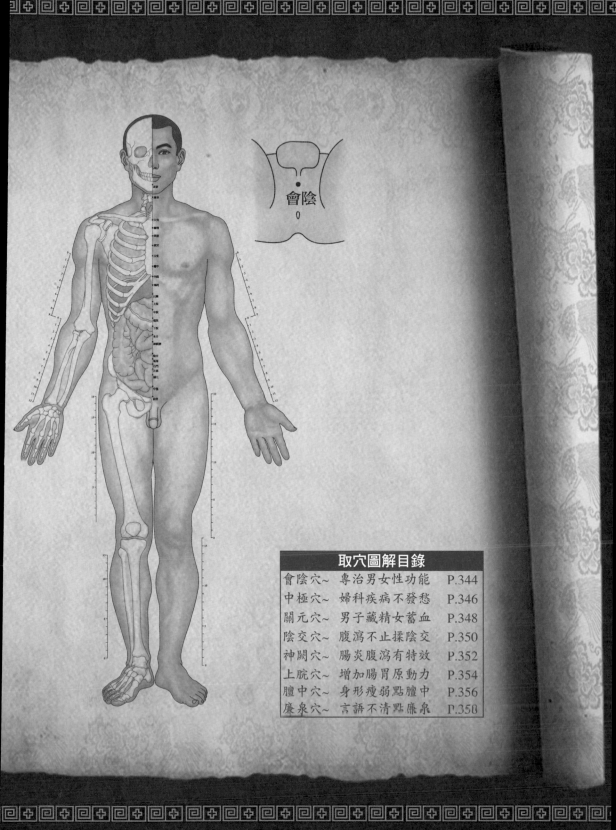

會陰

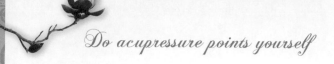

會陰穴 ～ 專治男女性功能

主治 — 腰酸 — 陰道炎 — 月經不調 — 便祕

據《針灸甲乙經》記載，會陰穴是「任脈別絡，俠督脈、衝脈之會」；《聚英》云：「卒死者，針一寸，補之。溺死者，令人倒馱出水，針補，尿屎出則活。餘不可針。」《普濟》云：「女子經不通，男子陰端寒衝心。」《銅人》曰：「會陰、谷道瘙癢。」經常按摩本穴，可治療男女性功能障礙。由於按摩會陰穴可促進內分泌，治療性冷感，因此性生活不協調、精力減退者，透過按摩會陰穴可改善情況。

命名：

會，交會；陰，指陰液。「會陰」意指由人體上部降行的地部陰液在此交會。本穴物質來自人體上部的降行水液，至本穴後為交會狀，故名。亦稱「下陰別」、「屏翳」、「金門」、「下極」、「平翳」、「海底」。

部位：

位於男性在肛門和陰囊根部（女性則是大陰唇後聯合）連線的中點處。

主治：

(1) 按摩此穴，有醒神鎮驚、通調二陰的作用，對溺水窒息、產後昏迷不醒具有明顯療效。

(2) 能治療男女性功能障礙、生殖器官疾病，對陰癢、陰痛、陰部汗濕、陰門腫痛、小便難、大便閉結、閉經、陰道炎、睪丸炎、陰囊炎等有良好療效。

(3) 長期按摩對癲狂、疝氣、腰酸、氣虛、畏寒、月經不調都具有良好的調理和保健功能。

(4) 會陰配三陰交，有強陰醒神的作用，能治療產後暴厥；配魚際，有養陰瀉熱的作用，可治療陰汗如水流；配中極、肩井，有行氣通絡、強陰壯陽的作用，可治療難產、胞衣不下、宮縮無力、產門不開等症狀。

★ 會陰穴取穴與按摩 ★

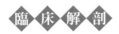臨 床 解 剖

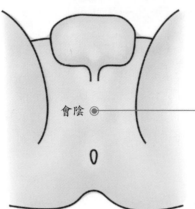

位於人體會陰部，男性當陰囊根部與肛門（女性則是大陰唇後聯合）連線的中點。

會陰

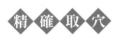精 確 取 穴

正坐，腰背後靠（或兩腳分開，半蹲），左手中指指腹所在穴位即是。

功用 疏導水液，生發任脈經氣

輔助治療的穴位

★癲狂癇　會陰配神門

★溺水窒息　會陰配水溝

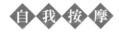自 我 按 摩

左手中指指腹按壓在穴位上，右手中指指腹，按壓在左手指甲上，兩手中指交疊以指腹出力揉按，有酸脹感。每天早晚，左右手指交疊互換，各揉按1~3分鐘。

程度	中指壓法	時間
重		1~3分鐘

第十四章　任脈經穴

345

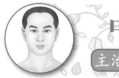

中極穴 ~ 婦科疾病不發愁

主治—尿頻—尿急—生理病

　　據《針灸甲乙經》記載，中極穴是「足三陰、任脈之會」；《類經圖翼》特別提到：「孕婦不可灸。」但本穴可治療各種女性婦科疾病，如月經不調、痛經、赤白帶下、子宮脫垂等，都可透過長期按壓穴位，獲得良好治療。此外，對於男性遺精、陽萎等男性生理和性功能方面的疾患，也將產生良好的調理與保健作用。

命名：

　　中，與外相對，指穴內；極，屋的頂部橫樑。「中極」意指任脈氣血在此達到天部中的最高點。本穴物質為曲骨穴傳來的陰濕水氣，上升至中極時，已達到其所能上升的最高點，故名。亦稱「氣原」、「玉泉」、「膀胱募」、「氣魚」。

部位：

　　在下腹部，前正中線上，於臍中下4寸處。

主治：

(1) 按摩此穴，有助氣化、調胞宮、利濕熱的作用，能治療遺精、陽萎、月經不調、痛經、帶下、子宮脫垂、早洩、產後惡露不止、胞衣不下、水腫等病症。

(2) 長期按摩對遺尿不禁、疝氣、不孕、崩漏、白濁、積聚疼痛、陰痛、陰癢、陰挺等症狀，具有調理和保健作用。

(3) 配膀胱俞，有調理臟腑氣機的作用，治療膀胱氣化功能不足所引起的小便異常；配關元、三陰交、陰陵泉，有化氣行水的作用，能治療尿瀦留、淋症；配陰交、石門，有活血化瘀的功能，可治療閉經、惡露不止；配中封、脾俞、小腸俞、章門、氣海、關元，有調養肝脾、調理衝任的作用，能治療白帶、白濁、夢遺、滑精。

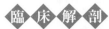

★ 中極穴取穴與按摩 ★

臨 床 解 剖

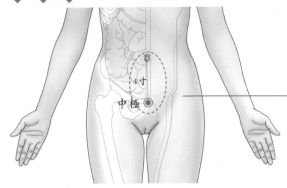

位於下腹部，前正中線上，於臍中下4寸。

4寸
中極

精 確 取 穴

正坐，雙手置於小腹，掌心朝下，左手中指指腹所在處即是該穴。

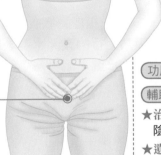

功用 募集膀胱經水濕

輔助治療的穴位

★治陽萎、早洩　中極配大赫、腎俞和陰交

★遺溺不止　中極配陰谷、氣海和腎俞

自 我 按 摩

以左手中指指腹按壓穴道，右手中指指腹按壓左手中指指甲上，同時用力揉按穴道，有酸脹感。每次左右手中指交替在下，各1~3分鐘。

程度	中指折疊法	時間
重		1~3 分鐘

關元穴～男子藏精女蓄血

主治—陽萎—早洩—月經不調—崩漏

　　關元穴又稱丹田，據《針灸甲乙經》記載，其為「足三陰、任脈之會」；《類經圖翼》云：「此穴當人身上下四旁之中，故又名大中極，乃男子藏精，女子蓄血之處。」《扁鵲心書》曰：「每夏秋之交，即灼關元千壯，久久不畏寒暑。人至三十，可三年一灸臍下三百壯；五十，可二年一灸臍下三百壯；六十，可一年一灸臍下三百壯，令人長生不老。」由此可知，關元對男女藏精、蓄血的重要功能。經常按摩關元穴，能治療男性性功能障礙，如陽萎、早洩、遺精、氣虛、體弱等；對女性月經不調、痛經、帶下等症狀，也有良好的調理與保健功效。

命名：

　　關，關卡；元，元首。「關元」指任脈氣血中的滯重水濕在此處不得上行。因其本穴物質為中極穴吸熱上行的天部水濕之氣，到達本穴後，大部分水濕被冷降於地，只有小部分水濕之氣吸熱上行，此穴就如同天部水濕的關卡一般，故名。

部位：

　　位於下腹部，前正中線上，於臍中下3寸。

主治：

(1) 按摩此穴，有培腎固本、調氣回陽的作用，能治療陽萎、早洩、月經不調、崩漏、帶下、不孕、子宮脫垂、閉經、遺精、遺尿、小便頻繁、小便不通、痛經、產後出血、小腹痛、腹瀉、痢疾、完穀不化等症狀。

> **名詞小博士**
> 完穀不化：指消化不良、吸收不佳。

(2) 長期按摩對全身衰弱、尿路感染、腎炎、疝氣、脫肛、中風、尿道炎、盆腔炎、腸炎、腸粘連、神經衰弱、小兒消化不良等疾患，有調理、改善的功效。

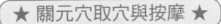

★ 關元穴取穴與按摩 ★

臨床解剖

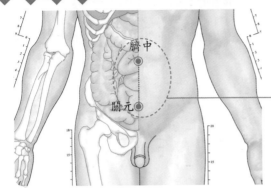

臍中

關元

位於下腹部，前
正中線上，於臍
中下3寸。

精確取穴

(功用) 募集小腸經氣血，傳導任脈水濕

(輔助治療的穴位)

★中風脫證　關元配氣海、腎俞和神闕

★虛勞、裡急（腹中拘急疼痛）、腹痛
關元配足三里、脾俞、大腸俞和公孫

正坐，雙手置於小腹，
掌心朝下，左手中指指
腹所在處即是該穴。

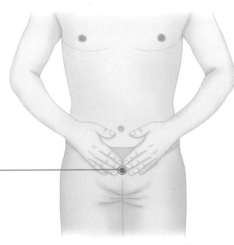

自我按摩

　　以左手中指指腹按壓穴
道，右手中指指腹按壓左手
中指指甲上，同時用力揉按
穴道，有酸脹感。每次左右
手中指在下，各揉按1~3分
鐘，先左後右。

程度	中指折疊法	時間
重		1~3分鐘

第十四章　任脈經穴

349

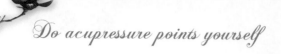

陰交穴～腹瀉不止揉陰交

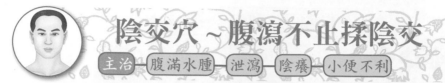

主治—腹滿水腫—泄瀉—陰癢—小便不利

據《難經》云：「下焦者，當膀胱上口，主分別清濁，主出而不納，以傳導也，其治在臍下一寸。」《外台秘要》曰：「任脈、衝脈、足少陰之會。」《普濟》曰：「灸不及針……針入八分，得氣即瀉，瀉後宜補。」由以上文獻可知陰交穴主治小便不利的症狀以及人體穴位所在處之病症。此外，當遇到腹瀉不止時，只要輕揉陰交穴，即可迅速緩解腹瀉症狀。

命名：

陰，陰水之類；交，交會。「陰交」意指任脈、衝脈的上行水氣在此交會。穴內物質有氣海穴傳來的熱脹之氣，以及衝脈挾腎經而行的水濕之氣外散傳至本穴，二氣交會後，形成本穴的天部濕冷水氣，故名。亦稱「少關」、「橫戶」、「少目」、「丹田」、「小關」。

部位：

位在人體下腹部，前正中線上，於臍中下1寸。

主治：

(1) 有調經固帶、利水消腫的作用。

(2) 治療腹痛、繞臍冷痛、腹滿水腫、泄瀉、疝氣、陰癢、小便不利、奔豚、血崩、帶下、產後惡露不止、小兒囟陷（囟門下陷如坑）、腰膝拘攣等疾患。

(3) 長期按摩對鼻出血、腸炎、睪丸神經痛、子宮內膜炎等疾病，都具有良好的治療、保健與調理作用。

(4) 陰交配湧泉，有行水通淋的作用，能治療小便淋漓不盡；配石門，有通經活血的作用，能治療崩中漏下、小腹硬痛；配行間，有養陰清熱、行氣化濕的作用，能治療痞氣、腸鳴腹痛；配天樞、氣海，可治療腹脹腸鳴、泄瀉。

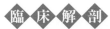

★ 陰交穴取穴與按摩 ★

臨 床 解 剖

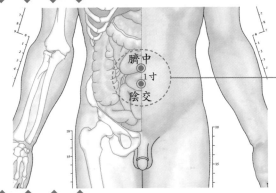

臍中
1寸
陰交

位於人體下腹部，前正中線上，於臍中下1寸。

精 確 取 穴

功用 收引濁氣

輔助治療的穴位

★赤白帶下　陰交配陰陵泉和帶脈

★月經不調、崩漏　陰交配子宮和三陰交

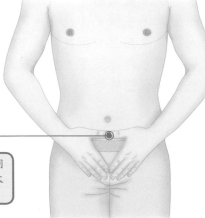

正立，先將左手四指併攏，掌心朝內，指尖朝下，四指放在小腹處，大拇指置於神闕穴下方即是該穴。

自 我 按 摩

將雙手拇指疊加，輕按於穴位處，有酸脹感。每次揉按1~3分鐘。

程度	拇指壓法	時間
輕		1~3分鐘

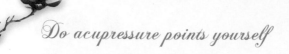

神闕穴～腸炎腹瀉有特效

主治—腹滿水腫—泄瀉—陰癢—小便不利

《類經圖翼》云：「故神闕之灸，須填細鹽，然後灸之以多為良，若灸之三五百壯。不惟愈疾，亦且延年，若灸少，則時或暫愈，後恐復發，必難救矣。但夏月人神在臍，乃不宜灸。」《神灸經綸》云：「凡卒中風者，此穴最佳。羅天益雲：中風服藥，只可扶持，要收全功，灸火為良。蓋不惟追散風邪，宣通血脈，其於回陽益氣之功，真有莫能盡述者。」神闕穴是人體任脈上的重要穴位之一，為人體的長壽大穴，與其生命活動密切相關。

母體中的胎兒憑藉胎盤呼吸，屬於先天真息狀態；嬰兒脫體後，臍帶被切斷，先天呼吸中止，後天肺呼吸則開始，而臍帶、胎盤緊連在臍中，沒有神闕穴，生命就不復存在。經常按摩可使人體真氣充盈、精神飽滿、體力充沛、腰肌強壯、面色紅潤、耳聰目明、輕身延年，並對腹痛腸鳴、水腫膨脹、泄痢脫肛、中風脫症等有獨特療效。

命名：

神，尊、上、長的意思，此指父母或先天；闕，牌坊的意思。「神闕」意指先天或前人留下的標記。此穴也稱「臍中」、「臍孔」、「氣合」、「命蒂」等。

部位：

位在人體的腹中部，肚臍中央。

主治：

(1) 按摩此穴有溫陽固脫、健運脾胃的作用，對小兒泄痢有特效。

(2) 能治療急慢性腸炎、痢疾、脫肛、子宮脫垂、水腫、中風、中暑、不省人事、腸鳴、腹痛、泄痢不止等疾患。

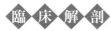

★ 神闕穴取穴與按摩 ★

臨 床 解 剖

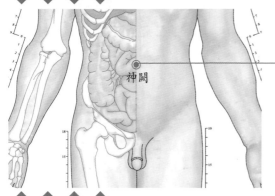

神闕

位於人體的腹中部，臍中央。

精 確 取 穴

[功用] 溫陽固脫，健運脾胃

[輔助治療的穴位]

★泄痢便祕、繞臍腹痛　神闕配公孫、水分、天樞和足三里

★脫肛，小便不禁　神闕配長強、氣海和關元。

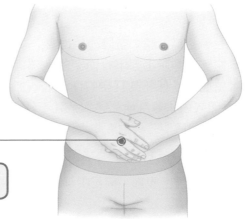

在肚臍正中取穴即可。

自 我 按 摩

　　用左手掌心對準肚臍，覆蓋在肚臍上；右手手掌，覆蓋於左手掌背，雙手同時出力，揉按穴位，有酸痛感。每次左右手輪流替換各1~3分鐘。

程度	全手壓法	時間
輕	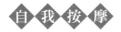	1~3 分鐘

上脘穴 ~ 增加腸胃原動力

主治 — 胃脘疼痛 — 嘔吐 — 呃逆 — 食不化

此穴位出自《針灸甲乙經》，在《脈經》中名「上管」，別名「胃脘」，屬任脈，是任脈、足陽明、手太陽之交會。《針灸甲乙經》云：「任脈、足陽明、手太陽之會。」《類經圖翼》云：「孕婦不可灸。」《普濟》云：「針入八分，先補而後瀉之，神驗。如風癇熱病，宜先瀉後補，立愈。」《金匱要略 · 腹滿寒疝宿食病脈證治》曰：「宿食在上脘，當吐之，宜瓜蒂散。」顧名思義為對胃腔具有療效的穴位，因此有關胃痛、嘔吐、消化不良等不適症狀，可透過按摩得到改善。

命名：

上，上部；脘，空腔。「上脘」意指胸腹上部的地部經水在此聚集。本穴物質為胸腹上部下行而至的地部經水，於本穴聚集後再循任脈下行，經水由此進入任脈的巨空腔，故名。亦稱「上管」、「胃管」、「胃脘」、「上紀」。因穴內物質為地部經水，其不僅來自於任脈上部經脈的冷降之水，還有手太陽足陽明二經的冷降水液，故為足陽明手太陽任脈之交會穴。

部位：

位在人體上腹部，前正中線上，於臍中上5寸。

主治：

(1) 按摩此穴具有和胃降逆、化痰寧神的作用。

(2) 長期按摩對反胃、嘔吐、食不化、胃痛、**虛癆**吐血、腹脹、腹痛、咳嗽痰多、積聚、黃疸、**納呆**、胃炎、胃擴張、膈肌痙攣、腸炎具有良好療效。

> **名詞小博士**
> · 虛癆：病名。正氣損傷所致的虛弱症和具傳染性表現為虛弱證候的疾病。
>
> · 納呆：即消化不良、食慾不振的症狀。

★ 上脘穴取穴與按摩 ★

臨床解剖

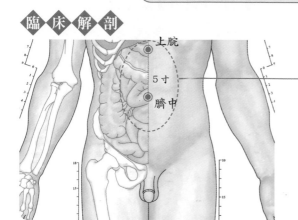

上脘

5寸

臍中

位於人體上腹部，前正中線，於臍中上5寸。

精確取穴

正坐，伸雙手向胸，手掌放鬆，約呈瓢狀，掌心向下，中指指尖所在處即是該穴。

功用 聚集及傳導地部水液

輔助治療的穴位

★納呆　上脘配豐隆

★噯氣吞酸、腹脹、腸鳴、泄瀉
　　上脘配天樞和中脘

自我按摩

雙手中指同時出力揉按穴位，有刺痛感。每次各1~3分鐘，先中指左上右下，後右上左下。

程度	中指折疊法	時間
重		1~3分鐘

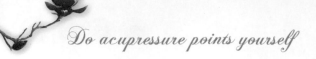

膻中穴 ～ 身形瘦弱點膻中

主治 — 支氣管哮喘 — 支氣管炎 — 咳嗽

據《難經》云：「上焦者，在心下下鬲，在胃上口，主納而不出，其治在膻中。」《普濟》云：「膻中為氣之海，然心主為君，以敷宣散令。膻中主氣，以氣有陰陽，氣和志適，則喜樂由後；分佈陰陽，故官為臣使也。」《類經圖翼》云：「禁刺，灸七壯，刺之不幸，令人夭。」《大成》云：「足太陰、少陰、手太陽、少陽、任脈之會。」由以上文獻可知，膻中對人體情緒有寬胸志適的功效。當遇到稍食即吐、胸悶、胸鬱、形體羸瘦、氣虛體弱等情況時，透過按壓膻中穴，將能產生良好的調理和保健功效。

命名：

膻，羊臊味或羊腹內的膏脂，此指穴內氣血為吸熱後的熱燥之氣；中，與外相對，指穴內。「膻中」指任脈之氣在此吸熱脹散。穴內物質為中庭穴傳來的天部水濕之氣，至本穴後吸熱脹散，變為熱燥之氣，如羊肉帶辛臊味般，故名。亦稱「元兒」、「胸堂」、「上氣海」、「元見」。

部位：

位於胸部，人體正中線上，平第四肋間，兩乳頭之間連線的中點。

主治：

(1) 有調氣降逆、寬胸利膈的作用，可治療支氣管哮喘、支氣管炎、咳嗽、氣喘、咯唾膿血、胸痹心痛、心悸、心煩等疾病。

(2) 長期按壓，對乳腺炎、乳汁過少、肋間神經痛等症，有良好的調理和保健作用。

(3) 膻中配中脘穴、氣海，治療嘔吐反胃；配天突，治哮喘；配肺俞、豐隆、內關，治咳嗽痰喘；配厥陰俞、內關，治心悸、心煩、心痛。

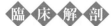

★ 膻中穴取穴與按摩 ★

臨 床 解 剖

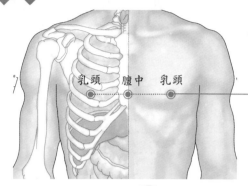

乳頭　膻中　乳頭

位於胸部，於前正中線上，平第四肋間，兩乳頭連線中點。

精 確 取 穴

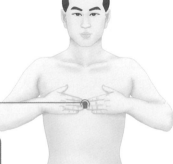

功用　募集心包經氣血

輔助治療的穴位

★急性乳腺炎　膻中配曲池和合谷

★冠心病、急性心肌梗塞　膻中配內關、三陰交、心平、足三里和巨闕

正坐，伸雙手向胸，手掌放鬆，約呈瓢狀；掌心向下，中指指尖置於雙乳中點處即是。

自 我 按 摩

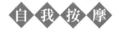

雙手中指同時出力揉按穴位，有刺痛感。每次各1~3分鐘，先左上右下，後右上左下。

程度	中指折疊法	時間
重		1~3分鐘

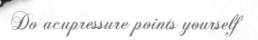

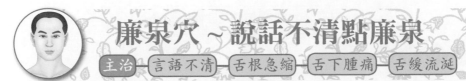

廉泉穴 ~ 說話不清點廉泉

主治 — 言語不清 — 舌根急縮 — 舌下腫痛 — 舌緩流涎

　　據《針灸甲乙經》記載，此穴位為「陰維、任脈之會」；《類經圖翼》云：「然則廉泉非一穴，當是舌根下之左右泉脈，而且為足少陰之會也。」由上述說明可知廉泉穴的人體定位。若因風寒或者中風，使舌頭不能轉動、說話，或者口吃、舌腫難言；甚至講話時，口水不斷流出，遇到上述情況，可按壓廉泉穴來緩解症狀。

命名：

　　廉，廉潔、收廉；泉，水的意思。「廉泉」指任脈氣血在此冷縮而降。穴內物質為天突穴傳來的濕熱水氣，至本穴後散熱冷縮，由天之上部降至天之下部，其穴位如同天部水濕的收廉之處，故名。亦稱「本池」、「舌本」、「結本」。因其任脈氣血在此位於天之下部，天之上部的氣血為空虛之狀，陰維脈的氣血隨之而入，故此穴是陰維任脈的交會穴。

部位：

　　位在人體頸部，於前正中線上，結喉上方，舌骨上緣凹陷處。

主治：

(1) 能治療舌下腫痛、舌根急縮、舌縱涎出、舌強、中風失語、舌乾口燥、口舌生瘡、暴喑、喉痹、聾啞、咳嗽、哮喘、消渴、食不下等疾患。

(2) 長期按摩，對言語不清、口腔炎等症狀，有良好療效。

(3) 廉泉配天井、太淵，有疏風解表的作用，能治療感冒、咳嗽、喉痹。

> **名詞小博士**
> 舌縱涎出：病證名。指舌根伸長於口外而不收，其腫脹、口水多，並出現收縮無力等症狀。

★ 廉泉穴取穴與按摩 ★

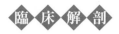

臨 床 解 剖

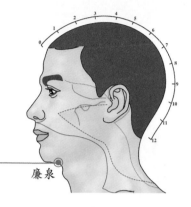

位於人體頸部，
於前正中線上，
結喉上方，舌骨
上緣凹陷處。

廉泉

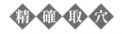

精 確 取 穴

正坐，伸右手，掌心向
左，指尖向上，將大拇指
指尖扣按下巴下的位置即
是。

功用 收引陰液

輔助治療的穴位

★舌強不語、舌下腫痛、舌
　緩流涎、暴喑　廉泉配金
　津、玉液、天突和少商
★養陰活絡　廉泉配然谷

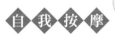

自 我 按 摩

彎曲大拇指，由上往
下，用指尖扣按下巴下的穴
位，有酸、麻、脹的感覺。
每次以左右大拇指，各揉按
1~3分鐘，先左後右。

程度	拇指壓法	時間
輕	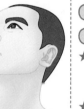	1~3 分鐘

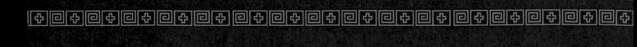

第
十
五
章

附錄：關鍵穴位速查

- 對症點穴位速查表
  ~ 對症取穴最快速

- 主治疾病關鍵穴
  ~ 配穴到位速緩解

- 中醫推薦！非學不可十五大特效穴
  ~ 大病小症有療效

- 牛刀小試~終極取穴大檢測
  ~ 自我取穴一點通

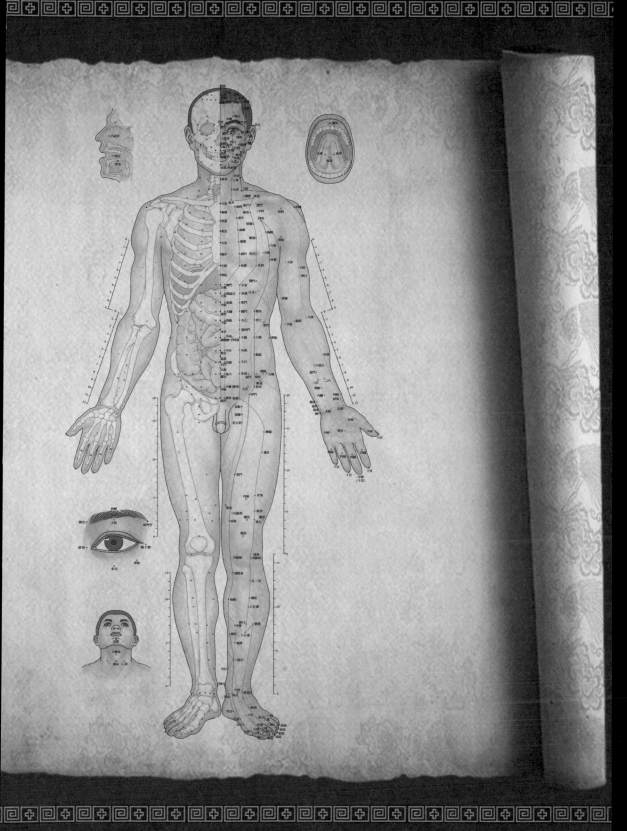

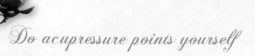

Do acupressure points yourself

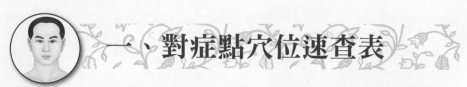

一、對症點穴位速查表

頭臉部	對症穴位與頁碼				
頭痛	孔最穴	P.30	合谷穴	P.48	魚際穴	P.38
鼻炎	列缺穴	P.32	合谷穴	P.48	風池穴	P.282
耳聾	商陽穴	P.44	合谷穴	P.48	陽溪穴	P.50
眼病	後溪穴	P.44	至陰穴	P.202	風池穴	P.282
口臭	大陵穴	P.236	勞宮穴	P.238	水溝穴	P.340
肩頸部	**對症穴位與頁碼**				
肩背痛	中府穴	P.26	三間穴	P.46	天柱穴	P.178
肩關節炎	極泉穴	P.128	崑崙穴	P.198	陽陵泉	P.290
落枕	後溪穴	P.144	養老穴	P.148	中渚穴	P.248
肩胛疼痛	天宗穴	P.154	崑崙穴	P.198	肩井穴	P.284
頸項僵硬	天柱穴	P.178	風門穴	P.182	崑崙穴	P.198
胸部	**對症穴位與頁碼**				
胸　悶	中府穴	P.26	太淵穴	P.36	乳根穴	P.80
心臟病	中府穴	P.26	極泉穴	P.128	少衝穴	P.138
心絞痛	少海穴	P.132	神門穴	P.134	少府穴	P.136
胸膜炎	大包穴	P.124	俞府穴	P.226		
心肌梗塞	極泉穴	P.128	曲澤穴	P.232		
心　悸	少衝穴	P.138	內關穴	P.234	大陵穴	P.236

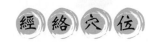

附
錄

腰腹部	對症穴位與頁碼		
腹　痛	魚際穴　P.38	天樞穴　P.84	歸來穴　P.86
腰　痛	伏兔穴　P.90	後溪穴　P.144	委中穴　P.190
急性腸胃炎	內庭穴　P.100	盲俞穴　P.220	太衝穴　P.302
便　秘	天樞穴　P.84	足三里　P.94	豐隆穴　P.96
胃　痛	足三里　P.94	公孫穴　P.110	曲澤穴　P.232
腹　瀉	天樞穴　P.84	隱白穴　P.106	血海穴　P.116
手足部	對症穴位與頁碼		
膝關節炎	伏兔穴　P.90	血海穴　P.116	陰陵泉　P.114
腳氣病	足三里　P.94	承山穴　P.194	環跳穴　P.286
足踝痛	公孫穴　P.110	崑崙穴　P.198	
下肢麻痺	三陰交　P.112	委中穴　P.190	
全身	對症穴位與頁碼		
流行性感冒	身柱穴　P.322	風府穴　P.330	少商穴　P.40
失　眠	百會穴　P.334	湧泉穴　P.206	太衝穴　P.302
高血壓	湧泉穴　P.206	百會穴　P.334	
癲　癇	乳中穴　P.78	內關穴　P.234	長強穴　P.318
肥　胖	滑肉門　P.82	血海穴　P.116	承扶穴　P.186
食慾不振	足三里　P.94	公孫穴　P.110	
多　夢	厲兌穴　P.102	神門穴　P.134	
神經衰落	三陰交　P.112	百會穴　P.334	
糖尿病	神門穴　P.134	陽池穴　P.250	
健　忘	少海穴　P.132	神門穴　P.134	天柱穴　P.178

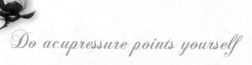

Do acupressure points yourself

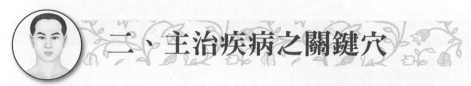

二、主治疾病之關鍵穴

症狀	穴道處
感冒	合谷、肺俞、陽池、風池
頭痛	列缺、孔最、陽溪、豐隆、解谿、後溪、完骨、攢竹、天柱、大杼、風門、飛揚、崑崙、京骨、大陵、關衝、液門、中渚、絲竹空、率谷、陽白、風池、風市、足臨泣
發熱	孔最、魚際、曲池、少衝、大杼、風門、曲澤、內關、中衝、外關
腦膜炎	京骨
目赤	陽溪、完骨、攢竹、大陵、絲竹空
（目）暈眩	豐隆、攢竹、飛揚、崑崙、申脈、液門、絲竹空、肩井
眼痛	三間
不能遠視	地倉
視物不清	養老、攢竹
眼潤不止	顴髎
鼻塞	天柱、肺俞、飛揚
中耳炎	聽宮、耳門、聽會
耳鳴	陽溪、下關、完骨、陽谷、聽宮、外關、聽會、上關、風池
口乾	照海、關衝
口苦	陽陵泉
口臭	大陵
煩渴	勞宮、曲澤
口眼歪斜	列缺、下關、顴髎、翳風、上關
痰多	豐隆
哮喘	太淵、尺澤、魚際、肺俞、膈俞、膏盲、太谿、大陵
咳嗽	列缺、尺澤、魚際、少商、豐隆、風門、肺俞、膈俞、膏盲
牙痛	合谷、手三里、曲池、下關、內庭、聽宮、太谿、上關、率谷
牙齦痛	液門

症狀	穴道處
齲齒	耳門、聽會
耳下腺炎（頰腫）	手三里、頰車、肩貞、顴髎
三叉神經痛	三間、迎香、地倉、內庭
面神經麻痺	合谷、頰車、聽宮
扁桃腺炎	條口、內庭
咽喉腫痛	列缺、尺澤、孔最、魚際、少商、三間、照海、太谿、液門、中渚、外關
項強痛	後溪、完骨、天柱、大杼、風門、崑崙、京骨、至陰、風池、肩井、懸鐘
肩背痛	太淵、肩髃、養老、肩貞、臑俞、天宗、天柱、膏肓、支溝、肩井
心痛	曲澤、少衝
胃痛	梁門
腹瀉	梁門、天樞、足三里、公孫、商丘、膀胱俞
腰痛	上巨虛（上廉）、大杼、風門、秩邊、委中、承山、飛揚、崑崙、申脈、京骨、太谿、復溜、風市、懸鐘、行間、太衝
腎炎	腎俞、復溜
膀胱炎	秩邊
遺尿	陰陵泉、少府、大腸俞
尿痛	膀胱俞
尿多	膀胱俞、照海、太谿、大敦
尿少	陰陵泉、少府、大腸俞、曲泉
尿血	大陵、勞宮
尿路感染	陰谷、復溜
坐骨神經痛	膀胱俞、秩邊、環跳、風市
手腕消炎	魚際、完骨、陽谷
肘（臂）疼痛	孔最、曲池、養老、外關、天井
腳腿痛	三陰交、承山、申脈、京骨、風市、丘墟
膝關節疼痛	陽陵泉、懸鐘、曲泉、條口、下巨虛（下廉）、陰谷、環跳
踝部疼痛	商丘、太衝
下肢麻痺	伏兔、上巨虛、條口、三陰交
月經不調	曲池、陰陵泉、血海、腎俞、照海、太谿、陰谷、蠡溝
安胎	公孫

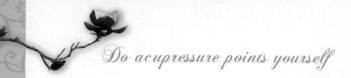

症狀	穴道處
難產	至陰、肩井
嘔吐	公孫、膈俞、大陵、曲澤、陽白、行間
飲食不下	膈俞、勞宮
吐血	膈俞
休克	湧泉
中暑	湧泉
熱病汗不出	大陵、勞宮、支溝
抽筋	少商
無脈症	太淵
糖尿病	陽池
痢疾	足三里、太白、陰陵泉
高血壓	足三里、湧泉
中風	少商、手三里、少衝、勞宮、中衝、風池、環跳
關節風濕痛	犢鼻、下巨虛、陽池
落枕	後溪
健忘	神門
心煩	神門、少衝
失眠	足三里、神門、申脈、照海、太谿、風池
神經衰弱	合谷、少海、神門
盜汗	後溪、肺俞、復溜
癲癇	豐隆、肩貞、申脈、京骨、湧泉、照海、光明
癲狂	神門、申脈、築賓
皮膚癢	曲池
半身不遂	肩髃、委中、環跳、風市、陽陵泉
失音不語	頰車
腳氣	伏兔、犢鼻、條口、下巨虛、環跳、風市、懸鐘、丘墟
疝氣	伏兔、照海、陰谷
水腫	犢鼻、陰陵泉、復溜、環跳
黃疸	商丘、少衝、勞宮
痔疾	秩邊、承山
便意	商丘、大橫、大腸俞、膀胱俞、承山、支溝、中封

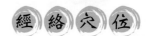

三、中醫推薦！
非學不可十五大特效穴

★風池穴

主治：感冒和頭痛。

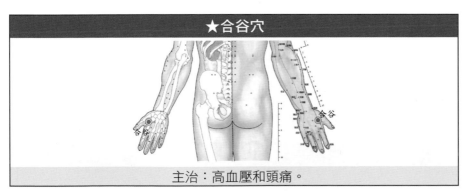

★合谷穴

主治：高血壓和頭痛。

★關元穴

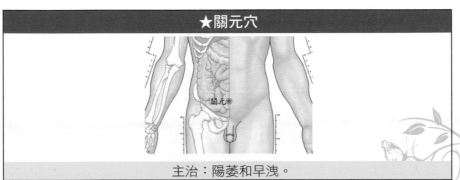

主治：陽萎和早洩。

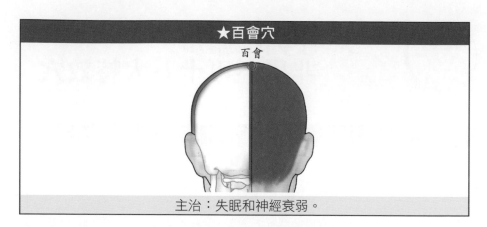

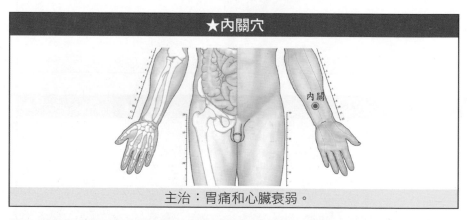

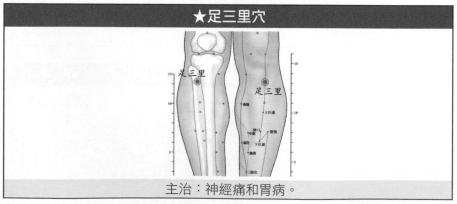

★百會穴

百會

主治：失眠和神經衰弱。

★內關穴

內關

主治：胃痛和心臟衰弱。

★足三里穴

足三里

足三里

主治：神經痛和胃病。

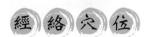

★攢竹穴

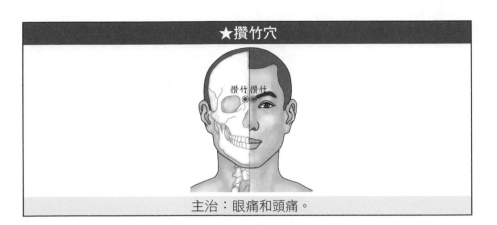

主治：眼痛和頭痛。

★天宗穴

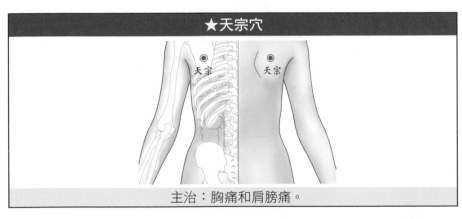

主治：胸痛和肩膀痛。

★三陰交穴

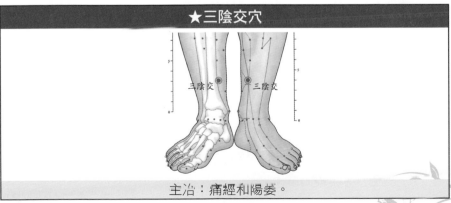

主治：痛經和陽萎。

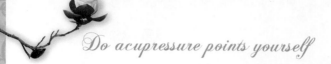

★中渚穴

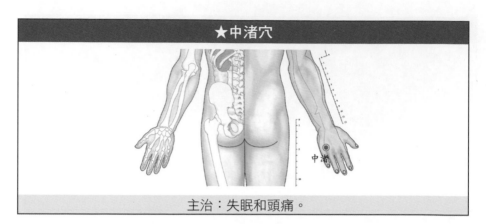

主治：失眠和頭痛。

★長強穴

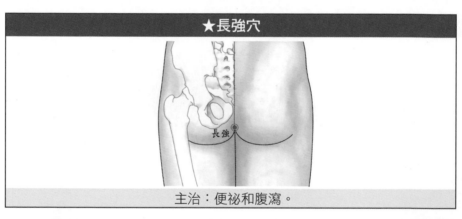

主治：便祕和腹瀉。

★委中穴

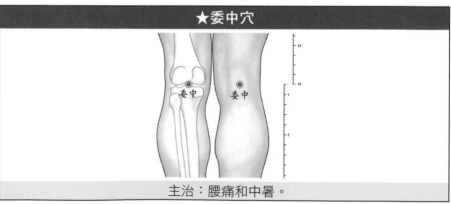

主治：腰痛和中暑。

★迎香穴

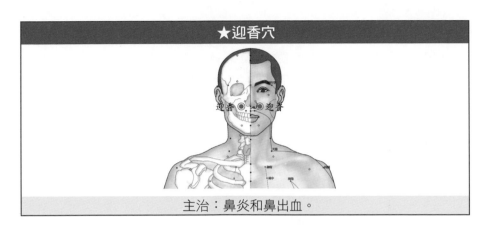

主治：鼻炎和鼻出血。

★內庭穴

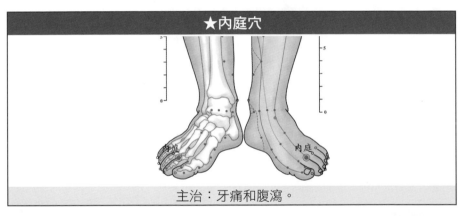

主治：牙痛和腹瀉。

★湧泉穴

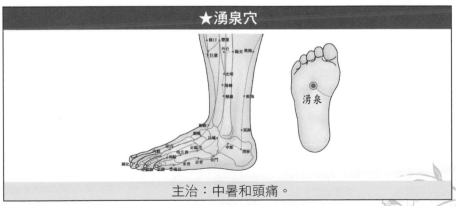

主治：中暑和頭痛。

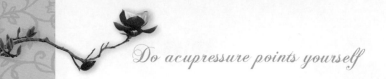

四、牛刀小試~終極取穴大檢測

　　人體穴位上百處，手按指壓便能輕鬆擊退病症！閱畢本書後，相信您對人體的經絡穴位已有初步了解。以下就來進行簡單的小測驗，答題的同時也可按壓穴位，有效幫助您清神醒腦，頤養天年！

頭部篇

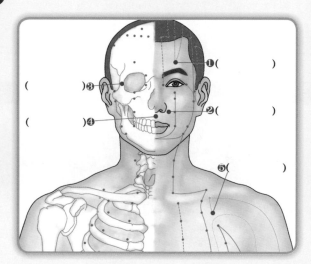

★穴位正解：

❶陽白
　速查頁：P.278
　經絡名：足少陽膽經
　主　治：頭痛、目眩、外眥疼痛、夜盲

❷迎香
　速查頁：P.60
　經絡名：手陽明大腸經
　主　治：鼻塞、鼻出血、顏面神經麻痺

❸瞳子髎
　速查頁：P.270
　經絡名：足少陽膽經
　主　治：目赤、腫痛、角膜炎、屈光不正

❹水溝
　速查頁：P.340
　經絡名：督脈
　主　治：休克、昏迷、中暑

❺中府
　速查頁：P.26
　經絡名：手太陰肺經
　主　治：支氣管炎、氣喘胸痛、肩
　　　　　背酸痛

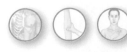

胸腹部

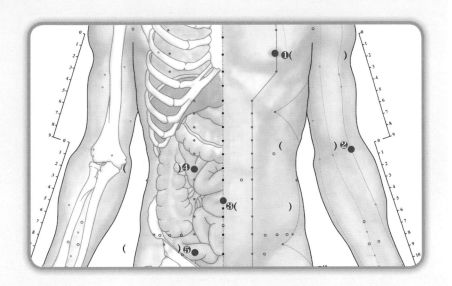

★穴位正解：

❶乳中
　速查頁：P.78
　經絡名：足陽明胃經
　主　治：目瘤、癲癇、調經、健胸

❷尺澤
　速查頁：P.28
　經絡名：手太陰肺經
　主　治：咳嗽、氣喘、補腎、過敏

❸陰交
　速查頁：P.350
　經絡名：任脈
　主　治：腹滿水腫、泄瀉、陰癢、
　　　　　小便不利

❹滑肉門
　速查頁：P.82
　經絡名：足陽明胃經
　主　治：吐古、舌強、慢性胃腸
　　　　　病、胃出血、脫肛

❺歸來
　速查頁：P.86
　經絡名：足陽明胃經
　主　治：疝氣、月經不調、不
　　　　　孕、胃痛、畏寒

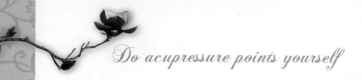

背部

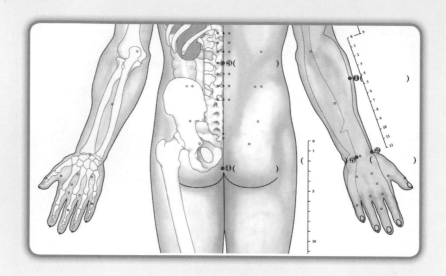

★穴位正解：

❶下廉
速查頁：P.52
經絡名：手陽明大腸經
主　治：肘關節炎、腹痛、腸鳴
　　　　音亢進、急性腦血管病

❷陽溪
速查頁：P.50
經絡名：手陽明大腸經
主　治：頭痛、耳鳴、扁桃腺
　　　　炎、手腕痛、肩臂不舉

❸命門
速查頁：P.320
經絡名：督脈
主　治：腰痛、腰扭傷、坐骨神
　　　　經痛

❹長強
速查頁：P.318
經絡名：督脈
主　治：腸炎、腹瀉、痔瘡、便血、
　　　　脫肛

❺陽池
速查頁：P.250
經絡名：手少陽三焦經
主　治：妊娠嘔吐、耳鳴、耳聾、眼
　　　　睛紅腫

腿足部

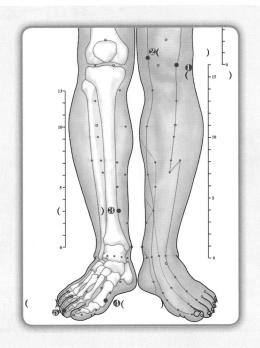

★穴位正解：

❶足三里

速查頁：P.94

經絡名：足陽明胃經

主　治：急慢性胃炎、胃潰瘍、神經痛、胸中瘀血

❷陰陵泉

速查頁：P.114

經絡名：足太陰脾經

主　治：小便不利、腹脹、腹痛、水腫、黃疸

❸三陰交

速查頁：P.112

經絡名：足太陰脾經

主　治：生理痛、腳底腫脹、月經不調、難產、不孕

❹太白

速查頁：P.108

經絡名：足太陰脾經

主　治：濕疹、胃痛、腹脹、吐瀉

❺厲兌

速查頁：P.102

經絡名：足陽明胃經

主　治：四肢冰冷、咽喉腫痛、胃痛吐酸

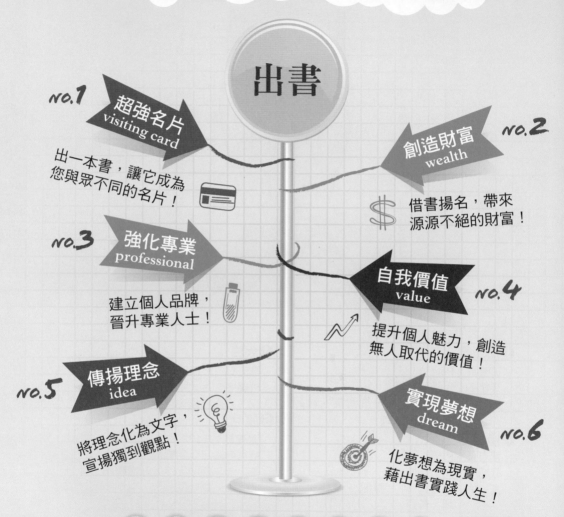

埋頭苦幹無人問，一書成名天下知！

為什麼你這輩子至少要出一本書？

出書

NO.1 超強名片 visiting card
出一本書，讓它成為您與眾不同的名片！

NO.2 創造財富 wealth
借書揚名，帶來源源不絕的財富！

NO.3 強化專業 professional
建立個人品牌，晉升專業人士！

NO.4 自我價值 value
提升個人魅力，創造無人取代的價值！

NO.5 傳揚理念 idea
將理念化為文字，宣揚獨到觀點！

NO.6 實現夢想 dream
化夢想為現實，藉出書實踐人生！

寫書與出版實務班

全國唯一・保證出書

活泉書坊、鴻漸文化、鶴立等各大出版社社長與總編，以及采舍圖書行銷業務群，首度公開寫書、出書、賣書的不敗秘辛！
詳情請上新絲路網路書店www.silkbook.com或電洽(02)8245-8318！

出一本書代替名片，鍍金人生由此啟航！

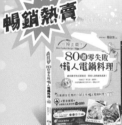
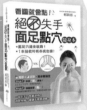
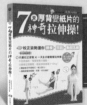
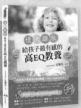
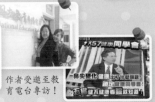

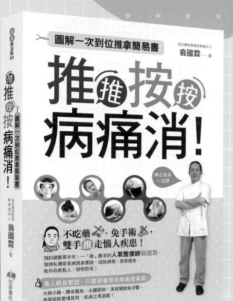
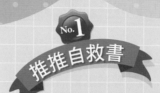
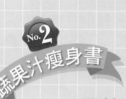
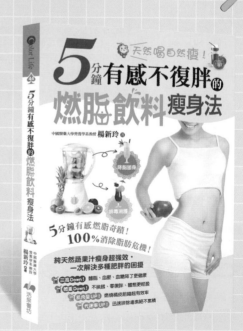

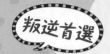
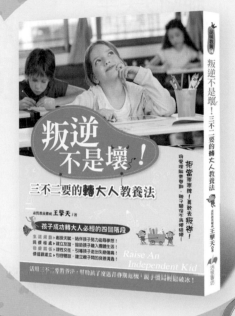
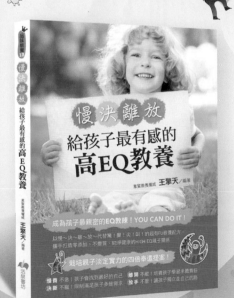

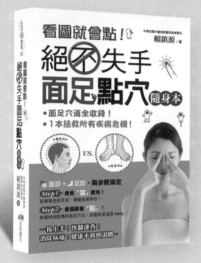

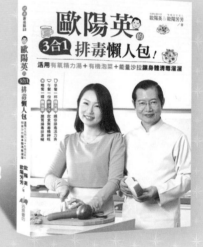
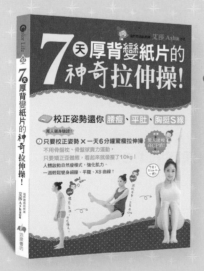

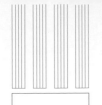

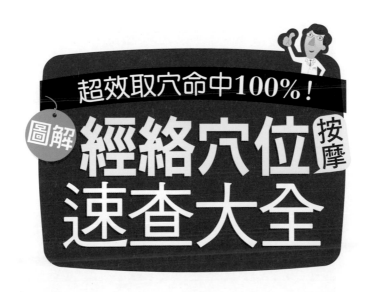

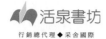

行銷總代理 ◆ 采舍國際

健康新亮點 讀者回函卡

感謝您購買本書
煩請您將寶貴的意見寄回
我們將針對您給的意見加以改進

姓名/　　　　　　　　性別/　　　　星座/

年齡/□15歲以下・□15歲以上～20歲・□20歲以上～25歲・
　　　□25歲以上～30歲・□30歲以上～35歲・□35歲以上

電話/（H）　　　　　　　　（O）

地址/

E-mail/　　　　　　　　　□願意收到新書資訊

職業/□公（包含軍警）□服務□金融□製造□資訊□大傳
　　　□自由業□學生

學歷/□國中（以下）□高中（職）□大學（大專）
　　　□研究所（以上）

吸引您購買本書的原因

請寫下您給本書的建議

您希望閱讀到什麼類型的書刊（生活、財經、小説……）

國家圖書館出版品預行編目資料

超效取穴命中100％！圖解經絡穴位按摩速查大全／
賴鎮源 編著.初版-- 新北市中和區：活泉書坊 2015.05
面；公分‧-- (健康新亮點24)
 ISBN 978-986-271-596-3 (平裝)

 1.按摩　　2.經穴

 413.92　　　　　　　　　　　　　　　104005171

徵稿、求才

我們是最尊重作者的線上出版集團，竭誠地歡迎各領域的著名作家或有潛
力的新興作者加入我們，共創各類型華文出版品的蓬勃。同時，本集團至
今已結合近百家出版同盟，為因應持續擴展的出版業務，我們極需要親子
教養、健康養生等領域的菁英分子，只要你有自信與熱忱，歡迎加入我們的
出版行列，專兼職均可。

意者請洽：

活泉書坊
地址：新北市235中和區中山路二段366巷10號10樓
電話：2248-7896
傳真：2248-7758
E-mail: elsa@mail.book4u.com.tw

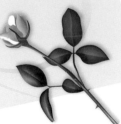

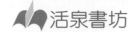

超效取穴命中100%！
圖解經絡穴位按摩速查大全

出版者■ 活泉書坊
編　　者■ 賴鎮源　　　　　　文字編輯■ Helen
總編輯■ 歐綾纖　　　　　　美術設計■ Maya

台灣出版中心■ 新北市中和區中山路2段366巷10號10樓
電　　話■ （02）2248-7896　　　　　傳　　真■ （02）2248-7758
物流中心■ 新北市中和區中山路2段366巷10號3樓
電　　話■ （02）8245-8786　　　　　傳　　真■ （02）8245-8718
ＩＳＢＮ■ 978-986-271-596-3
出版日期■ 2023年最新版

全球華文市場總代理／采舍國際
地　　址■ 新北市中和區中山路2段366巷10號3樓
電　　話■ （02）8245-8786　　　　　傳　　真■ （02）8245-8718

新絲路網路書店
地　　址■ 新北市中和區中山路2段366巷10號10樓
網　　址■ www.silkbook.com
電　　話■ （02）8245-9896　　　　　傳　　真■ （02）8245-8819

線上總代理■ 全球華文聯合出版平台
主題討論區■ http://www.silkbook.com/bookclub　　　◎ 新絲路讀書會
紙本書平台■ http://www.silkbook.com　　　　　　　◎ 新絲路網路書店
電子書下載■ http://www.book4u.com.tw　　　　　　◎ 電子書中心（Acrobat Reader）

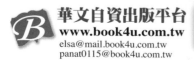

華文自資出版平台
www.book4u.com.tw
elsa@mail.book4u.com.tw
panat0115@book4u.com.tw

全球最大的華文圖書自費出版中心
專業客製化自資出版‧發行通路全國最強！